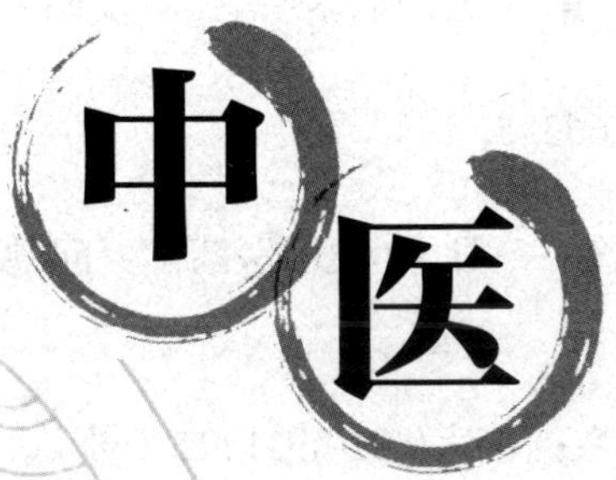

中医10000个为什么

第五集

曾培杰 ◎ 著

朗照清度 ◎ 整理

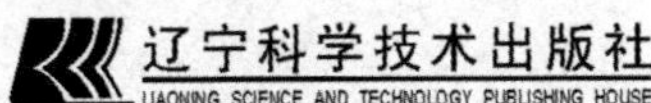

辽宁科学技术出版社
LIAONING SCIENCE AND TECHNOLOGY PUBLISHING HOUSE

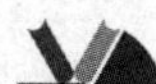

拂石医典
FU SHI MEDBOOK

图书在版编目（CIP）数据

中医10000个为什么. 第五集 / 曾培杰著. -- 沈阳：辽宁科学技术出版社，2021.1

ISBN 978-7-5591-1663-5

Ⅰ. ①中…　Ⅱ. ①曾…　Ⅲ. ①中国医药学—问题解答　Ⅳ. ①R2-44

中国版本图书馆CIP数据核字(2020)第127130号

出版发行：辽宁科学技术出版社
北京拂石医典图书有限公司
地　　址：北京海淀区车公庄西路华通大厦 B 座 15 层
联系电话：010-57262361/024-23284376
E-mail：fushimedbook@163.com
印 刷 者：河北环京美印刷有限公司
经 销 者：各地新华书店

幅面尺寸：145mm×210mm
字　　数：293 千字　　印　　张：11.375
出版时间：2021 年 1 月第 1 版　印刷时间：2021 年 1 月第 1 次印刷

责任编辑：李俊卿　　责任校对：梁晓洁
封面设计：君和传媒　　封面制作：王东坡
版式设计：天地鹏博　　责任印制：丁　艾

如有质量问题，请速与印务部联系　　联系电话：010-57262361

定　　价：62.00 元

前言

盛夏。

龙山。

百年古树。

郁郁葱葱。

曾师坐在树下乘凉。

我问曾师，您为什么能十年如一日的写作，而且严格律己，不管是“非时不食”，还是“答疑解惑”，亦或者是“早晚定课”，只要立下了规矩，就能贯彻到底，善始善终？

曾师指着树说，百年古树，未移动半分，故能成参天巨木，庇荫一方。我们人要成事，就要有咬定青山不放松的精神。

人常被欲望裹挟，所以不能做到重诺守信，不能初心不退，不能精进不止，不能严格自律，不能廉洁自守，所以多是庸碌平凡之辈。

我们要做自己的主人，要成为一言九鼎、说一不二的人，这样才能够真正立定脚跟，踏实做人。

在山中生活，你发现生活可以如此简单，一日三餐，省吃俭用，一年花不了几个钱，你可以节省大量的时间用于钻研学问，体证医道。如果你带着这样的心态去城市工作生活，把欲望减到最低，心中没有欲望的牵绊，自然就能知足常乐，心安而不惧，花更多的时间学习，锻炼身体，对金钱房车不再感兴趣，只是专注在自我价值提升上，多做对社会、对自己有益的事，每天都活得充实开心，这就是我们要提倡的至简活法。

我咀嚼着“做自己的主人”这句话，越想越有味道。

做自己的主人，你才能正气存内，邪不可干。

做自己的主人，你才能初心不退，方得始终。

做自己的主人，你才能安贫乐道，知足常乐。

做自己的主人，你才能一言九鼎，说到做到。

做自己的主人，你才能善待自己，善待他人。

做自己的主人，你才能净如莲花，不染尘垢。

我的地盘我做主！

我的人生我把握！

我相信每一个人都能成为自己的主人，对欲望说不，善待身体，珍惜生命，有所为有所不为，合于养生之道，这样才是真正自由的人生啊！

目录

1 老人低血压怎么办？

问：我家老人总是血压很低，怎么办？

答：恐则气下，人惊恐的事多了，气场会低下。血压低是心脏动力不够了，还有脏腑痰湿瘀滞比较多，心脏动力为什么会不够？长期的操心，有个成语叫“忧心忡忡”，劳心后，人会变得越来越没力量，你看关在房子里忧郁劳心的人，最后会疾病缠绵，一个接一个。而不想事，专门从事体力劳动的人，越干活血气越活，力量越大。所以说，劳动是最尊贵的修行，人不可以安逸享福啊，要劳动造福，只要一天不劳动造福，一天身体吃饭就没福，睡觉就没福。

古代的禅师大德都遵循这样一条清规：一日不作，一日不食。

不是说没饭吃才去打工干活，生活富裕了，更需要打打工、干干活，或者做义工，这样就可以化七情为力量。

很多朋友问，情志病既然没药医，找医生有什么意义呢？我们笑笑说，不是情志病没药医，药在病人身体里，人一习劳转移注意力，情志病就减轻，一不习劳停下来，它就乱想妄想，情志病就加重。

所以在农村很多人都能实证到这个道理，平时活一个接一个，身体啥病都没有，偏偏没活干，在家里养着的时候，老毛病一个接一个地出来，看来客家俗话叫“人身尸狗骨头”，这句话很有道理。什么叫狗骨头？就是一个字——贱，身体必须要贱养，富养就麻烦了，很快你就会短气乏力、肥腻体虚，特别是越富裕，危险越大，这叫福中含祸啊！

所以在开心农场里面，我们用的是劳动改造身体法，用劳动来转移情志上的不良。然后再用读书来明白道理法，用读书使人明理，明理不怨人，明理不赌气，明理不较劲，这是心灵改造法，身心两把抓，文武兼修，才可以说是根除疾病。

习劳能使一身振，读书可令此心安。

2 赤脚走路，不怕扎伤脚吗？

问：老师，常看你们赤脚走路，不怕路上有刺之类的东西扎伤脚吗？

答：断臂求法尚不惧，赤足行道有何忧！在山里路都特别干净，在黄土地上走，还有碎石路中穿行，一定难免被沙石扎到，但扎到后，我们把刺拔掉，可以继续走。中医针灸学里头有个疤痕灸，灸出疤痕，化脓来，身体结疤过程，抵抗力增强。同样平时受些小刺小伤，身体在愈合过程中，会将卫气增强，所以小伤不理，照样勇猛前行。被扎到手脚，这不可怕，可怕的是你因为害怕被扎手脚而裹足不前，这才是人生气弱、气怯病的根源啊！

所以别小看赤脚行走，以为仅仅在引火下行，治失眠疮疡，它同时也是在练人体的勇气。《黄帝内经》讲：“勇者气行则已”，你勇猛果敢地穿山越岭，那么你的血脉必定也是勇猛果敢地一气周流起来。你没有滞塞，你的血脉也没有闭塞，经典上讲：“一念滞塞，万法不通。”只要有一点害怕它、恐惧它，你马上就没有力量前行了，这就是为何穿越时，我们要在前面开路，我们要拿出十分精进的精神，大家才能表现出两三分精进。

只要赤脚过几次后，叫你穿上鞋你都不想穿了，那种身心轻安、血脉通畅之感，岂是穿鞋能比的！郭老师说：“经过十多公里的赤脚，我睡觉整个晚上手脚都是发热的，暖洋洋真舒服，最重要的是脚底的刺痛，把我几十年的恶气都吐出来了。”我们哈哈一笑，《庄子》上面讲：“真人之息在踵”，古代修真之人，他一口气就吸到脚底去了。吐纳绵长的人寿命长。可怎么练呢？光说不练假把戏啊！

原来秘诀就在赤脚，赤脚在山林里飞奔，每一口气都可以灌到脚底，因为脚底一被沙石扎痛，你的气就下去了，念头也下去了，所以“千种烦恼行走掉，万般妄想脚底消”。

这就是古人常说的，走为百炼之母啊。

古人哪有现在这样，穿着厚厚的皮鞋、登山鞋来走的，就是草鞋，接地气的，甚至赤脚，一跟地气相接，人就不会心高气傲，所以脚踏实地很重要啊。脚踏实地不是嘴讲啊，把鞋脱掉，看你能不能赤脚啊！

行万里路，也不是坐车到处观光旅游啊，而是你有没有用双脚走啊，就这么简单。刀无锋刃不锐利，人非意志不坚强。

3 阴道瘙痒与乳腺纤维瘤

问：阴道瘙痒是怎么回事？乳腺纤维瘤吃中药能好吗？

答：吃药加拍打，生铁不炼成钢，人不拍打不强壮。阴道瘙痒，有干痒和湿痒，干痒要润燥，湿痒要除湿，不管干痒湿痒，都是气机循环出了障碍，所以都需要治心。

“诸痛痒疮，皆属于心”。心是管一气周流的大主，心如果不能自强不息，气血运动是懒惰涩滞的，所以一个懒动的人，他的气血也就是郁滞的。

你看凡是痒症，它都有一个反应，就是喜欢抓，抓通抓舒服它就减轻了，但抓痒是治标不治本，治本要气通血活，让身体气血自动对流，这时就需要靠足够的运动，运动人身血脉流啊，这是运动的精髓跟歌诀，也是一气周流背后最大的动力之一。

所有生殖器系统疾病，多多少少伴随下焦黏滞板结，这时必须要大胆迈开腿，越是久坐呆坐，人体少腹周围经脉阻滞越厉害，好像生锈的铰钳、久不用的剪刀一样你都张不开了，那时你怎么去清洗都没用，所以妇科炎症，你怎么用洗液都没用，用最好的艾叶、苦参、百部、蛇床子，那也只是治治标而已。

那怎么治本，必须大胆把步迈开来，就像铰钳、剪刀，虽然生锈了，但你不断地去张合张合，不多久锈迹就掉了，那钳嘴、剪刀嘴就很灵活了。

现在人出入必车马，工作必办公室，升降必电梯，回家必沙发，这样车马、办公室、电梯、沙发，取代了你双脚，剪刀不用就生锈，两脚不迈开来，阴道肛周就容易长湿疹，浊气停留。

所以“管住嘴，迈开腿”，是治疗现代病的大法。缺了这个大法，你说能根治疾病，这是没有的道理。

好多病之所以难治，不是难在医生，而是难在病人啊！医生讲的道理，你能否每天一小时迈开腿，挥手迈脚，心肾相交，迈不开腿，下一个病倒的，就是自己了。

而乳腺纤维瘤也是这样，从胸闷胁胀到增生、包块、纤维瘤，这都是生的闷气在逐渐加重累积，而运动锻炼，却在逐渐减少，一来一去，郁闷增加而疏泄却不够，病就在不断增加，这即是《黄帝内经》讲的“百病皆生于气”啊！

4 打坐压腿治瘙痒，止嗽散治风邪咳嗽

问：谢谢老师诲人不倦！我前几年每到冬天双脚就瘙痒，忍不住去抓，抓得千疮百孔。今年经常压腿盘腿，就不痒了。应该是气血活的缘故吧。前几天我妈受点小风寒，吃了速效伤风胶囊好转后，喉痒咳嗽，我跟她说去抓点中药喝，她说不想喝中药。第二天我看她还是咳就按方抓了二包止嗽散，真是一剂知，二剂已！中医真神！谢谢老师！

答：多读养生书是乐，不经实践岂会强。打坐压腿能够把自己皮肤病瘙痒治好，说明什么？说明现在很多疾病都是欠动病。我们去跟一个老师时，这老师幽默风趣，在治病中谈笑风生，常让病人哈哈大笑，这老师善治颈肩腰腿痛，吃他的药必定要听他的话，疗效就很高。

我就不明白这顽固的颈肩腰腿痛，到他那里，自动就好了一半，老先生开的汤方也是普通的祛风湿活血健脾胃的啊？

老先生说：“初病祛风湿，中病活血气，久病健脾胃，中医用来用去就这几招。”

但为何别人用效果没有老先生用那么好，除了辨证认准外

啊，老先生还教病人吃药时哪里痛就在哪里周围敲敲打打。

病人问这是什么病?

老先生笑笑说：“你们这都叫欠打病。”

大家哈哈大笑。剪刀口生锈了，你拿锤子锤几下，锈迹就脱落，人体的关节也是这样，所谓打通打通，不打不通啊，打通人体经脉，你就得用空心掌、空心锤，只要在不打伤的前提下，均匀地敲敲打打，身体很快就气通血活，配上药力，真是打哪药到哪，真叫指哪打哪，打通了，它不就不痛了吗?

同时止嗽散对于风邪咳嗽，缠绵难愈的，确实疗效不错，这是辨证几百年的好方子。

5 减肥三条

问：有没有最快最安全的减肥方法?

答：事缓则圆，人急走偏。冰冻三尺，非一日之寒，十年肥胖养成，也需要一定时间去减下来，有时慢就是快，就像大家去山里练功，一进入状态后，怎么半个小时一下就过了，五六天一眨眼就过了。

王老师说：“我终于体会到什么叫转瞬即逝。”

所以只要是开心减肥，几个月你觉得很快过去，如果不开心，几天你就觉得度日如年，所以时间快慢，不仅在于时间，而更在于心念。最好的减肥方法有三条。

第一条：管住嘴，少荤多素，七分饱。

第二条：迈开腿，每天要有一小时的徒步，不需要多，但天天要有。

为什么呢？因为半个小时身体才开始燃烧脂肪水湿，所以好多人运动没效果，因为做的是剧烈运动，一下子就累了，坚持不长久，必须是慢性持久的耐力运动，才是最好的减肥强身之法。

第三条：痰湿重的人，要用健脾药物辅助，比如苍术、薏仁、茯苓；阳虚的人，要用些附子理中丸，使阳化气加强，肥胖的赘肉水湿就会被气化掉。

身体有食积气滞的，要用保和丸，消肠胃积滞，但胃口开了，可别胡吃海塞啊，胃口一开，就是身体开始消化赘肉的时候，这时忍不住胡吃海塞，就会前功尽弃。

所以任何药物，你吃了后，觉得没胃口，啥东西不想吃，就吃错了；吃了后觉得胃口开，心有喜乐感，这药就吃对了。

管住嘴迈开腿，是你的事；辨证用药，除湿邪赘肉，那是医生的事。医患同心，其利断金。剩下就是坚持了，水滴石穿，绳锯木断，水到渠成，瓜熟蒂落，这都在于不间断！

6 癣与脾胃、手相与健康

问：老师，癣怎么处理？能从手相说说这个人的身体状况和该注意的地方吗？谢谢！

答：癣者，病在鲜，饮食宜食新鲜之物，清洁健康粗茶淡饭最养人。癣是皮肤病，但也是脾胃病，这是《难经》上面讲到的，“损其脾者……饮食不为肌肤。”

当脾胃受损后，人体的肌肤就很难推陈出新，那么哪些会损伤脾胃呢？我们去看保脾十条跟养胃五点就知道了。

孙爷爷听了课后说："我真想不到原来着急吃饭也伤脾，一个念头不对还伤脾，抱怨人都伤脾，一肚子怨气也伤脾，脑子老想个不停，还伤脾。"

没错啊，怨急怒虑疑，这里面每个不良情绪都伤脾，脾是身体免疫功能的大本营，那些皮肤病之所以顽固，是因为没有把脾调好。

在古医籍上面都会看到有这样一句总结性的话：万病不治，必寻到脾胃中去，方得治愈。

李东垣在《脾胃论》上也讲：脾胃一伤，百病丛生。

但是李东垣没有把伤脾的要点完全总结出来，现在我们从《黄帝内经》等古籍中总结出养胃五点跟保脾十条，大家只要对照去把脾胃养起来，人体就不会有什么难治的病。

因为《黄帝内经》上讲"四季脾旺不受邪"。手相是可以看出人的健康，但是看出来了，又能怎样？还是改变不了人的健康。

所以还是要修手相，而不是学看手相，谁能够把手相中的那些乱纹修少，他的境界就在增高，为什么纹乱思虑多，纹少思虑少？

你看那些掌中乱纹少的，他心态都会比较直，所以一团乱麻纠结怎么办？思虑伤脾，把笔头放下，手机放下，键盘放下，运动锻炼去，挥汗如雨去，这才是修好自己掌纹的办法啊！

7　慢性眼病，干眼症和结膜炎

问：老师，我得了慢性眼病，有1年多了，时常两只眼睛干涩发痒，看东西发蒙，有时候酸疼，眼泪少，眼睛发红，有血丝，眼角发红，有点肿，白眼球有血丝，眉毛发痒，视力没问题，医院检查是干眼症和结膜炎，吃了好多药不管用，希望老师能提点建议吃什么方子中药。

答：客家人把睡眠叫睡目，提高睡眠质量，双目自会好。像枸杞、菊花你肯定吃过，蒲公英、白蒺藜、木贼草，估计你也吃过，桑叶、夏枯草，可能你也吃过，明目地黄丸可能你都吃过，一一吃过，改善了没有？小作用有，大转变没有啊！

为什么呢？眼中之所以会干燥，除了用眼过度外，还有一个非常重要的原因，就是脾胃受伤了，脾主升清，凡头面七窍，需要清阳滋润的地方，都要靠脾去升，脾升则七窍灵敏，之所以七窍会昏沉，皆因脾不升清故也。

所以找出脾为什么不升清？大饱伤脾，大饥寒伤脾，大劳伤脾，大逸伤脾，多言伤脾，这五种有意识地去减少，你的脾功能就在增大。

《黄帝内经》讲："脾虚则九窍不利，脾健则九窍通利"，所以临床上只要看到慢性眼病，视物昏花，脉象又濡弱，脾胃不好的，用升阳益胃汤，配上枸杞子跟菊花，常常几剂药就转过来了，但要长期巩固疗效，必须要遵循保脾十条。

没有充足的运动，身体的津液是很难搬运到头面七窍去的。就像这几天爬山，还没到有泉水的地方，大家就觉得口干鼻干，我们笑笑说："只要慢慢走，等下就不干了"，大家试着慢慢走，结果到有泉水的地方都不觉得渴了，实在是太有趣的试验了。

我们笑笑说："人本来津液对流，都不会干渴跟眼睛干燥，你七窍会干燥，不是缺水，而是一气周流破坏了，你用缓慢行走法，唯慢能够养脾，脾慢慢养起来，运动又养脾，脾升清功能一发挥，你身体水液一搬运上去，口也不渴，眼睛又明亮。”

所谓的干燥啊，其实是假象，着急才是真机，为什么？我们看古人造字好高明，好有智慧，古人讲急躁急躁，一急就躁，一急一气周流就破坏，马上干燥。《释名》：“躁，燥也。物燥乃动而飞扬也。”

一旦平和下来去做事，你根本不知道劳累，凡是你知道劳累，都是你心急了，凡是你做完活会感到口干舌燥、眼干的，都说明你干活速度太快了，太急功近利了。

没有急功近利不会有眼病，所以在功利社会里头，戴眼镜的人普遍都偏多，在平缓安详的生活节奏里头，大家眼目自动都明亮。

所以是谁破坏了我们的一气周流，除了“急”字，再也找不到其他了。

《小儿语》讲：“人急不要跟寻”，大家急得像热锅上的蚂蚁，我们不要跟着急啊，一急就口干舌燥，眼目干涩。

8 手指发白怎么治?

问：我，37岁，女，手指发白，很多年了。怎么治疗？

答：十指连心，指白，心血少，心加白，即怕，长时担心害怕会令人贫血手冷，宜用桂枝汤加人参强壮。色白一般都是血气不足，色红一般是血分有热，根据“不足补之，有余损之”的道理，要注意开源节流了。根据人的血气从脾胃生出，而脾又主四肢，《黄帝内经》讲：“四肢皆禀气于脾胃”，所以临床上常会用些健脾胃的四君子汤，再配一些疏肝达木，把血气送到手臂上的桂枝、柴胡、木香、郁金，手部会慢慢有血色，有力量。

但要注意少耗啊，久视伤血，老是对着电脑手机，会看到你手脚冰凉、腰酸背痛的。开源节流，是强身的王道。

朝起早，晨练则开气血之源，早睡不熬夜，则节精神之流。

9 从肺治便秘

问：曾老师你好？我父亲大肠干燥便不下来怎么办？救急吃点什么药？谢谢！

答：大便秘结肺肠经，拍手上的肺与大肠经，二便皆会加快。

前段日子，天干物燥，有些便秘的病人进山来问要吃什么药，我们就说：“用紫菀、百部、款冬花各10克”，有些镇上的医生看了后，就琢磨说：“这治咳嗽的药，能治便秘就怪了。”

结果便秘还真好了，还真让人佩服。其实不费解，《黄帝内经》早讲了，“肺与大肠相表里，肠燥津枯”，是因为天不下雨，地面才会干燥，肺为天，大肠为地，肺气肃降，地面自然湿润，所以滋阴润燥没有效果，一降肺气，立效。

所以用百花膏，百合配款冬花，炼蜜成膏，不仅治肺伤燥咳，对于肠燥便秘也有很好的疗效，润肺即是润肠啊！降肺即是通腑啊！因为肺朝百脉，肺气肃降，诸经之气莫不服从而顺行。

同时要注意，为什么肺会燥，肺气会不降，肠会干，因为辛走肺，平时烟酒要减少了，辛辣耗肺金啊，因为对着电脑手机太多了，你脸上皮肤被电磁辐射搞干了，肺津液不足，就会向大肠榨取索要，结果皮肤干燥，肠道更干燥。

第三切莫心高气傲，高傲的人肺气亢盛，降不下来，肺气降不下来，肠道就滋润不了，就像天不下雨，地面就干燥一样，现在很多人的肠燥便秘，单用麻仁、芝麻、首乌、苁蓉，都润通不了，必须配杏仁、紫菀、牛膝、枳壳啊！

为何呢？我们这时代心高气傲的人太多了，不服人，俗话叫不服气，不服气气就不下行，不下行，横亘在胸中，就烦躁不安，纠结在肠胃，则大便难通。

不谦虚待人，不服气，吃亏的是我们的身体啊！

10 下肢冰冷

问：两位老师好，请问下肢冰冷是怎么回事？

答：恐则气下，人害怕时，手脚皆发凉，长期忧心、怕事，手脚温度则下降。一边冰冷，一般是有跌打伤，血脉堵塞；两边都冰冷，一般是脾肾阳虚，脾主四肢，肾主腰脚，所以脾肾阳虚，腰脚以下温度都不够，还有脾肾阳虚，会连带心脏阳气也不够，因为脚部离心脏最远，《黄帝内经》讲：“阳虚则外寒，阴虚则内热。”离心脏最远的地方，最容易受凉，阳气也最难送到。

俗话讲，人老老在脚，那该怎么办呢？竹从叶上枯，人从脚下老，天天千步走，药铺不用找。只要不走动，腿脚就容易出问题，人不多走动，迟早走不动，就像剪刀不多开合一样，迟早剪不了。在武术里头，有一招叫剪刀脚，就是提示你要常拉腿上的经脉，要把会阴、少腹、腰脊这周围三叉路口打通，不通的话，气血是很难一下子贯到脚底的。

所以每天徒步最少五六公里，那呼吸都到脚底，热浪就下去了，一两个月脚就不冷了。就像这期山林班，孙爷爷进山来，膝盖冷痛，还带上护膝，问我们能不能走，我们笑笑说："放松缓慢开心地走，不仅不会加重疾病，还在疗愈。"

结果第一天五公里，第二天十公里，然后再十五公里，越走越利索，不痛了不冷了。昨天有车子可以坐上庐龙庵，我们问孙爷爷说，坐不坐啊？

孙爷爷笑笑说："我不坐了，我要多走。"

大家看，人天生两条腿，就提醒我们要多走，什么时候废了双脚，什么时候生命就没有质量，故曰："走为百炼之母。"

你看，一个炼字带火字旁，说明人练了就带有阳气，带有能量，人不练了，就畏畏缩缩，怕这怕那，故曰："天鼎地炉，人居其中，人生来就要历练。"

11 手指甲发白、月经量多

问：老师，手指甲发白，很多年，月经量多，怎么办？

答：练习拍掌功，可看《拍手治百病》一书，此功法效果好，手上穴位，脏腑反射区多，勤于拍打，气血冲和，百病不生。色白一般显示虚冷，月经量多、色淡的话，一般是脾虚气弱，脾不统血。这种情况，常用归脾汤，加白芍30克，能很好地加强脾主统血作用，白芍用炒过的更好，让它酸收之力更强，寒性减轻。

同时归脾汤，加强气血生化之源，手指甲也会慢慢变红。还有一点，在中医望诊上认为，人的面部天庭对心肺，两颧跟鼻子对应肝胆脾胃，下巴嘴部对的是腰肾生殖系统，所以口角舌头容易发炎生疮的，一般容易有妇科炎症，下巴容易长痘的，一般下焦湿气、瘀血都比较重。

而月经量多，或白带异常，也反映没有守好口。脾开窍于口，嘴巴是口，子宫也是口，所以要善言不离口，如果常讲恶言，那么不是嘴上有恶痰恶臭，就有月经恶浊。

同时月经量大，说明性子也容易内急，为何呢？急则身体耗能大，说话也快，说话要放慢放缓，说完一句话，要先吸气饱满，再说第二句，一下子就把身体说到没气，将来不仅月经量大，而且连尿都收不住，所以凡是精华耗散得快的，都要用“言慢、食慢、行动慢”三慢来对治，不然空服药无益。

12 治疗便秘四法

问：老师，你好！今年36岁，我能吃能喝，但总是便秘，三四天才去一次，有什么方法吗？谢谢！

答：戒愁肠百结与疲劳工作，纠结了肠胃不通，疲劳了动力下降。年轻人便秘，一般要治肝跟肺，老年人便秘一般要治脾跟肾，年轻人大都是肺亢肝郁，所以肠管缩窄，也就是说，生活、工作、学习压力大，肠子里的水分都让心胸盗用暗耗了。

而老年人大都阳气不足，推动无力，所以便秘一般要用肉苁蓉之类，补阳助脾肾推动的药，像治疗常规便秘，就像船在河里行走一样，如果大便干结，舌头干燥口渴，这是船搁浅了，要往河里注水啊。

第一步：用火麻仁、黑芝麻、何首乌、当归、玄参等药，增水行舟。

第二步：增水后，肺气不降，肠气也不通。昨夜江边春水生，艨艟巨舰一毛轻。向来枉费推移力，此日中流自在行。

这是说，昨天晚上下场雨后，江水满，平时拉都拉不动的船，搁浅在那里，现在浮起来，自动地划行，所以通便在增水，增水在降肺。

想通这个道理，我们马上明白，对于肺气亢盛，肠燥津枯的病人，脉数，寸上越，必用麦冬，或枇杷叶、紫菀，或百部、款冬花，原来增液汤不仅增肠道液，也通过玄参、麦冬来降肺啊，如果只看到增液，那只看到这药物精髓的一半，看到它降金生水，那么就看到这汤方背后的全部精髓。

第三步：有水了，这时拉一下力，或者吹一下风，马上就扬帆千里。所以在治便秘汤方里头，会用小剂量的一两味风药鼓动之，比如羌活或威灵仙，或者用一两味气药，往下面用力拉，比如枳壳、厚朴，这样舟船就动了，大便就通了。

第四步：凡是情志紧张、郁闷导致肠管扭曲的便秘，要重用白芍，白芍的缓急，能从肝到肠都松下来，但要重用，它也能增液通便，就像明明风有了，水有了，水手也用力要开船，但船长在那里思虑过度，裹足不前，这船也动不了，所以现在紧张的生活造就了便秘的人群，而这些便秘的浊水浊渣，往往就成为杀死现代人的元凶。

所以一个便秘的治法你想通了，你立马明白应该如何脏邪还腑，阴病出阳；应该如何把身体浊阴，通过浊阴出下窍，排出体外来。

上面讲的只是治疗便秘的常法，当然还有加强心脏法，引擎有力，大便才通，桂枝、甘草治心阳虚便秘。

还有补益脾胃法，船里添煤加火，有燃料船才能行得远，所以黄芪、党参，对于气虚便秘，尤为珍贵。

我们曾用补中益气汤治高年便秘，道理也在这里，人如果没气了，气力不足，不要说一泡屎拉不出来，一个屁也放不出来。

所以人千万别纠结，要多放下，放下放下，浊气就像放屁那样下来，不放下的话，越纠结，脏东西，就越被收在身体里。

13 幼儿腹泻、食谷不化

问：儿子一周岁三个月，近来一直拉肚子，吃的饭也不消化，吃的都拉出来了。有什么办法吗？

答：有本《小儿推拿秘笈》，可恭请购买，长时薰修，80%的小儿常见病防治皆有握。一书在手，强壮无忧。有位老师，他治疗小儿腹泻水泻效果非常好，问他怎么治的？

他居然就用五苓散，而且是用古方，用米粥调服五苓散。

这五苓散不是治小便的吗？中医讲“利小便可实大便”啊！

五苓散它能让肠子里的水，通过膀胱排出体外，然后加强膀胱经气化功能，就像桂枝出了太阳，白术培了干土，茯苓、泽泻、猪苓挖了沟渠水道，泥泞的道路，不就很快干了吗？稀烂的大便就很快成形了。这真是古方今用，今方妙用的一条啊。

还有孩子大便稀烂了，说明没有喂养好孩子，不是吃错东西，就是吃太饱，像很多高营养的奶粉，难消化啊。你看这食物好不好，不看外面的营养跟口感，看大便，吃了后大便臭浊，拉不干净，这营养再好，你都要小心。

所以以前的孩子，吃这些米糊、面汤，粗粗糙糙，健健壮壮，现在孩子又是进口奶粉，还高营养钙片，甚至还补汤，结果反而养得病怏怏。

同时孩子少晒太阳，也会让脾湿加重，同样的田地，朝阳的干爽得快，背阴的，始终很难干。所以健康啊，要跟着太阳走。孩子要多晒太阳，体格健壮。

14 强直性脊柱炎

问：强直性脊柱炎有什么办法吗？谢谢！

答：一年只有一个春，一天没有两个晨，晨练导引术，可脱胎换骨，但要长时坚持八段锦。上次讲到强直性脊柱炎要练功的问题，吃药最多解决一半的疼痛跟僵硬，运动锻炼才能够把疗效巩固下来。

有位强柱的小伙子，听说有位老师父教人练各种功法，治疗各种疾病，这小伙子就去请教，想跟老师父学，老师父说："你诚心不够，学不好的。"

小伙子说："那怎么样算是诚心够呢？我真想治病啊！"

老师父说："你就回去每天爬行一小时，如果能坚持一年，我就教你最好的功法。"

小伙子回去还真干，一年后手脚温热，脊柱松软，没有再吃药，也恢复正常了，他再次找到老师父说："老先生我按照您说的话去做了，现在一年了，你不是说要传我功法治我病吗？我现在就来学。"老师父看了后哈哈大笑说："你的病不是好了吗？"

老师父说："我的功法都已经传给你了。"小伙子一头雾水。

老师父又说："你的病也通过爬行减轻了，爬行就是功法。"

原来爬行动物，很少有脊柱问题，只有直立行走的人，脊柱才容易出问题，因为压力都压在那里。

但大家都直立行走，为什么别人没问题，你有问题，我们治疗几个强柱的病人，发现小伙子居然占多数，而且这些小伙子都有一个特点，沉迷于手淫纵欲伤精。

现在医学研究指出，人体精液跟脊髓液、脑脊液是相通的，而且物质基础也是一样的，所以纵欲伤精的人，看似漏肾精，其实流的是骨髓油跟脑汁啊！

伤精后脑子会空空荡荡，记性减退，整条脊柱因为缺乏阴水滋养，会像秋冬天的草木，缺水而变得干枯僵硬一样，这叫木失水则硬，所以转摇不灵。

同时伤精后，腰酸腿沉，干事没底气，没志气，往往虎头蛇尾，难以持之以恒，很多小伙子做事情三把火，背后都有伤精行为啊！

那该怎么办呢？保精即是保命，所以从此不是真善美慧的书籍、画面、言语都不看、不讲、不听，做到心无邪念，脊柱自正，念正则身正，念邪则身邪。

这才是身心康复的重要关键啊！

15 胰腺炎反复发作

问：两年多时间胰腺炎复发八次，胆囊切除了。胆管、胰管未见结石。各种可能诱因都查了，无结果。有医生认为胰头小囊肿不会诱发胰腺炎，且囊肿也一直没有增大变化，但也有一位医生认为可能是囊肿引发，需要做大手术。在301医院第一次支架后确有好转趋势，体重增加，复发时间有延后，但第二次支架放了以后短期又复发了。另外：每次复发前口腔容易长溃疡，很痛且要10天左右才能好，复发当天或前一天有要感冒的症状。请问有什么办法可以医治？或者需要面诊吗？

答：百种弊病，皆生于懒。平时轻身重财，疏于锻炼，病痛缠身，在所难免。这种慢性疑难病急性发作，可不能掉以轻心，上次郭老师来反复讲到，越是疾病重的，戒律要守得越精严，不守精严，不知道你的问题有这么多。就比如说肥甘厚腻，你是不是仍然喜爱啊？

凡是六腑管道的问题，第一个要想到的就是食积，胆囊炎急性发作，或胰腺炎发作，你一去问病人，大都是因暴饮暴食过来的。

我们中午干完活后，赶紧交代大家，要歇十分钟才能吃饭，而且吃饭要心平气和，如果心不平、气不和吃饭的话，就会吃伤脾胃，脾胃一伤，百病丛生。

所以七分饱，对于调脾胃来说，只是最粗浅的戒条，这是对普通大众而言的，对于大病重病，真正的修行之人，必须守更严的保脾戒律，比如食不言、食不急、食不气，你吃一顿饭，能否细嚼慢咽、心安神定，就可以看出你的功夫。

只要有丝毫的急躁，你这顿饭的精华都没有最大化的消纳吸收，人着急吃饭，饭是吃给疾病的，人平静吃饭，饭是吃给身体的，所以一切言动，都要安详啊！

你看急性炎症的病人，大都有急性子，这急性子你没有缓下来，苦头还有得受。为什么叫苦头，叫病苦？因为咸入的是肾，苦入的是心，人生苦头多，是因为心没有释怀，长期心太焦急了，所以病人碰到这些大病重病，如果没有反过来修心，那么免不了反复手术之苦啊！

心态好，病魔跑，心平气静，身体不病。

那怎么静呢？怎么好呢？很多人都说，说来容易做来难啊！

其实好简单，只要念念管好自己，只要有一念去指责管别人，你的心平静就被破坏了，你就开始生怨气了，所以对于会修心的人，他时时处处都把自己摆到最低。

世界上只有一个弟子，那就是自己。

16 婴幼儿发烧

问： 尊敬的曾老师、陈老师，您们好。我们常常有孩子发烧请假不能上学。就此请教两位，婴幼儿（0~6岁）为什么时不时会发烧？而且通常在晚上？您们处理孩子发烧的常用方法有哪些？良骏妈妈恭敬！感恩两位爱心的老师。

答： 学习中基推拿，避免小儿病发。强壮自身有法，还可保家利他。大家可以去看看罗大伦先生的《让孩子不发烧不咳嗽不积食》一书，里面有一些小孩子常见病的家庭处理方法。

如果鼻流清涕，受寒引起的发烧，直接喝生姜葱白红糖汤，或者用苏叶泡水喝，加上泡脚，出点轻汗就好。如果是风热引起的感冒发烧，咳吐一些黄痰，咽喉嗓子痛，这时用些薄荷叶、金银花，用开水泡了，加些冰糖代茶饮，会有些效果。

还有孩子吃错东西，或者因为旅行吹了冷风，肚子痛，又畏寒怕冷，直接用藿香正气水，或者口服液、胶囊都好，乃是旅行居家必备的。

如果明显发烧，尿黄，用三根汤，芦根、白茅根、葛根。轻微的发烧，可以用三豆饮，里面有绿豆可以清肝火、退肝热，也非常好。要不然孩子很小，又怕吃药伤着，直接用一些白菜心，加几根甘蔗进去，煎水喝，也能降火利水，使阳随阴降。

但是这些都是在招式上去应对，见招拆招未必是高，要明白孩子容易反复发烧的原因。主要是父母溺爱太过了，热爱太过，就得发热太过的病，为什么呢？饱暖思淫欲啊，人吃饱了穿暖了，就开始烦躁，所以我们在南方冬天被子不敢盖太厚，也不轻易穿布鞋袜子，只要不打喷嚏，不流鼻水，说明身体这点饥寒还是受得住的。

学生们说："加点被子吧。"

家里人说："怎么还是拖鞋呢？"

我们笑笑说："年轻时要清苦一点，老来才有福。《小儿语》不是讲，若肯当年一苦，无边受用从今吗？现在我们就苦寒降气，不上火多好啊，与其吃苦寒的大黄、黄连来降火排毒，不如过清苦的生活，多习劳苦，三分饥与寒，这样一年到头都没上过火。"

所以降火不一定要黄连大黄，懂得过一种苦寒的生活，像清贫的读书人一样，哪有什么多余的火可以上呢？哪有什么多余的热来发烧呢？所以不会教孩子的家长，真是焦头烂额，会教孩子的家长，跟孩子一起吃苦，三分饥与寒，结果拱手而治，孩子身体壮得很。

17 尿残余量多，婴儿大便干燥如何解？

问题1：老师你好！尿残余量多应该怎么办？

问题2：13个月男宝宝，大便干燥、硬，颜色暗，解大便就哭。脸黄。饮食：蔬菜，粥，面条，母乳，水果，偶尔肉汤。希望能有答复。感恩！

答：膀胱、输尿管反射区在脚下，常点按可防治尿障碍。人体的尿液归的是膀胱管，膀胱是管水利的，《黄帝内经》

讲："膀胱者州都之官，水道出焉，气化则能出矣。"

膀胱温煦，小便会很通利，没有尿潴留在身体，所以张仲景用五苓散气化足太阳膀胱经，用桂枝配合白术，提高脾升清功能，再用茯苓、泽泻、猪苓，利水渗湿，让身体水湿尿液无处潴留。

孩子便秘，如果用了素食、蔬菜之法，还不够通畅，说明是心性上焦虑躁急。《黄帝内经》讲，心肺跟大小肠相表里，也就是说，心急火燎，大小肠就干燥，所以不管你补多少水，润多少肠液，孩子只要急躁不安，身体就在榨干肠道津液。

中医讲脾主大腹，大腹是大小肠所居之处，脾的性德是坤静，如果脾土都不静，坤德就失运化之功，就不行了。

唯独缓慢安详、从容淡定，可以让脾运化功能变强大。那么如何让焦躁的孩子平静淡定下来呢？这是大学问，不止于治便秘这么简单的了，你能够降伏孩子躁急的心性，就能控制住孩子的疾病。那该如何炼心化性？这就是读蒙学经典，做早课定课的功夫了。炼心还须读古书，化性却要历今事。

18 如何走出亚健康？

问：老师我可以咨询一下吗？我经常眼睛不舒服。看书多了就整个眼珠疼痛，按揉眉眶有刺激(干涩，疼痛，流泪)，视物过多或久视易头晕，最近耳鸣。另我手指几乎无一个月牙，爱长冻疮，怕冷，皮肤易干燥脱屑，大便黏盆，手脚爱盗汗，精神不振。可以请老师分析一下吗？谢谢！

答：伤血有三：一曰思，二曰久视，三曰急。血伤则目暗，脑力降，神疲手脚凉。这是现代人亚健康具备的综合症群，在亚健康里面啊，真叫苦，可该怎么办呢？人不能够越陷越深啊，为什么这些病象层出不穷呢？为什么像万花筒那样呢？

只要人还没有自己的志气，他都是跟着习气走、欲望走，都是在造业、受苦，有人早受苦，有人晚受苦，就看他的福报，福报大的就像本钱厚，还可以多耗几年，福报小的就像本钱少，很快就见底了，见底反而是件好事，趁年轻，还可以继续来改造身体。

就像这次刘老师进山来，对治自己，伤精后，头晕眼花，神疲乏力，丢掉工作的病，刚进山时，脸色都是灰黄的，二十多岁的年轻人，像五六十岁的老人，连孙爷爷可以劈柴，小桦桦六七岁也可以劈柴，刘老师却袖手旁观，连动刀的力气都没有，左右摇摆，怕身体受不了。我们笑笑说："连老人家跟小孩子都能劈得来，我们年轻人有什么不能的。"

这样刘老师才跟着师父跑山，刚开始用走，后来用跑，十多天下来，灰黄的气色就没了，现在这小伙子跑上跑下，一天都跑十公里，像以前徒步送信一样，练就了飞毛腿，你还怕没有健康吗？

估计不用多久，你就超健康，由亚健康到超健康，这不是吃药能搞定的，一定要靠修炼，要用运动三诀，缓慢持久开心地做，缺了这三点中的任何一点，你身体都很难真正强大起来。

老道长曾经讲过，大道犹如一窝蜂，抓住网子不放松，蜂王入到蜂窝内，周天蜜蜂尽归中。

现在我们习气那么多，烦恼疾病也那么多，怎么办？你得抓住蜂王啊，抓住一两首人生的主题曲啊，你可以像阿甘那样跑步利他，给人带来单纯跟微笑，可以像许哲女士那样，没有自己，都是在帮更多的人，最后不考虑自己，反而成就自己，就怕你不这样做，不怕病疾多，就怕利他少，念念能利他，病苦渐渐消。

19 七旬老翁血压高，利他之法减病痛

问：您好！我看了好几本您的书，非常受益，也推荐给身边的亲戚朋友们一起读。我家翁是一个七十岁的农村退休老教师，患失眠据说二十多年了。近年来越发严重一些（可能也是家里并不是事事如他所愿较为忧心所致），还有高血压，一直服用西药降压，说是失眠之后血压更是升高到170左右。医院诊断为脑供血不足。请问该如何调理？万分感谢！

答：愈风宁心片，或丹参三七粉，对脑供血不足或高血压的症状改善还可以。血压高失眠是亢奋所致，而后来又脑供血不足，是淫久必亏，亢盛而衰，人年老后必须要懂得转移注意力，人无所事事，病就多，所以明智的人，不怕事情多，就怕没事做。没事做，人会老化得很快。同样村里的两把锄头，一把丢在老屋里没用，一把一直在用，丢在老屋没用的，十几、二十年后，彻底生锈坏掉了，常用的那把，还依然光亮如故。

世间第一保养身体之法，不在保护好身体，什么都不做，而在于习劳苦，什么都不怕做。不做，你偷安一时，病苦一身；不怕做，你吃苦一时，安乐一生。所以人年老要立志，立

什么志？教师是神圣的职业，要用有限的精力跟烛光去点亮更多学生的人生。修身岂为名传世，做事唯思利及人。

现在好多退休的老人，进入传统文化圈，发挥自己的余力余温，不仅身体少病痛，还焕然一新，出现第二春。

血压高失眠可以通过赤脚，金鸡独立，或种种地，转移转移注意力，而得到控制跟减轻，再加上晚上素食五分饱，都不会有什么大碍。

如果想转变得快，那就要找一个最快速能给大家带来欢乐正能量的事情来做，只要能帮到人，帮到越多人，你心气越足，心气越足，病痛就越少。

20 煎药的方法

问：您好，能说说煎药的方法吗，不知道要怎么样煎才最好，感觉自己煎的药没什么作用？

答：事缓则圆，人急必偏。要宽心，慢工出细活，煎药也是一种耐性的修持。先武火，后文火，用泥罐，选泥罐要用心，为什么？在《水知道答案》这个科学实验里头讲到，同样的饭菜，妈妈做的，结晶就特别好看，外面大排档炒的结晶就没那么好，难道大排档的师傅炒菜功夫会输给妈妈吗？

不是的，人之不同，不同在于用心，所以用爱心做的饭，孩子吃是有力量的，用爱心煎的中药，也是更有疗效的，所以《弟子规》上讲：“亲有疾，药先尝，昼夜侍，不离床。”大慈心，如母顾子，自然无微不至。因此，《大医精诚》中孙思邈讲到医家修炼终极之秘——皆如至亲之想。

21 鼻炎不吃药，精进运动能治好

问：感谢各位老师和义工老师们，这么短的时间就给我解答疑惑并整理出来供养大家。一定按着老师的要求落实到生活中去，再次感谢！

您好老师，我有过敏性鼻炎，07年之前没有过，之后去青岛上学开始出现症状，主要是鼻痒，流清鼻涕，喷嚏，严重时还会流眼泪，口干，容易产生饥饿感。主要是早上起床后和遇冷空气发作。吃过几副桔梗元参汤，感觉不怎么样。老师可否开个方子调理一下。打算在桔梗元参汤上加胸三药和鼻三药试试，可否？

答：早睡早起，才有抵抗力。俗云，早睡早起没病惹你。鼻炎晨起遇冷加重发作，一个是伤精了，第二个是运动少，在山里，小萱的鼻炎十几年，刚进山来做完一个早课，打十几二十个喷嚏，用的纸巾一张接一张，这样早课都很难做下去。

我们笑笑说："在山里还有拿不下的鼻炎，那就怪了。"

叔公说："你不开药怎么拿下？"

我们说："靠药物已经落了下乘了。"

于是每天一做完早课，大家就一起跑两公里山路，刚开始跑得小萱喘不过气来，大家因此养成跑山习惯后，反而不郁闷，打字更有精神。喘不过气来怎么办呢？

当喘不过气来的时候，气脉正在通畅，管道正在变大，年轻人有很强的可塑性，结果半个月下来，早上起来，不用纸巾了，又过半个月，连喷嚏也不打了。

叔公看后摇头说："真让你治好了。"

我们笑笑说："这人本来就没什么病，你只要肯运动肯坚持，哪有这么多乱七八糟的问题，问题多就是提醒你运动少了。"

进山里来，很多孩子脾气都大，父母都担忧说："现在都拗不过孩子了，怎么办？"

我们笑笑说："脾气大就两个问题：一个是营养过度了，你七分饱吃素，看他脾气怎么来，这叫釜底抽薪；第二你让他每天跑山，像阿甘那样，人单纯一点真的很好，最起码一辈子健康有保障。这样一运动，能量得到疏泄，孩子脾气少了，笑脸多了。所以到后来，我们说，小萱，你把身体锻炼好了，就可以回去了，小萱笑笑说，我还要在这里学习呢。"

所以孩子积极性很重要，为什么你没法让孩子充分积极起来呢？因为你没有把握比孩子更积极，没有办法把孩子带领到精进的状态。在精进状态下，人是气通血活，根本不会有什么鼻塞鼻炎的。

你不妨可以试试看，鼻子塞了，再运动运动，很快它就通开了。一时塞，靠一时运动可以通开，如果长期塞呢？那说明你需要长期的运动锻炼啊！

鼻三药配桂枝汤，可以帮你一下子，就像手冷了，你搞热水洗洗，它会暖，但你没有经常运动锻炼，才过几分钟不洗，它就又凉了。可见靠外界的药力，都是有限的，靠自己内生的热量气血，才是无穷的。

22 护理老人重在护脾胃

问：外婆半年来一直温烧，西医用激素暂时压制，药停复发，激素副作用很大，对肠胃刺激很大，吃不下饭。身体脱皮，皮肤很嫩。现在已无力气走动，躺久了全身疼痛，而且无力。皮肤很差，无法行动，身体更加虚弱！

答：细节定寿康，《老老恒养》《遵生八笺》里有护理身体的一切细节。从中医角度来看，不管是什么病，到达难缠的后期时，这时不要考虑去怎么杀毒消炎，也不要考虑如何去治病，而是想如何去保胃气。

不要去关注疾病，要关注健康。关注疾病，你会被病邪牵着鼻子走。关注健康，才有希望化被动为主动，就像如何服用一些调脾胃的药，让脾好胃好，身体好。而不是想到如何去降温退热，因为这不是急性病，下火消炎的思路行不通。

特别是越吃药越没胃口，越要小心，脾胃吃伤了，皮肤都长不好，为何糖尿病的病人，皮肤划伤后很难愈合？因为脾主肌肉功能减退，土不生金啊！

护理老人，其实就是在护理脾胃，我们前面山林班时，多次讲到饮食之道，这些讲稿都很有参考价值，需要好好提高使用脾胃的技巧，把脾胃养好，就能最大地消除药物副作用，提高身体抵抗力。

23 子宫出血多反思，内修改过利康复

问： 医院最终各项检查都下来了，所有指标都正常，除了血色素少，也查不出什么原因导致的大出血，子宫没有器质性病变，却要面临被切除的命运，周六手术。这医院不是根本没用吗？不知道原因等于没治好病啊，一刀切了就算了，真是太悲哀了。本市最大的最好的医院，三甲。

答： 平日不知身是宝，临危方悔养生晚。任何时候都不要抱怨身处的境缘，因为抱怨只会加重自己负担。中国人很有智慧，好多老奶奶很劳苦但很高寿，还照样自理干农活，人家问她，老奶奶，你怎么不享福啊，还这么操劳。

老奶奶总会说道，这是命啊！

一句话就接受了一切，认命，不是简单地屈服，人要认命，更要能造命，认命后造命才是有意义的人生。

人不认命就会抱怨，人不造命就永远无法改变。

像我们今天讲到，改过自新，这是在改自己的过，不是在改别人的过，每一样疾病，它前面都有前因，没有无缘无故的果，而且病因往往不在医生身上，而在我们自己身上。

习惯于外求的人，容易精气神往外耗，转变一种思维方式，内修精气神就内守，内修不是示弱，而是真正心性的强大。子宫是怀胎儿的地方，代表着母亲，所以子宫出血，最应该反思的是孝道上面的问题，我们有什么事情，惹得母亲伤心，甚至泣血呢？

做一个孝顺的儿女，不仅仅是母亲的需要，更是我们将来的需要，只有父母好了，我们事业才能更顺，家庭后方才可以

更安，自己身体也可以更少伤害。

所以多想想家，想想亲人，少想想自己，这些都非常有利于疾病，有利于身体康复向愈。

24 身体问题多，迈开腿管住嘴

问：老师好：全家每天学习中医普及学堂的文章成必修课，受益多多，非常感恩各位老师。女，38岁，偏胖个体。近10年断断续续一直在吃药，认识你们之后身心都有很大提升，近半年基本吃素，天天练习八部金刚功、圆运动功法。身体好了一大半，我以前就是个造痰机器。自小就痰多怕冷，吃稍微凉的东西如藕、苦瓜、薄荷嘴就泛清水。吃一口瓜子或一口油炸食物就喉咙疼、痰多、脸上长痘。吃水果胃痛，眼睛容易干涩、酸涩、疲劳，同房后流蛋清白带，腰疼、膝盖疼、脚跟疼，小便很多，白天一小时一次，晚上三到五次，量很多。天气冷时小便明显就更多。心情稍不好膻中穴处就闷，气难喘，睡觉要开窗，要不就胸闷。早晚冷时鼻子就流清水、打喷嚏，经常眼冒金星。大便通而不畅很费纸很黏，总是拉不干净。最近赤脚跑步后（可能是湿地），每晚小腿发凉感，痰又多起来，眼皮跳。老师，是否我的体质不适合赤脚跑步呢？麻烦老师给我详细讲解一下我的体质适合的养生运动方法、适合的中药，最近看任之堂王蒋写的《脉法传心录》上，济生肾气丸好像对我的证，请老师指点，最好写上药量。感恩中医普及学堂无私奉献的所有老师们，我尿频好了能出门了一定要去龙山。

答：明显这体质是虚寒体，水湿重，这在老百姓口中叫虚胖，虚胖先要解决虚的问题，然后再解决胖的问题。因为虚而留湿，扶正可祛湿。肥人多气虚，瘦人多阴虚，像你这种情况，我们常会用到防己茯苓汤加减变化，通过黄芪、桂枝、甘草，强大心肺脾力量，再利用防己、茯苓开凿水道，这样清升浊降，疗效好。

只要舌苔水滑、泛清水痰的虚胖之人，都可以用这四味，这叫升阳除湿，阳气没升起来，湿气退不掉，毛巾没挂起来，水湿不会往下掉，也不会干了。

这跟升阳益胃汤或补中益气汤，加些利水的药，道理是一样的。减肥去痰湿水饮，你首先得要有力气，没有足够力气，水湿推动不出去，所以有几种人身体肥胖水湿减不下去。

第一种，劳累的人，劳则气耗，劳倦伤脾，气虚则水停，气足则水行，脾主肌肉，脾伤则身体赘肉运化不了。

第二，运动少，对于虚累之人，即使练赤脚功，也要选择出太阳，地板晒热，然后去慢慢走，从五分钟、十分钟、十五分钟，每天叠加，练功之法，循序渐进很重要。

没掌握方法，你连喝水吃饭都会呛到，走路上楼梯都会踢到脚。如果阴雨天怎么办呢？那就可以在室内练圆运动养生功法。

不过运动想有质的飞越，必须要加进些利他的东西，没有利他，能量就白白耗掉了。像昨天我们问大家要爬山还是要干活剁柴啊，孙爷爷跟孙奶奶觉悟很高，他们说，剁柴好，既运动热身了，又能够干些活，心里乐了，所以大家花不到一小时，就把柴收拾得好好的，而且很满足快乐，因为你做了这些事有成就感，如果空手去爬山，只积了功，没累德，那股成就喜乐感不容易出来，所以效果没利他干活好。

所以明年我们才会把山林班转为农场班，徒步穿越，只是生活中的小插曲而已，每天习劳，让付出的力量能够帮到人，这才是一辈子的主题啊！

第三，要管住嘴，七分饱养健康，十分饱养病殃。基本上肥胖之人都有暴饮暴食的习惯，肥胖后百病生啊。“万物生长靠供养，却断供养不生长”，这句话是去拜访李老的时候，李老用内证讲出来的经验之谈。

李老认为肚子里的那些积滞、痰饮浊水，它是供养给疾病的营养，也就是说病是吃痰饮浊水跟闷气的，而健康是吃气血津液的，这些痰饮肥胖浊水，它是病疾敌人的粮草，打一场仗，最重要的是断敌粮草，敌人自动自乱阵脚。

这就是兵法上面讲的，兵马未动，粮草先行，粮草一断，万众立散。那怎么断敌粮草呢？现在有人用辟谷法减轻病痛，有人用过午不食法减少病痛，有人用七分饱不二碗，食不言，非时不食来保持身心健康。

这些戒条啊，并不是捆绑约束自己，而是以理治欲，戒条是为了让身心健康，更自在地生活，所以人生守住一两个戒条，身体就有了健康的保障，特别是疾病越顽固越疑难的，守戒条要越多越精严，如果不守戒条，认为自己身体好，没必要讲究，就暴饮暴食，那你是拿着父母给你的身体，跟祖宗的福报在造业啊！造业就会受苦，把肚子吃得像垃圾桶一样，什么都不讲究，往里面丢，最后就会养出乱七八糟的病来。

最后还有一条很重要，就是像这位善友讲到的，跟着大家一起做定课，或早课或晚课，或把微信的正能量，当成一种定课，大家可以有选择地去找最适合自己的。现在很多微信都很好，比如任之堂余老师那边的微信，每天余老师都有一得；罗大伦老师的微信，也有很多适合家庭学中医爱好者；正安聚友会的微信，有很多养生保健招式，可从中学一招法；中医书友会的微信，这是北京中医药大学特棒的，代表新生一代中医的面貌，具有博才广收、兼容并包的胸怀，这次收到一位善友从中医书友会那里请来的一批内部资料，有十来本，里面的经验精华，都可以作为每天的定课来熏修，质量价值跟四大医话都有得一比，拿起来真是爱不释手。

我们这时代，除了共修做定课，能够转习气获寿康外，很难有其他更究竟彻底的办法。因为人的健康，一定是建立在一个家庭、一个社区和谐美满的基础上，所以这时代必须要大家好，自己才能真好。要身体每个细胞好，心脏才会真舒坦，家里街坊邻居，通通都变好，我们才能真好。

所以群修共修做定课很重要，每天跟孩子、家人、朋友、同学，共同熏修一点点，久久必有成就。

25 治流鼻血小偏方

问：有个小偏方给老师分享一下。也是别人说给我的，我试过很多人效果挺好的， 其中有三个严重的住院输液十多天都不好，用了这个小偏方就好了，流鼻血不复发。生鸡蛋掏个小洞放入黄豆大小一块皮硝，然后用湿面粉把鸡蛋全部包起，放在火上烤熟了吃，每天吃一个，可以连吃几个。

答：平时多收小妙方，可免急时手脚慌。蛋敛硝降，人体血液随气升降，气上则血上，所以生气的人，叫气得面红脖子粗，严重的叫气得脸色像猪肝一样，还有着急时叫急火攻心，心脏跳动加速，血液容易妄行。

所以要急则缓之啊，孩子一般的鼻出血，不外乎一个体虚，一个血热躁急。在南方客家小镇五经富，当地人们就有治小孩子流鼻血的绝招，基本上是见一个治一个，很少有治不好的，因为好多孩子都有流鼻血的经历。

老人们就挖一段龙眼树根，然后用一点瘦肉，用盐来腌过，两三天后拿来熬龙眼树根，很多是吃一次就好了，不用吃第二次。

为什么古代的智慧长者会用这些“腌肉”来做药引呢？因为那时人们普遍缺衣少食，身体稍微补点营养就会好的，同时用这些蛋白营养，对消下气降火药的霸气，使降气下火变得平和。

所以小小食疗方，便有大道啊，但关键还是要戒躁急，你如果没法做到平静安详，自然正常地生活，脾气大，身体差，不是鼻子流血，就是脖子肿大。所以老有治不完的病。

这位善友提供这些好的方子，大家碰到情况后，都可以一试，民间老方保平安啊，一个老方子帮了一大批的人，所以宣传好方子，功德无量，宣传好方子，减轻业障。

26 子宫虚寒，月经暗黑怎么办？

问：近三个月的月经总是推后一周才来，但是这个月4号来了月经，到11号才干净， 19号又来了，但是量特别的少，总是有一团，黑黑的，黏黏的。我发现自己身体暖和的时候反而没有，感觉自己身体有点寒冷时候就有，我想知道，这是什么原因？以前也有过这种情况，而且我现在尿黄。

答：疗寒以热药，安胎丸对付这种宫寒效果不错。子宫虚寒，腰肾冷，月经暗黑，腹中痛，这时怎么办？要让身体暖起来啊，人只要不练功，就会被疾病捆绑住，练一天功夫，就对健康身心自主一些，一天不练功，就被习气烦恼懒惰所主，天天不练功，天天就变懒虫，变懒虫了怎么样呢？百种弊病皆生于懒啊！

人懒后，会畏手畏脚，拈轻怕重，懦弱怕冷，人生以懦弱无刚为奇耻大辱，不管是男子还是妇人，老人还是小孩，大家进山来都以不干活为耻辱，这样一个人带动，大家都干起来了，孙爷爷哈哈大笑说，我怎么一下子回到几十年前大生产的年代。

骆师兄说，我怎么一下子回到吃大锅饭的年代，那个年代大家身体好啊，为什么呢？心单纯，干活不留力，私心杂念少。

我们这时代，真正的幸福是什么？这次孙爷爷送来很漂亮的座右铭，科技时代的便利，加上大锅饭时代挥着锄头干的锻炼，才等于真正的身心健康，等于真正的幸福啊！

人活在这世上，不是用勤劳精进来消化病气，就是被懒惰恶习吞没了，人只要不懒，他的血气绝对很难滞塞的，懒就是一团滞塞之气，痈肿之气，包块之气。

故不懒乃防病灵丹，精进是消积妙药，横批：百炼成钢。

像这种情况一般先要清淡饮食，让尿液变清淡，浊火退去后，再用温经汤，或艾附暖宫丸之类加强子宫温度、腰肾力量，然后用运动锻炼，使气血循环，药力敷布，那么就能收到药少而效大的效果啊！

27 哪些中药能消除积液？

问：谢谢老师的回答，现在妈妈的病情突然恶化，表现为脸部水肿，怀疑是肺癌晚期肺部积液或是肾部积液，而且现在流鼻血，全身无力，呼吸很紧，快喘不过气的感觉，应该是肺里有积液引起呼吸困难，请问现在能用哪些中药消除积液，车前子、薏仁米、泽泻可以吗？要如何配伍，万分感谢！

答：治病不过肘膝，肘膝以下推拿经络，有助积液排泄。凡是大病重病到后期，大都虚实夹杂，寒热错综，这时单纯的攻伐，身体受不了，一味地补益，也容易堵塞，那该怎么办？

就像这样，身体很多积液、水肿，必须补气利水，两边同抓，只利水而不补气，身体就会更虚，最后水更加难以排去。

所以临床上常用黄芪、生姜，甚至还会用些参附补气阳，这时再配合茯苓、泽泻、薏仁、赤小豆利水，才不会犯了虚虚之戒、实实之戒。

就像张仲景创立肾气丸，有补有泄，新陈代谢才是生命之道，至于这期间，如何拿捏剂量，这很关键，中药的不传之秘在于剂量，不是说师父吝啬不肯传授，吝法得愚痴果报。

真正的明师从来都不吝啬，但为何又说不传之秘呢？因为这些剂量的拿捏、力道的精准度，要靠自己临床功夫。

好像骑马射箭，动作要领可以讲清楚，但里面用力跟协调，却很难用言语来表达，黄芪可以从20克用到200克，这里面都是因病证而异。

总而言之，只要病人有口气在，中气能保得住，身体就能延续下去，张仲景到最后也是保胃气。

28 血压一时偏高可以练金鸡独立

问：大姨和大姨丈这两天血压很高，180～190mmHg，我比较担心，目前是先用降压药，需要注意什么，如何建议和治疗？

答：放心乃最好降压药，纠心乃引血压上飙。城市不宜久居，乡村缓解压力，平时习劳种地，丢了锄头不利，想要强壮身体，减少血管压力，除了西药配合，不可过度劳逸，安逸必生病疾，劳累过度不宜，唯有平和之法，身动心静乃愈，可惜家中事多，定课普及不过，方有烦恼焦虑，难得根除病疾。

现在很多孩子很孝顺父母，把父母接到大城市去住，问我们怎么样啊？

我们笑笑说，在山沟里清淡惯的鱼，你把它移到富裕的池塘里，好多都活不了。老人就像老树，轻易挪走，对身心是不太有利的，除非那地方确实不适合人居住。要平衡老人身心健康，关键还不是吃多少药，而是能否找到老人安居的住处。

而血压一时偏高，可以练金鸡独立，可以煲些清汤寡水，如玉米须汤，食淡茹蔬，过咸过油皆不利，此言胜金玉，莫谓平常而忘记啊！

29 有风必有热，无热不成风

问：今天看《黄帝内经》。有个问题想请教老师：我们都知道喜则气缓，但是在调经论篇有个地方，帝曰：阴之生虚奈何？岐伯曰：喜则气下，悲则气消，消则脉虚空；因寒饮食，寒气熏满，则血泣气去，故曰虚矣。如何理解？谢谢！

求教老师有风必有热，无热不成风！谢谢！

答：慈悲是好的，悲哀不好，法喜是好的，过喜不好。俗话里头常有医理智慧，比如乐极生悲，一个人微喜悦，可以养气，可以活血，可如果暴喜会怎么样？就像中彩票、赌博赢了一样，一个暴喜，叫暴喜伤阳啊！

所以人平静不了，是没有福报的，人开心过度了，也会觉得很累，所以七情都不应该过度，过度的喜悦欢喜，带来的很快就是消积郁闷。

修学用平静心最好，就像运动用微汗运动，然后持久坚持，大汗就伤阳，微汗就升阳，这就是《黄帝内经》讲的“壮火食气，少火生气”之理。

现在怪病为什么那么多？大家在酒桌上激动欢喜，然后胡吃海塞，不知道一亢奋，热的阳气往外发，肚子里火力就不足，这时再吃点凉冷，或者过度饮食，马上气血就凝滞堵塞，这就是《黄帝内经》讲的，喜过后就悲，然后再吃凉冷之物，气血就堵塞，过不去，身体就会长大病，所以大病也是平常生活小习惯、小念头没有看管好。

有好事都别高兴得太早，这句话都是在教育人，大家仔细思考民间老话俗话有很深的养生道理，确实任何时候都不要高兴得太早。

喜则气缓，再喜过头了，气就没了虚了，就叫乐极生悲啊！所以《小儿语》讲，人极不要跟寻，人家走极端，疯狂地庆祝，这都是扰动情绪的，不要去跟寻，跟着跟着你就跟出病来了。

至于有风必有热，无热不成风，这热跟风都是一股能量，中医叫热极生风，能量在流动过程中就会产生风，我们看疾病的“病”字，病在哪里？病在丙丁南方火，就是一团能量郁在那里了，没有流通好，所以生病就是一团能量没有引导好，人体哪个没有主能量啊？火啊，所以身体无非就是一个心火跟一个命门之火，哪个伤心火最厉害？动气啊，动性啊，哪个伤命门之火最厉害？纵欲啊，这两个火，透支掉了，人很容易就中风偏瘫。

我们这时代哪种类型的最容易中风偏瘫、心肌梗死啊？一个是脾气差的，心态好，病魔跑，脾气大，身体差。人只要不动气动火，疾病都奈你不何。你看疾病的“疾”字，就是病在快速，像箭矢一样，快的是什么？就是风啊，这团风为什么这么快？因为心急，热火大，脾气大。

另一个就是纵欲熬夜伤精的，精伤后，四肢你都控制不了，好像汽车没油后，你就动不了了，人体的精油封藏在肾里头，肾中老是漏油，你就会越来越懒惰，不想动，最后就得不能动的病，那就是肥胖三高，拖泥带水，气喘，卧病在床，睡懒觉，然后中风偏瘫，这都是一步步走到土里头去的。

30 手淫过度，会导致牙龈萎缩吗？

问：老师您好，我今年才24岁，牙龈就开始萎缩了，还有几颗牙出现了松动。这是不是跟以前不好的生活习惯（手淫、熬夜、上网……）有很大关系？最近一直在看老师的文章，深有感触，受益良多。在此深表感谢！

手淫过度，会导致牙龈萎缩吗？

答：孙思邈讲过，精少则病，精尽则亡，不可不思，不可不慎。牙龈肉属于阳明胃经所管，脾胃主肌肉，脾胃开窍于口，广告说牙好胃好，其实是胃口好牙才好，胃口不好，牙齿好不了。

现在中年人牙齿先松动，小孩子牙齿就烂掉，为什么？零食把胃口都打压坏了，《黄帝内经》讲，要阳明脉衰，人到中年后，牙齿才开始松动。

如果还是年少，牙齿就出现这种萎缩现象，那是早衰了，为什么会早衰？肾主生殖，除了先天禀赋不足外，必定是后天摧残自己身体太厉害了。

在《黄帝内经》上叫“以欲竭其精，以耗散其真”，用欲望来把自己身体的精血抽空抽干，像手淫、上网。

上网精血从眼睛漏掉，手淫精血从下窍漏掉，再加上熬夜，思虑过度，精血从身体内部暗耗掉。这该怎么办呢？

现在我们在山里就开始做这个实验，跟师父联手做，专门对治这种手淫纵欲伤精后，身体像小老头那样憔悴衰弱的。

刘老师发心做这个标本，只要这个实验做得成功，将给很多手淫伤精后的青年人带来无限的希望，强身健体有希望。

用什么办法呢？运动锻炼法、闻鸡起舞法、素食寡欲法、念佛专注法、利他为乐法、不睡第二觉法、不疲劳不上床法、五分钟入睡法、一觉到通宵法、断除网络法、跑山健身法，这里面每一样都要把人的精气神锻炼出来。

如果说仅仅只是治病，让牙龈肉变得好一些，我们不屑于这样做，为什么？变好了，你又胡吃海塞，肆无忌惮，我们不就成了助纣为虐的凶手？而且我们不局限于只把人的病治好，还要把恶习治成好习惯，把小人治成大人君子，把恶人治成善人。

真正教育的高明之处就在于这里，将没能的人变为有能的人，将有能的人变为慈悲的人。也就是说，让有能的人成为师资，把不能的人变为更能的人，这样以师资带动师资，一人好一家好，一个小区好，一个地方好，一个世界就好了。

刘老师进山十来天，才算有些小成果，以前经常容易流精的，这几天由于偷懒一次，还没有疲劳就睡觉，半夜就流精了。还有一次凌晨起来后，贪被窝之温暖，想再睡个回笼觉，迷迷糊糊又流精了。

这真应了古人讲的“饱暖思淫欲”，所以真正练身体，都不能太安逸，吃太饱，穿太暖，淫欲之心就很容易起来。淫欲之心，一起来，一亢奋，精华流掉了，带来的马上是脑子空洞，神疲乏力，做事没干劲，不是便秘就是拉肚子。

师父哈哈大笑对刘老师说，我都跟你说过，没有完全疲劳不要轻易睡觉，而且眼睛睁开，不要在床上呆超过三秒，在被窝里会把人的意志睡软了。在师父的字典里，睡觉绝对是睡精神，而不是把欲望睡出来，把欲望睡出来，就会睡出疾病来。

俗语讲，抠成的疮，睡成的病，水流百步能自净。只要能够长期坚持运动锻炼，练精化气，炼气化神，把精神炼化到骨髓里头去，封藏起来，身体就会不断强大。

所以希望刘老师这个标本，能给大家带来好的启发，也希望山里的试验能够顺利进行，用古圣先贤的原理方法，然后我们照着去做，试验出效果来，那么这些就是最好的榜样跟案例。

把一个人变成有用的人，才是我们医生教育家共同的目标。

正如陶老师讲书法课一样，他说，培养多少书法家不重要，重要的是能不能给社会培养更多的好人。

为什么？好人一生平安啊！

31 慈能予乐，悲可拔苦

问：老师您好！我母亲皮肤病十二年了，2003年，母亲因蚊虫叮咬感染做了激光过后，一夜之间全身发红、脱皮，随后开始治疗至今，几乎每年都会复发最少一次，关节型、脓疱型、红皮型等。每次复发住院都是激素用药，一般一个月左右就出院了，但都会落个星星点点好不干净。母亲性子急，要强，自尊心强，火气大，犯病期间的脾气情绪就像鞭炮，一点就着。肋骨两侧里面总是气串的疼得不能动，只有按摩或者针灸后打嗝、放屁后才不疼，但一着急上火很快就又气串的疼。今年犯病频繁，出院二十天左右就复发，还容易发烧，越是如此母亲越是着急生气，胡思乱想，钻牛角尖，自卑，睡不着，吃不好。

哭、闹，想轻生。经她形容内心想法，她一直都是在跟自己打仗，自己无法控制，从而导致病情加重，请求老师帮助！万分感谢！

答： 慈能予乐，悲可拔苦。为什么疾苦会这么重呢？在一些善书典籍里头，常有这样说，病苦时念几声救苦大慈大悲的观世音菩萨，会有所改观？慈悲的观世音菩萨在哪里呢？如果在天涯海角，我们也要去见见找找啊！

六祖大师在《般若无相颂》上讲，菩提只向心觅，何劳向外求贤？

自己是自己的观世音菩萨，怎么说呢？一念慈悲一念佛，念念慈悲念念佛。

菩萨是什么？就是大心凡夫，什么叫大心凡夫？有了利他之心，多想想别人，少想想自己，病痛很快就会减轻，有人不相信，不相信可以做试验嘛，反正也没有副作用，你也不会吃亏，最多出点力气，平时扫自己家门口时，别忘了邻居上下的家门口也扫扫，家里有多余的东西，别人需要，不妨大方地送出去，你能够帮到多少人，你就有多大能量，人有能量了，是不会轻易得病的，这叫镇得住。

你看那些容易得病的，大都是自己身体能量不足，或者在自私自利之中暗耗了，在跟别人斗气计较中对消了，在纵欲玩乐中亏掉了，这时产生各种虚损错综的病该怎么办？不是急着去消炎止痒祛风活血，而是把丢掉的能量找回来。

人本来有十分的能量，但由于不帮人、不利他，会变为连一分都不到，人越自私心胸越狭窄，心胸狭窄叫气量少，气量少就装不了大能量，做什么事情都容易计较、暗耗、拧巴。

所以我们这时代，大家说说是小孩子品节高尚，还是大人老人品节高尚呢？当然是小孩子，我们为什么会随着身体长大，品节气度却没继续变大呢？这是我们成功地把高能量的娃子教成平庸的成人，再把平庸的成人教成病苦的众生，为什么会这样?

这都是慈悲心不够，按张仲景《伤寒论》上讲叫“进不能爱人知人，退不能爱身知己”，这样活着就会越来越成为负担，成为病苦的奴隶。

那该怎么办？赶紧把利他之心发起来，人越不利他，越没有力量啊，我们看《德育故事》就知道了，老奶奶发心要把小孙子李密带好，一念利他，马上年轻起来，变得有力量，有魄力，有勇气，最后活到高寿。

一个人有多么平安、幸福、长寿，取决于他能帮多少人，不帮人，身体的能量很快就会枯竭掉，好像不打水的井，久了会变枯井一样，井一枯，败浊积滞通通都来了。

所以不要想皮肤病的特效药，能够暂时帮你治治标是有的，但要彻底根除，心病还须心药医啊，一个家庭只要出一个两个真学传统文化、真践行圣贤之道的人，他的影响一定是整个家族的。

你只要真做定课，影响会随着时间的推移而深入人心，所以真心为父母好，你就可以办到。坚持做定课，一人成就，九祖胜升天，一人成就，仙及鸡犬。

家人疾苦越重，说明我们慈悲心越不够啊，你看到命苦的身体、家人，你只会无奈叹气，你如果看到自己慈悲心不够，你就会勇猛精进修行。所以两种看法，会决定两种人生活法，何去何从，该怎么办呢？相信智慧的人会选择更有智慧的活法。

32 老容易长痘痘，这是什么原因？

问：脸上突然长了很多痘痘，两个星期了，都没有消掉，额头、眉毛也有一些，怎么办？

答：痘痘初起，一般是风热郁火，痘痘久留不去，一般是瘀血沉寒痼冷，所以初起疏散风热，调和气虚，常用银翘散配丹参、菖蒲、徐长卿。而顽固的长脓，有血水，常用仙方活命饮，痘痘板结成瘀黑的，用桂枝汤配合活络效灵丹，使心主血脉加强，心其华在面，疏通血脉就是洗脸。

老容易长痘痘，这是什么道理？

第一，营养过剩，在营养刚刚好、七分饱状态，人是很难有多余的杂质去长痘痘的，所以“饮食不清淡，痘痘不间断。”

第二，性躁心粗，心急火燎，这样的人更容易长痘疮，急火攻的是心啊，“诸痛痒疮，皆属于心”，痘痘就是一个疮火之象，往外冒，只要万事不急，就是撤火下气，所以急脾气变缓了，性躁变柔了，痘痘减少了，命运也改了。

《心相篇》曰，心平气和，可卜孙荣兼子贵，才偏性执，不遭大祸必奇穷。

33 小儿胆小、遗尿

问：简单的事重复做是功夫，重复的事情开心做是智慧。

每天读一点，感觉平安喜乐。

小儿遗尿有何好办法吗？女童，今年8岁，幼时有受巨响惊吓史，平素胆子非常小，稍有畏寒，易有脘腹隐痛不适，胃纳可，大便调，夜寐间或有烦躁，间或有生长痛，几乎每夜遗尿一二次，遗后不知，上半夜呼之如厕，神志昏蒙不清。不知老师们有何妙招？

答：少年习武则身强，身强则百病难生。学习不是一蹴而就的，长期做定课，长时熏修，不仅需要毅力，更需要智慧，好身体也只有福慧充足身体好的人，定课才不会轻易断。

每天学一点点，一年下来，就不同凡响了，每天你真嚼透一两句重要经句、经典座右铭，自身刚强的习气，渐渐就减轻了。

习气减，天理现。这些习气懒惰、小气，慢慢消掉后，那些正气喜乐，会一点一点出来。

小儿遗尿，一般是小孩子脾常不足引起，还有受到惊吓后恐伤肾，这时怎么办？

第一，白天一定要运动足够，阳化气功能加强，晚上不要吃太饱，在这基础上进行。

第二步，药物调理，最好先用食疗方，用最普通平安的水陆二仙丹，就是山果子的金樱子，配合可以煲汤做食材的芡实，两个各抓一大把，煲汤，调点汤，既好喝，又能健脾，固精缩尿。

如果孩子恐惧气怯，要配合补中益气丸，膀胱受冷，要配合缩泉丸乌药、益智跟山药三味药。

总而言之，遗尿精华往下掉，这也反映家庭不够精进，父母要精进锻炼，把孩子也带动得积极精进起来，才能迈过疾病的坎。

人不精进根本把持不了自己的命运，人不是在恶习中精进，就是在恶习中得病，就这两条路子。

34 口鼻干燥

问：老师您好，我五十岁，女，一直以来感觉口干鼻干，每天感觉鼻子下面皮肤烧烤，嘴唇干裂，人中皮肤周围长出好多皱纹，敷上面膜也是上唇周围立马干透，我每天都喝好多水啊，这是怎么了，请教一下老师。

答：性躁心粗，喝水难滋润补益，如沙漠浇水，虽多何益。如果干燥喝些滋阴养液之品能够湿润，比如沙参、麦冬、玉竹、百合、扁豆、山药、太子参、莲子等，这就像干燥的树木，浇些水枝条就柔嫩开叶，说明这确实是阴伤。

但是你如果喝水不解渴，服了养阴之品，仍然解除不了干燥，说明有两个问题。

第一问题就是杯水车薪，你身体太急躁了，心火大，脾气大，人发一场脾气，三碗水就没掉了，就像火着起来，你泼再多水也不管用啊，每天我们得有多少无名火啊，嫉妒、怨恨、抱怨，这些不良情绪都是消耗我们身体阴液的元凶祸首。有句话叫最大的敌人，不是你的竞争对手，而是你自己啊！

第二问题就是运动少了，前面我们带大家去爬山，有些学生担心口渴，十几公里下来，会不会渴坏，我们笑笑说，你着急地走，走两三公里，你就渴坏了，你安详地走，越运动，一气周流，越顺畅，本来干渴的，没喝水也变得口舌生津，身体微微出汗，反而不渴了，学生们带去的水也没喝，发现果然是这样，这都是可以反复试效的。

大家问，这是什么原因，不是说出汗了，人就缺水吗？

我们笑笑说，人体一气周流恢复，升清降浊正常，阳能够化气，身体的水分就可以充分为我所用。

阳不化气，你喝水喝到脚肿，口还是干渴的，所以每天运动一小时太重要了，而且运动绝不是在跑步机上机械地运动，也不是在球场里做对抗的竞技运动，而是在山林田野间，在公园学校里，徒步穿越，赤脚行禅，练起行云流水的太极，平和心性，做着简单易练的八段锦，升降气机，一旦好习惯养成，恶病就跑了。

这都是可以反复试验得出来的经验之谈啊！所以为什么口舌会干、皮肤会干，诗句讲“阳春布德泽，万物生光辉。”

你看秋冬天阳气不够，你浇多少水，水木还是干枯，春夏天阳气一起来，叫春回大地，春暖花开，一旦阳气足，枝条自然吐嫩，鲜花自然绽放，天地都绿油油，一眼望去，滋润万里，所以人不是缺水啊，缺的是阳气啊！

怎么把阳气锻炼制造出来，这是一门大学问。可以具体看保心五点。

35 后背脖子上有红色的疙瘩

问： 你好，脸上后背脖子上有红色的疙瘩，今年19，大约有2年的时间了，尤其是熬夜的时候更多，请问这是怎么回事？

答： 每天一身汗，病痛靠边站，半个月不出汗，开始找药罐。由于什么诱因加重的，就要断除这诱因。疾病是因缘果，离不开这三个字，内因是躁急较劲，外缘是熬夜饮食不够清淡。内外夹击，火气上顶，外溢皮肌。

同时大凡结节、疙瘩，色红的为热，色白的为寒，色暗黑的为瘀，只要有疙瘩存在，就说明气血不够活跃通畅，也反映出平时运动少了。

刚进山里，有好多小孩子，脸色都有些晦暗之气，都是长时间缺乏运动所致，还有些长了痘痘，不用吃下火药，也不需要刻意去活血化瘀，每天十公里的山林穿越，自动气通血活，越走越有劲，结果不用多少天，脸色就洁白如洗。

所以有句话叫汗出如洗，汗出来，身心内外如洗啊，身体汗酸重，皮肤湿疹起疙瘩，都是平时饮食味道太重了，加上运动少了。

饮食清淡管住嘴，运动加强迈开腿。

疑难杂病口中管，烦恼疾苦脚下消。

36 怎样才能去除头皮屑？

问： 老师您好，我想请教一个问题。我今年18岁了，从今年冬天开始，我的头皮比较干燥，有大量的头皮屑，用过一些洗发水不太好用，怎样才能去除我的头皮屑？另外，我鼻子不通气，嗅觉不灵敏，偶尔还能闻到自己鼻子里有臭味，望老师回答！

答： 要有精神方有福，常人纠结于身上小病，智者看重体魄精神。在山里有一种叫溪沙树，龙山人们用了几百年了，去头屑，那是一绝，不亚于任何洗发水，山里学生们试效过，洗几次洗得干干净净，但是不能够轻易仰仗外用药物，任何一个病症它都反映身体的一些问题，比如头皮屑多，鼻子臭浊，这是浊阴不降。

头皮屑是小问题，浊阴不降是大问题，浊阴应该出下窍的，怎么会往头面口鼻上泛呢？不能降本流末，如何身心轻安？浊阴为什么出不了下窍，一不出下窍，清窍受堵，当然鼻不通气，嗅觉失灵了。

常见浊阴不降、不出下窍的原因有以下几点，也是口臭，头皮流油，口腔溃疡，咽炎口苦咽干，咳吐浓痰，泛酸，呕胀这些病症的常见原因。

第一，久视伤血，过度用眼。有人认为用眼过度，跟浊阴上泛有什么关系？你看人眼睛很透亮，过度用眼后就会很浑浊，充满血丝，充满些淡黄色，因为身体把精血打到眼睛来用，用完后会把浊阴也打上来，就像打井一样。

刚开始你打的都是清水，打到最后，连水带泥沙都打上来了。

学生们听了，豁然开朗，原来久视不仅伤血，久视还会令浊阴上泛，把胱肠里的浊气抽到头面上来。所以久坐不动、长期对电脑的人，会大便不通。

第二，肥甘厚腻。只要饮食不够清淡，身体浊阴就多；口味重的人，体味就臭。为何很多外国人用很重的香水呢？因为他们肉食多，而素食少，所以体臭多。

故而香水啊，都是外国发明的多，外国的浓重。但用过浓重的香水，香多散脾精，久用会让身体更疲累。

第三，熬夜。刚开始熬夜，伤的是津液，熬夜日久，就会口臭，为什么？就像熬粥一样，刚开始熬，耗的是水气，把水敖干了，就干锅底，熬焦糊了就发臭，所以熬夜有个度啊，拼命地熬夜，就是拼命地死亡，把身体熬得浊阴不降，臭气熏天，人体的天就是大脑头面，所以熬夜日久的人，必定头晕面垢，甚至灰暗，这叫乌云盖顶。

第四，生气。有个成语叫气得七窍冒烟，每生一场气，浊阴就往上聚，所以叫气得面红脖子粗，又叫气饱了，连绵不断地生气，连绵不断地浊阴上逆，所以性急气躁，痰浊上扰。

要怎么不生气、少生气呢？这个通过常做定课就能够减轻做到，到时我们会带大家一起做定课，一起降伏自己的脾气。

降得浮躁之气定，乃修学养生第一功夫。

第五，纵欲。纵欲伤精，清阳不升，自然浊阴不降，人体没有精神了，一个屁都放不出，一个手都举不起。

所以要惜精神、戒嗜欲啊，这几样都是要反复强调修炼的。不管是什么样的病，根源都在这里，多从这里入手，就可以减少疾病。

37 生孩子后乳房胀痛很厉害

问：我有个朋友刚刚生了孩子一两个星期，现在乳房胀痛很厉害，是什么问题，要吃点什么调理呢？

答：肝经布胸胁，郁怒则堵，喜乐可通。胀痛乃气机不通，用一些按摩疏导之法可以减轻，或者拍打胆经，肝胆相照，经络相连，一通一切通，只要真正将一条经脉打通疏通，其他经脉会随着被牵通，同时练春风拂柳，配合按摩太冲穴，是解除肝郁乳房胀痛非常快速的外治法。

还有千万不要动气，越动气越容易乳房胀痛，要戒躁急，一分着急，一分胀满，分分着急，分分胀满。

因此，戒嗔怒乃保身妙方。

如果平时的话，搞些花茶来泡水，很管用。玫瑰花或橘叶，都是很好疏肝解郁、消除乳房胀痛的妙品，但还是要拍打效果好。

38 焦头烂额

问：老师，有个成语说“焦头烂额”，所以额头长痘头发长疮，也可能是因为焦虑，心神不安，不知道对不对？

答：讲得很好，要明白焦虑的原因，有求即苦，无欲则刚。我们这时代，为什么好多人得偏头痛，经常摇头捶头，这就是焦虑时代，大众的问题，人一焦虑，头额就出问题，因为焦虑则气上逆，气上逆不是变痘，就是长疮，反正就是要找个地方来出。

所以你看是痘疮，在医生看来，那不过是一个气包而已，那焦头烂额怎么办？用心平气和来对治，所以治疗这些痘疮，大家在辨证方里头，配一些丹参、菖蒲，非常好。丹参能清心凉血安神，缓解焦虑；菖蒲能开心窍，也能宁神，在焦虑时代，大家心头都需要一股清凉。

焦头烂额，不仅容易头额长痘，还容易失眠得偏头痛，这种情况，就要重用芍药甘草，缓急止痛，为什么甘草称为国老？不仅能调和诸药，还有一个重要作用，缓急啊！

疾病就是一团焦急之气，甘草下去，能缓缓急，解解疾啊，并且土能和万物，甘草培土，土性甘缓，就是在缓解减轻疾病。故曰：自静其心延寿命，无求于物长精神。

39 如何治疗痤疮？

问： 老师你好，我今年19岁，最近失眠，半夜出汗尤其后背居多，大便干燥，容易上火，两年前长了痤疮，脸部、头部、前胸后背、后肩都有，数量很多，熬夜加重，谈了几个对象都因为这个原因闹分手，希望老师出个药方解决痤疮。

答： 疮不是缺陷，气火攻头，让人难相处，才是问题的根源。痤疮要治心肠。人的脸面跟心还有胃肠关系最大，心其华在面，所以常会用丹参、菖蒲、乳香、没药活血化瘀，使面部血液循环变快，让疮毒瘀滞对流起来。另外，阳明胃经、大肠经，都是上达脸面，所以脸面浊阴不降，乃肠胃有积也，积不去，浊不降，所以清理脏肠，脸面才会干爽。

现在还有一个重要原因导致脸部都快要被毁容了，那是什么呢？长时间对着手机电脑，浊火都被调动上来，但很多人说，我就是戒不了这个瘾啊。

不是戒不了，是没有办法，昨天师父带着刘老师下来，刘老师伤精多年，因而丢掉工作、搞坏身体。沉迷于网络，要怎么拔出来呢？

师父认为，必须让正念正行为正精，进去取代邪念、坏行为及懒散。

于是就亲自带着刘老师去运动，刚进来时，刘老师只能深蹲几十个，就受不了了，师父一下就深蹲个六七百个给刘老师看，昨天刘老师经过十余天的训练，居然能蹲个两百来个，整个人心貌都变了，晦暗的脸透亮起来，学生们都惊讶地说，怎么像变个人，来时郁闷寡欢，现在笑容灿烂。

师父哈哈笑说，念转一切转，如果没有正念，正精进，没有师长在身边耳提面命，你很容易就打回原形，而运动锻炼，可以很快减少手机对你的诱惑，恶习对你的折磨，这些统统可通过运动来去消除，人能常精进，哪有懒散病。

不在恶习中精进，就在恶习中得病啊！所以治疗很多慢性疑难病，说难是因为没方法，不肯做，说容易是因为方法讲明了，只要去做就行。

40 产后尿频，膀胱三角区有白斑

问：老师好，我从生完小孩后就尿频，医生说是膀胱过度症，吃了好多药，效果不明显，三年前做膀胱镜说膀胱三角区有白斑，半年前查出尿残量85ml，这几天我肚子胀疼。我这病应该怎样治，膀胱三角区的白斑吃中药可以治疗吗？

答：我们按摩的经验，在脚下膀胱反射区使劲点按，来回搓摩，膀胱尿症障碍都会变好。前段日子，有位三十来岁的妇人，脸上有一片指甲大小的斑，她很纠结，治了半年，一片斑变两片斑，吃了各种药，都没办法，搞得失眠不想出去见人。

她问，有没有能治得好的特效药？

我们反问她，你家里碗筷很多油腻斑、垢积，怎么办？

她说，倒些洗洁精下去，放些温水一洗，用抹布一抹就干净了。

我们哈哈说，每个人都很聪明，对外面的事情看得很分明，非常聪明，但对待自己的疾病毛病时，就暗钝了，愚蠢了。

她不解地看我们，我们说，只给碗里倒洗洁精，你不运动洗它，脏垢会自己掉吗？

她听后摇摇头。我们说，只给你身体去喝药，就像加了洗洁精，而你却不去运动拍打跑山，你说这脸上的斑会自己掉下来吗？

你也知道温水洗碗洗得干净，那为什么还喝凉饮呢？

她听了后，恍然大悟说，没有听过这样讲病的医生。

只要你三言两语点到病人心里，你讲什么她都听，就用病人以前吃的四物汤，活血祛斑，然后坚持用手搓脸，每天徒步一小时，把身上的内衣汗湿了。

半个月下来，没再看见有斑，她很高兴，真是奇迹啊，想不到这么简单就治好了。

确实啊，找到钥匙了，开锁就简单，找不到钥匙，撞破门也难开。

所以医生难治懒散病，难治不明理的人，人之所以多病，都是这两点出问题，一是不讲理，不明理；二是懒散不肯精进，人不在精进中健壮，就在懒散中得病。去掉外面的斑是这样的，去掉里面的斑，脏腑里的痰，还有管道上的泥沙瘀滞，一定是里面用药，外面勤跑。

人自己不运动，谁也帮不了你，就像给你倒了洗洁精，你却不用手去刷洗，碗筷怎么能干净得起来呢？

在农村里，你只要用温水，不用洗洁精，你都可以将碗洗干净，也就是说，很多病，这些瘀斑瘀垢痤疮，你只要多去运动，搓它揉它，拍它打它，它就慢慢消掉了。天底下哪有那么多病，都是一派懒性，要做一个少得病的人，首先要立志做一个常运动的人，不运动身体会越来越糟糕，越来越多气火。

41 老人筋不好，腿脚不利

问：老师们好，谢谢你们的指点，感恩！请教，我婆婆七十多岁，早睡早起，也勤快，身体其他都好，就是筋不好，腿脚不利，吃了不少补肾中药，时好时坏，为何？谢谢！

答：七十古来稀，人不比春草年年绿。见他人老，我要更惜少。人老就像汽车老化一样，会哐当哐当响，那些零件生锈，车身老化，都是正常的事，只要能坚持自理，习劳不断，就会有一个善终的结果。

到年老时，不需要有太多得失之心，得失挂怀，损气伤血，吃药后，关节好好坏坏，说明这并不是你缺少药而得的，而是少年劳累过度，中年没有保养好。

老来疾病都是年少招的，临终病苦，都是中年造的，所以碰到这些无常的现象，我们要警醒，莫待老来方学道啊！

在客家的老人嘴里常能听到这些很重要的座右铭，比如孩子要为老人去算命，老人就说，孝心赢算命。

孩子要给老人送衣送药，智慧的老人就会哈哈笑说，谨慎羸食药。

这正是《小儿语》上讲，人生在世，守身为上，一味小心，方保百年。

人活在这个世上，身口意都要小心，一不小心就招病。比如身体懒了，就得痰湿病；口出恶言了，就得脾胃病；心存恶念，就得五脏病。得病是叫我们修行，修正自己的言行啊！

病只是不良生活习性心念的投影而已，我们老盯着影子，不去拔掉那个杆子，影子永远在。

42 “七宝美髯丹”治疗围绝经期综合征

问：老师：看到有资料讲“七宝美髯丹”治疗围绝经期综合征有效，怎么理解？

答：安胎丸，金匮肾气丸也有效。补肾即抗衰，养血即耐老。肾主生殖与发育，凡生殖系统疾病都与肾相关。大家以为治头发的药只能治头发，这是机械的中医理论，七宝美髯丹灵活变化，最起码可以治疗好几方面的疾患，怎么说呢？

第一，肾色黑，其华在发，所以早衰体虚，肾亏，人体脱发发白，用七宝美髯丹，补肾长发，转黄白为乌黑。

七宝美髯丹通过枸杞子、菟丝子播种，补骨脂、制首乌、当归施肥浇水，茯苓、牛膝松土引肥料下行。虽然只有七味药，却妙合耕种之道。

第二，肾开窍于耳，老年人耳鸣耳聋，属于久病多虚的，七宝美髯丹加骨碎补50克。

第三，肾主骨，齿为骨之余，熬夜后肾虚牙痛，七宝美髯丹加骨碎补也管用，还有老年人骨质疏松、抽筋、腿脚不利索，七宝美髯丹加淫羊藿、小伸筋草，补肾壮骨。

第四，肾主生殖，精子活力低，数目少，不孕不育之疾，但凡肾虚者，以七宝美髯丹配合五子衍宗丸，能够让须发都乌黑油亮起来，这必定是加强了生长发育的力量。

同时妇人更年期，也是身体走向衰老的表现，经水断绝，五脏失润，这时补肾养精可以延缓衰老，缓解更年期综合征，看似治头发的，却可以这么灵活地运用，不仅是现代报道发现这点，古人早就这么用了。

所以有个皇帝，没有皇子，就在天下张榜，看谁能够医好皇帝的身子，有个邵应节的修行人，他揭榜而去，说他有办法。

皇帝问什么办？

邵应节说，要把服药跟修炼结合起来，服七宝美髯丹，加寡欲养精，导引炼身。

皇帝听后说，很有道理。

就按邵先生讲的去做，不用多久，连生皇子。

这是七宝美髯丹用于不孕不育的一个创举。

43 防己的利尿消肿有何特点？

问：老师：防己的利尿消肿有什么特点？

答：利尿消肿，法不单治尿障碍，还可减肥，去积液囊肿，治脚沉腰酸，疗热毒火症。防己有风药特点，利尿消肿的作用相当于陈皮或防风+茯苓，但防己辛散之中还带寒凉，它是海军空战队，上能宣风发汗，下能消肿利水，故张仲景治脾水四肢肿，就像现在的虚胖那样，用到防己茯苓汤，利用黄芪、桂枝、甘草，强大心肺，配合防己、茯苓，利尿走水，这样五脏动力加强，六腑排水有路，就能有效地将身体的虚胖水湿减下来。

张仲景《伤寒论》这些复方配伍都非常妙，一个防己茯苓汤会照顾虚人肿胀、虚实夹杂的病机，灵活运用在现代人减肥里头，可以收到让人惊喜的效果。

44 鼻子受寒不通气，不灵敏

问：我的鼻子可能是前两年冬天穿的衣服太少冻的，不通气，不灵敏。

答：寒霜打死单根草，狂风难摧万林木，抵抗力弱不可抱怨天气冷。凡是疾病的发生发展，都离不开这样的规律——因缘果，有因有缘事易生，有因无缘法难成，不信但看寒江柳，一经春风枝枝新。

被风冻到了，鼻子就塞不闻香臭，这只是外缘，俗话讲，伤寒专死下虚人。

也就是说，你下元亏虚，脾胃力量不够，心肺阳气不足，这脖子以下脏腑亏虚，才是脖子以上头面七窍经不住风寒的根源啊！那该怎么办？

第一，不能手淫纵欲伤精，每伤一次精，鼻子就不灵，经常伤精，鼻子经常不灵。

现在好多城市人有过敏性鼻炎，大家以为花粉粉尘真的就有那么厉害，让人鼻子受不了，其实不是，是伤精厉害，精伤的时候，你花粉粉尘都对抗不了。所以国外很多花粉症、过敏症，为何啊？西方文化里头有很多伤精的思想，而且他们不认为这对身体是伤害巨大的。

每个中国人都知道，一滴精十滴血，亏空了精，就没了气血，没了气血哪有抵抗力。

第二，脾胃吃伤了，脾虚则九窍不利，脾旺则四季不受邪，所以观脾胃情况就知道他的七窍功能怎么样。人懒惰不动，脾胃功能就会一塌糊涂，现在为什么大家脾胃很不好，一句话——好吃懒做四个字而已。

好吃，饱食伤脾；懒做，久坐伤脾。那该怎么办？一句话——管住嘴迈开腿。

这个时代，少做多吃的人吃大亏，多做少吃的人造大福，游手好闲的人先乐后苦，勤劳利他的人苦尽甘来。

第三，《黄帝内经》讲，肺心有病，鼻为之不利。肺开窍于鼻，心布气于表，肺心同属上焦，能够开通鼻窍，但肺心动力不足，七窍就会失灵，如何让肺心功能强大，减少七窍病、肺心病？要在阳光底下常运动。躲在办公室里，只会让呼吸变浅，气力不够，在阳光下历练，才是强身健体之出路啊！

从这些分析看来，治疗久病鼻不通气，鼻失灵敏，常会用到补肾固精的思路，比如肾气丸或七宝美髯丹，再配上健脾益气的补中益气汤思路。然后下面根底充足，再借用桂枝汤跟玉屏风散，强大心肺，苍耳子、辛夷花、菖蒲上开鼻窍，这样治疗起来，用药就有把握，锻炼也有方法。

至于要先补肾，还是先健脾，或先强心开肺，这都会因人而异。

但总的来说，人要远离懒散安逸。

45 雀斑何来？如何除之？

问：老师好，请教老师一个问题：雀斑是怎么来的，如何去除之？我是鼻子鼻梁处分布居多，看过网上好多祛斑产品，真假难辨，还有激光治疗的，希望老师给个建议。

答：相好庄严，从恭敬中来，敬胜百邪，包括皮肤斑痘。用普通的药，是可以收到极好的效果，这里头要加进催化剂，只要加进两样催化剂，这雀斑好得就像箭一样快，这也是所有美容院意想不到的地方，因为在山里，我们研究出来了，真是一治一个见效，这里面只要公布出来，大家都知道怎么做了。

就用当地老中医开的方子，补肾养心活血疏肝，又大便不通的要加通肠，就这么简单的思路。

有人说，我不喝中药啊，靠外抹药能不能消掉呢？

这就像装过牛奶后的杯壁，蒙了一层垢积，你从外往里看，透过玻璃杯，就会很浊垢，这时你只是在外面洗，洗杯子的外壁，再怎么用功，洗得干净吗？洗不干净，还是得从里面洗啊！

所以服用汤药，强心活血，通肠补肾，这是在里面震荡气血，来回刷洗血脉，使“心其华在面”功能加强。

但这些汤方，有一部分人吃了有效，一部分人吃了还不理想，为什么？两个催化剂没用上。

第一，每天运动锻炼微微发汗一小时，我们扫地都知道灰尘在那里，扫帚不到，它们不会自动跑出来。又像洗碗，把碗丢在那里，泡上热水，甚至挤上洗洁精，大家不去动它，你看会不会干净啊，干净不了。

所以你有再好的药，你不配合运动习劳，去刷洗自己身体，去震动按摩拍打它，这些药物都发挥不好，就如同放了洗洁精，你不去运动洗刷，碗里的油垢照样出不来，如果你去洗刷，你不放洗洁精，放在温水里一洗，碗照样可以洗得很干净。

大家就问，山里你怎么不用酵素啊？

我们笑笑说，我们连洗发水都没怎么用，洗碗就根本不用洗洁精，就温水加菜瓜布，勤动手，碗就很干净了，所以脸上的斑也是这样，不要吃生冷凉饮，配合运动锻炼，加上素食，素食就是肠子的菜瓜布，百脉的菜瓜布，这些多纤维的植物，调起来虽然没有那么香喷喷，但却可以将身体的污浊刷洗出来。

可有些人也运动了，斑还没有彻底消除，这是为什么？这就是涉及到第二种催化剂——养心，心其华在面，心里有别人的过失，脸面就有阴影。

长期郁闷不开心，脸色会改变，这脸面是心开出来的一朵花，人最傻的就是将别人的过失放在自己纯净纯善的心跟脸上。

一天到晚都是你不对，他不对，都是周围人的过失，人的心会很累，会很容易衰老，这些斑很容易就出来，所以包容心不够的人，根本没法美容，所以什么叫包容包容？容人为美啊，心包太虚，有这量的话，气色就像晴朗的天空那样干净，庄严，美丽。

46 小孩半夜尿湿裤子

问：老师，今天的《小儿语》真赞！请问我10岁的儿子，特别是天冷的時候，愈发明显：就是半夜会尿湿裤子，但又不会尿湿被褥，都是一小片。

答：这是肾虚膀胱冷，要远形寒饮冷。天冷的时候，容易尿湿一小片裤子，阳主气化功能不够，晚上别喝太多水，然后用点益智、乌药，配合山药、金樱子、芡实各5克，煎汤熬水。

这些都是食疗之品，非常平和。能够固精缩尿，温脾止遗，今天讲《小儿语》，一切言动，都要安详，十差九错，只为慌张。大家想，要用什么来命名呢？小凡琪说，就用教子有方《小儿语》，只要关注教育，关注教孩子的人，他对《小儿语》都会感兴趣的，而且越熟读静思，越有味道，这就是蒙学的魅力所在。《小儿语》不独教习识字，更有义理，作者认为通情达理比识文断字还重要，因此教子义理居先识字次之，教子教材必须义理饱满。

47 肺炎的中医病因及治疗

问：你好，老师麻烦讲讲间质性肺炎的中医病因及治疗。

答：首先，离不开长期的悲忧伤肺，这是主因。不管是哪种肺炎，表面上看是炎症水肿积液，而深层次看是肺的宣发跟肃降，所以肺炎是治炎症，还是治肺呢？急性期治炎症有效果，但慢性迁延期，必须要恢复肺的宣降功能，跟肺关系最密切的是什么？是脾胃啊，土能生金，脾为肺之母，子盗母气，母弱子贫，所以临床上要死保脾土，通宣理肺，这是正治之法，同时肺与大肠相表里，肺的清阳从脾胃起来，肺的浊阴要从胱肠排下去，所以还要清理胱肠，胱肠乃肺中浊垢排除的通道，肺炎肺病的病人，胱肠一堵塞，炎症水肿就会加重。

那么什么影响肺宣发与肃降？《黄帝内经》讲，诸气膹郁，皆属于肺。又讲“形寒饮冷伤肺”。

但凡有郁闷，肺宣降就会受损，现在为什么那么多肺病？有人说是环境污染、吸烟喝酒，其实这都是外缘，真正的内因是什么呢？是抑郁啊！人一郁闷肺叶就不张，就唉声叹气，这才是肺病的正因。所以治疗一些顽固咳嗽，为什么常要用小柴胡汤加减变化，就是借用肝木之条达气机，来去畅理肺气。同时，还要用通宣理肺丸，以腹肺之宣发肃降。

48 口臭

问：我原来也有口臭，通过自己读中医的书，知道了健脾。服用了同仁堂的参苓白术散，一盒没喝完就好了！

答：可见中医理论，脾胃开窍于口是正确的。一般口臭是胃中不降浊，而参苓白术散是健脾的，脾胃相表里，脾宜升则健，胃宜降则和，脾往上升就会健运，胃往下降就会调和，想要脾往上升，要多做登山运动，登楼梯也行，清阳上升，脑袋就会清爽。这叫运动人身血脉流。

想要胃下降，要多赤脚走路，赤脚跑身体好，大家进山来时，都赤脚干活挑泥，本来有汗酸汗臭的，几天就没了，口臭的不用一个星期，消得干干净净，所以人只要不懒，没什么病可怕的，人懒了，没什么药能救的。百种弊病，皆生于懒。

而口臭其实也是脾胃变懒了，脾胃为什么变懒了，因为你四肢变懒不爱动了。运用参苓白术散只是暂时让脾胃能动起来，借助药力终非久长之策，勤劳运动，方是一生之举。

一日不作，一日不食，习勤能使一身振，勤劳乃振作一身之妙法。

49 咬指甲是心火旺吗？

问：曾老师，请问咬指甲是心火旺吗？

答：食饮有节保寿康，那些硬物难消化的要少吃。咬指甲一般是木不疏土，肠道里有积滞，脾胃属土，指甲乃肝之余气所化，那该怎么办？保和丸加重炒麦芽，疏肝和胃，如果舌尖红，带有些心火，加些连翘，清心去胸膈中热。怪症多由痰作祟。或者用含有鸡屎藤的口服液，消积化气，痰浊下降，怪症自息。但咬指甲也是一种习惯，人为什么会养成这些习惯呢？因为没有正念，田不种庄稼它就荒，人不做正事他就闲，田荒了就长草，人闲了就长病。

只要肯勤于运动，哪里会有什么怪异举动呢？所以父母真能带孩子运动锻炼，孩子肯定不会形成这种奇怪的举措。

这叫动摇则谷气得消，血脉流通，病不得生。

50 坚持站桩，睡眠改善，但夜里三四点醒

问：曾老师，从去年8月份养心山庄开始一直坚持黄庭桩，不知是否与此有关，我原先入睡困难的状况改善多了，但是醒的早，常3点多醒来，4点就更多，虽然这样，但整体上人精神较过去足了，即使中午睡不着居多，也不甚影响下午工作，这样状况怎么个说法呢？敬请老师解惑为盼！

答：修道要有木石念头，处世须有云水趣味。外圆内方处世之道，身动心静益寿良方。

桩者定而不动也，人体不是枯木顽石，血脉时时运周不息，静定的是心，灵动的是身体。静若处子，心也，动若脱兔，身也。所以在山里，静时读书动干活，忙收萝卜闲爬山。

每天要有足够运动的时候，桩功达到极致也能静极生动，一般上扎马站桩都是三年功夫，我们看三年功夫不单是在练功，它还有积德在里面，像以前的武僧或修行人，他们每天都有运水担柴，做利他的事，这是在积福，如果一个人福报不够，他见不到名医，即使见到名医，也会把名医讲的话过滤掉，听不到心里头去。

古人看到这点，就找出积福培福的办法，就是利他之中谦下，助人之时积极。福报足够的时候，就像水到渠成一样，经脉自动会通开，脸上的相貌都会焕然一新。认识到这点，在山里来的长期义工们，他们都主动去造福积福，每一个力量付出

去，不一定是为了自己，但功不唐捐，德不虚弃，一旦带了些私心，你再做起事情来，就会有很大的阻力，很容易动脾气，所以最终要明白站桩是为什么？为了这身体活到两百岁，还是为了这身体能更好地孝养父母、奉侍师长、助人为乐，方向不对，努力白费啊！

任之堂的李科，还有龙山的小刘，他们才积福没多久，身体就渐渐由瘦弱变得丰满起来了，这是一个规律啊！包括将来要攻克一些疑难大病，以及这些普通的亚健康问题，用的都是这一条主题曲，要把这积福歌从头唱到尾，反正一天不积福，一天不吃饭，一天不吃饭，一天不积福。

陶老师来龙山给大家写百福图，什么是福？一衣一口田啊，知足第一福，那如何造大福？助人第一福，没福气的人他想帮人都很难啊，要他起一个帮人的念头都不容易。

所以能够接受助人为乐这样观念的人，善根福报已经不小了，所以小刘他在做一个榜样，展现一个伤精的年轻小伙子把工作丢掉，身心憔悴，如何走向健康自强，帮助更多的人的康庄大道。

我们跟小刘说，你好了，不单好你自己一家人啊，好的是后面一大批人啊，只要你这么严重的伤精，都能转过来，你该给天底下多少伤精的人带来福音啊！

我们这后面准备要治伤精的人，是排着队的啊，你有把握解决自己的问题，将来就能够帮更多人解决问题，所以你不是在为自己修炼，是在帮众人修炼啊！

小刘听后更努力，刚开始他只是通过跑山、推摩托车、深蹲来把杂念跟多余的能量炼化掉，这半个月的功夫，人都变了一个样。我们说，得变九个样，你才能真正帮人，第一步是积功，第二步是累德，结果小刘主动帮大家晒被子，把几十张床的被子通通晒了，然后扫公路、捡垃圾。

大家很奇怪，龙山延绵数十里的山路，怎么越来越难捡到垃圾了，原来山里时常出现小刘的身影，所以你心貌变得有多快，取决于你利他之心有多坚决。

将来包括所有大病恶病、疑难杂病的人，要转过来，除了利他，再难找到更究竟彻底的办法了。

用利他配合药物调理，医生帮助，那绝对是猛虎添翼。

51 尿床的小孩易咳嗽？

问：请教两位老师：容易尿床的小孩是不是也特别容易感冒咳嗽？这个怎么调理？我家小孩从上幼儿园后基本隔一个月就会咳嗽，有时不给药吃，咳几天也就好了，每次都是中午在幼儿园尿床后，紧接着就会感冒咳嗽，晚上如果水喝多点要叫起来两次，一般也得尿一次。在幼儿园尿湿后老师每次也都及时让他换了干净的衣服，应该不是受凉的原因。我发现幼儿园喜欢尿床的小朋友多半都是经常性的咳嗽。

答：夫善医者专论精神，《内经》云，精神内守，病安从来。是电子产品分散了我们孩子的精气神，不知节制，破坏了身体的库存——气血。尿床流的不仅是尿，里面还有精气，足太阳膀胱经主小便，也主表。它既是全身的排水系统，也是人体藩篱。所以张仲景奇妙地创造五苓散，既治疗膀胱有积水，也治疗外感寒邪。

这些孩子为什么还会有尿床习惯呢？从中医角度看来，还是阳不化气，加上脾常不足引起的，现在我们这时代，损伤脾胃的因素实在太多了，我们在山林班讲课上，随手就列举出伤脾十条。

孙爷爷他们惊讶地说，原来有这么多伤脾胃的东西啊，一不小心就把脾胃搞伤了。

我们说，很多人年轻身体还好，伤了后能修复，不觉得这是伤，可一旦上了年纪就千疮百孔，百病缠身。

所以李东垣在《脾胃论》上讲，脾胃一伤，百病丛生。

零食游戏电影、生冷瓜果、肥腻之物、超过七分饱、大怒而食、大饥饱餐、不爱运动、思虑过度等，这一系列都是让脾脏劳累不堪的做法。

所以这些东西不一一对治，那么就会有源源不断的烦恼跟疾病，人要是不多讲究，真是问题多着呢。越是疑难问题疾病，越要严格讲究，那些没有包含医嘱讲究的治病之法，都不是终究的正道。所以医生不修习，圆满自己身体，很难真正帮到病人啊！

52 胖人多阳虚，防己如何用？

问： 老师：老师讲防己有减肥作用，肥胖的人阳气偏弱，防己性寒，该怎么用？

答： 合方治疑难，对药去偏性。像防己茯苓汤中有桂枝，寒热搭配是用药关键。还有好多肥胖的人，胖的不是肉而是水湿，身体脚部容易水肿，循环不好。治疗水肿，西方医学认为要强心利尿扩血管，其实这些方法在两千年前张仲景《伤寒论》上就体现出来了。

一个防己茯苓汤，治疗皮肤水肿，通过黄芪来强心，强大心肌力量，脾主肌肉，心脏那些肌肉也是归脾所主，心脏肌肉没力，就会退化得很快。

防己跟茯苓就能利尿，打开水路，而桂枝、甘草专治脉管因寒水而收缩，两味药温通心阳，扩血管，简简单单的五味药就含有强心、利尿、扩血管的思维。

这五味药三大法，灵活运用，哪只治疗简单的皮水肥胖肿胀呢？更年期综合征、三高，以及各种亚健康，但见水滑苔、虚胖病象的，用这思路加减变化，常常有意想不到的效果。

53 胁部及后背部轻度痹痛

问：老师好，请教一下，我爸爸七十多岁了，身体还好，但多年来胁部和相对的后背轻度痹痛，虽痛得不厉害，但很多年来吃中药、拔罐、拍打也不见效，该怎么办才好呢？谢谢！

答：方法对了，持之以恒，没有不效的。心胸胁肋，拍打太冲、内关，还要开八风八邪，即便病去如抽丝，也会渐渐好的。凡是用解郁之法还有解不了的肝胆瘀滞，一般都是药力在跟病人的脾气拔河，特别是肝胆经布胸胁，这胸胁郁结胀满，常用小柴胡汤加枳壳、桔梗，效果良好。

但有些人用效果没那么好，还以为是中药材不是野生的，其实这都不是主要原因，主要原因是脾气大、运动少。脾气大，身体就会差；运动少，血脉就会瘀堵，靠拔罐、针刺，不过暂时引通气血，人要是不自强，谁也帮不了他。

无求便是安身法，有欲皆会累此身。

54 喘息治肺还是调肾?

问：老师：妈妈的喘息症状很明显，该从肺还是肾脏去治?

答：为亲学按摩。人压力大，会喘不过气来。找到身上释放压力的肝胆经，有助于放松舒缓，令人轻安。清理胱肠，死保肺胃，很多病可以先从脾胃治，先服补中益气汤。特别是老年人，如同日薄西山，阳气跟力量都渐少。夫运药者，元气也，没有元气，服药无益，那这些元气是怎么存起来的呢?

第一，要慎言语。言多伤中气，不是真善美慧的言语，不要轻易说出口。

第二，要惜精神。要有严格的作息规律，严师出高徒，严医去顽疾，为何在山里宁愿少读些书，少干些活，也要学生们把觉睡好?必须要有十分的精神，才做得十分的事业，才养得十分的健康。

第三，戒久坐。久坐久卧，皆伤脾损胃，人只要有一口气在，就要运动付出，天地的规律就是这样的，你吐出多少，才吸进多少，吐少就吸少，不吐就吸不了。

特别是高年气喘，越不动越懒，人大病有得救，懒病没药医啊。在山里想要治病，先要治懒；想要救病，先要救精进。

学生们一旦懒在那里，松懈时，我们就开始担忧了。一旦勤起来，一气周流顺畅，我们就没有任何挂碍，然后才是调理药物。

喘要调肺肾，肾主纳气，肺主呼气，或还要健脾胃，脾胃乃气血生化之源，把握住这两条思路，治疗老慢支虚喘，就会更有把握。

55 抑郁病因及防治

问：抑郁症的病因是什么？有预防的办法吗？孩子的头发黄，是表明肾不好吗？

答：闻鸡起舞练功夫，挑灯夜战读古书，如此何郁之有。人不怕苦，就能吃苦，怕苦就会被苦吃掉，现在为什么会有这些抑郁症？说句真心话，人们生活水平好了，活干得少，沉迷在娱乐上。人的福报是有限的，福报一耗完，就像气血一用光，气机就郁滞住，跑不动了。如同漏光油的车子，轮子都滚不动，爬不了了，就郁在那里。所以现在好多小孩子迷于游戏电视，精从眼睛出。

青少年迷于邪淫，精从精光下漏，中年人迷于应酬酒色，精从内耗，这些精华被掏空后，一气周流转不起来，就瘀滞住了，所以《素书》上面讲："悲莫悲于精散"，世间最大的悲哀就是人把自己静静的精神丢掉了。

有个成语叫精疲力尽，精散掉耗掉后，一气周流的力量没了，很容易就抑郁，不耐烦，脾气大。同样有个成语叫精尽人亡，这是更严重的，把身体精气耗散得厉害，头发会变焦黄，细胞会一批一批地坏死。人像枯木老头子那样，不敢见人，非常可怕。

这都是生不如死的表现啊，所以孩子千万别让他沉迷在各种玩乐之中。有个成语叫玩物丧志，人志向丧掉了，就没救了。

笃志诗书，思入圣贤绝域，玩物表志，落归病残身躯。

所以立志，是帮孩子最有利的。孩子只要没立一个大志，一辈子精气都没法存好。在五欲六尘诱惑这么大的社会里，总有些玩了，能把你身体精气神掏空，让你郁闷。所以对于娱乐的东西，它是乐极生悲，乐了后精神耗掉了，气机闭塞，就悲苦抑郁。

而习劳苦呢？叫苦尽甘来，不断地苦其心志，劳其筋骨，再立一个大志下来，生命会越来越轻松。

这时代救什么都比不上救志这么重要。志向不救活，孩子完蛋，你完蛋，家庭完蛋。这不是危言耸听，是看太多破碎的家庭得出来的经验教训啊。

所以古人讲，志不立天下无可成之事。你如果不立志为人民服务，你想要保住身心健康都很难啊！

56 午睡双脚冰冷

问：老师好，请教一下，这几天寒流，温度0～10℃，午睡时盖两床被子双脚还冷得像冰，冻得睡不着。但晚上睡觉双脚却挺暖和的，睡得很好。晚上温度比下午低，晚上双脚能暖和，白天却很冷，这是为什么呢？谢谢！

答：开口神气散，意动火工寒，人多言耗气，形体必冷。客家俗话叫饥莫走寒莫动，饥寒莫走动。

就是说人处于饥寒状态，要能定住，越是躁动，越饥寒。人白天容易躁动，晚上能静定下来，身体不会那么怕冷。那些好动的人，总会觉得营养能量不够，当然这种好动是躁动，而不是真正平静的运动。平静的运动，人不仅不会消耗，还能够补益身体。

《内经》云：阳气者，静则神藏，躁则消亡。此经句给我们启发，平静可以藏天下热量，躁动会消耗一身血气。

57 反复偏头痛

问：谢谢老师的指点，我会一条一条的去修。

偏头疼，三天两头的头疼，请给开个药方说一下解决之道，谢谢！

答：中医有十大穴位歌，一句叫颅脑太冲，对于顽固头痛，跟动情绪分不开，按脚下太冲穴，可消解。反复的头痛，这叫往来，像潮水那样，来时凶猛，退时平静。凡往来的疾病，大都跟情绪有关。张仲景从少阳论治，常用小柴胡汤。头痛不离川芎，如果紧张性头痛，因紧张激动加重，常重用白芍；风冷性头痛，因遇寒加重，常重用羌活，羌活乃风药悍将。如果因为熬夜头痛加重的，必须要早睡，不早睡解决不了问题。还有家庭关系不和头痛的，以及喜欢跟领导顶嘴头痛的，这都要去修幸福家庭，还有职业宝典。这些一条一条的去修，就可以看到病痛一点一点地在减轻，病痛是在检验你修行的水平。藕益大师写到《十不求行》，排第一的是贪身不求无病，无病则贪嗔骄奢起，乱来无保养，反而坏事。小病即良师，提醒我们惜精神，戒嗔怒。

58 老人湿疹，冬季发作严重

问：求一湿疹方子，病位在足三阳经和督脉循行部位，冬季发作较为严重，患者年60，女性，饮食、睡眠、二便正常。

答：久坐生湿，懒动生湿。人畏湿疹，我畏湿困。足三阳经上的湿疹是膀胱经这条人体最大的排水道没有排好。排水道要排好有两个关键：一个是下水道必须通畅；第二个是排水上口必须开通。好像吸管一样，你把上面捏紧，水就下不来。所以通过宣肺，开孔窍，发汗，可以利小便。所以小便不通，膀胱不利，要温阳发汗，解表，然后再通利水道。而麻黄连翘赤小豆汤就是治湿疹的一个秘方，此方可开肺活血利膀胱。

这时运动就显得很重要，没有一定的运动气化，打开毛窍，身体的瘀浊是排不掉的。

59 无法安慰常年处于惊恐中患病的母亲

问：母亲高血压8年了，我母亲70岁，吃药就吃了7年，我也大概知道些保健道理，跟她说也听不进去，现在母亲的心理常处于惊恐担忧当中，我都快急死了。不知道怎么办才好，恳请先生指教。

答：近处不能感动，未有能及远者；小事不能调理，未有能治大者；自身健康没有把握，未有能帮人治病者。

我们认为，一切都是在修炼自己，医生就是在医自己。自己医治过来了，转变过来了，周围随着转变的人会越来越多。一个真正是磁铁的人，他从来不担心他周围的铁钉不能被磁化，只担心他的磁性不够。

所以转化不了，是自己诚心不够，功力不够。这时不是去说别人，而是重新回炉炼自己。不要操之过急，越着急问题越多，平静就能渐渐找到解决问题的方法。

静生智，定生慧，有智慧即有办法。同时，母亲不是要用说教的，她带你小时，你不懂事，二便满床，也没靠说教，而靠双手去清理。练一双按摩的孝子之手，方能报父母无上之恩。

60 鼻梁瘀青

问：老师们好，请教一个问题，我儿子今年20岁，我发现他鼻梁(鼻尖往上一段)颜色像瘀青，天气太冷会流点鼻涕，但不感冒，他说在学校(大学)有时冷得打颤，也没多穿衣服，也没感冒，他是不是身体哪里有寒气，该怎么办呢？谢谢！

答：慎风寒，不是生病时，应在平常健康日。避风如避矢，要念念如同临敌日，心心常似过桥时。鼻梁上有青筋这是脾胃有寒，形寒饮冷伤肺脾啊，一般服用理中丸，然后配合跑步，就可以温中散寒。只服理中丸，不去运动，效果不到一半，好像山民只下肥不松土，效果不到一半。

现在的年轻人，很多都有恶习，《了凡四训》上讲，世上聪明才高的人有好多，但最后为什么庸碌无为？因为没有去修福，被自私自利害了一辈子啊！

聪明本是修福助，修福引入聪明路。不修福兮用聪明，聪明反被聪明误。所以同样两个学生，一个反应敏捷，才思妙佳，但却自我意识很重；另一个反应迟钝，也不敏捷，但踏实肯干，最后第二个师缘足，容易成就。

有人说这是命，其实是命，也是心性，心高气傲，能得到什么呢？林则徐说，心高气傲，读书无益啊，所以时代非无文也，乃乏质朴之气。

61 胃酸过多与养胃五点

问：老师您好！我咨询一下胃病，我26岁，大概4年前发现有晚上9点左右胃酸过多的毛病。4年前运动量多，年轻不懂冬天寒冷时穿得很少就运动，不知道是不是和受凉有关。后来工作了运动就减少了。还有喝酒应酬多，喝多了呕吐多。3年前做过一次胃镜，胆汁反流性胃炎伴出血，诊断为幽门螺杆菌感染。后来吃了一段时间3联药，但是效果不好。而且胃酸发作次数变多，有时候下午中午也胃酸，吃完饭还爱剧烈咳嗽一会儿。自从接触中医理论，深感生活习性恶劣，加强了运动，基本戒酒，早睡早起。但胃酸一直存在，有时候忍不住了吃点雷贝拉唑，这样胃酸能抑制一两天。我看过咱们的书，我这种情况像胃气上逆。再说明一下我的其他症状：脸颊沿着耳朵往下两条爱长痘痘，手脚爱出汗，6年前开始7～10月份爱连打喷嚏

(说是过敏性鼻炎),眼睛外侧红血丝多,睡觉前咳嗽。想请教一下老师,如何才能将我这些毛病除掉?我知道与我的生活习惯有关,想请您指导我如何通过生活或者思想改变现状,是否需要用药?谢谢您!

答:先要明白为何要强身。爱惜精神留他日担当宇宙。看养胃五点,直接解决你一半的问题。其中最大的问题是思想问题,思想问题就是思虑过度。能够少动心脑,多动手脚,脾胃会很快健旺起来。少动心脑,脾不会纠结拧巴,多动手脚,脾主四肢功能会很快加强。

睡觉前要有充足的运动,不疲劳不上床,但这种运动不要气喘吁吁,不要大汗淋漓。没有足够的运动,脾胃升清降浊是拉不开的。就像一团浆糊在那里,亚健康就是被这些浊毒制造出来的。胃病胆囊炎,泛酸,嗳气,也是这些浊阴,臭水下不去啊。

像这种情况通过圆运动功法的泰山压顶,每天练一个,每天增加一个。等练到二十天,增加到二十个时,你所担忧的就都不再成为你所担忧的了。最后剩下的就是每天坚持二十分钟的泰山压顶而已。

62 贫血病因及治疗

问:你好,老师,我想了解一下有关贫血的中医病因及治疗。

答:我们潮汕地区习俗,地瘦栽松柏,家贫子读书。虽然贫瘦,而耕读精神却独重。中医认为气血是由脾胃产生的,脾胃为气血生化之源。贫血的人，基本上都有脾胃不好，肌肉无力，疲倦，容易头晕眼花。所以贫血不是补血，而是造血。就像一个人贫穷，如果只是财物救济，那是一时的，教化他勤劳致富，那是脱贫的关键。贫血的人可以救治，但如果懒惰了，真的没法医了。中医认为懒伤脾，懒的书面语，叫过逸。大凡过劳过逸都伤脾胃，过劳还可以救，过逸就没救了。为什么呢？身体劳累后，睡一觉就恢复了，长期安逸，会将灵魂也腐化。所以经典上讲，忧劳可以兴国，逸豫可以亡身。

就像我们山里，有两个道具，大家进山里来，只要懒习做主的，不肯动的，我们三分钟就可以让他惭愧，让他觉悟，让他动起来。怎么让他积极起来呢？

山里有两把镰刀，都是同时买来的，一把舒适的放在房里，没去动它，已经锈迹斑斑，一片褐色灰黑；另一把经常出去砍柴，剁柴，剁到光滑滑，金光灿灿。即使偶尔把刀口剁钝，拿回来一磨又锋利无比。

试验证明安逸者，百病丛生，劳作者健康常在。安逸吃亏，劳作得福。观当今之人，大都喜欢坐办公室，趴在电脑前，这都是在走安逸镰刀这条路子。

相反一部分人知道“劳其筋骨”的重要，去做义工，家里单位有活，也抢着做，不一定是为自己而做。但做过后，自己身心舒畅，力量如泉涌，越做心貌越好，真是“功不唐捐，德不虚弃啊！”

所以说懒惰是疾病的坟墓，勤劳便是健康的翅膀。人不是在懒习中被埋葬，就是在勤劳中飞翔。一个人不运动锻炼，吃再多补血药，都等于零。一个人不自己动手，丰衣足食，扶贫款吃得越多，越糟糕。所以古代有句俗话叫“救急不救贫”，贫穷是提醒你缺乏奋斗精神了，如果还觉悟不了，那一辈子都难有出头之日。贫血是提醒你运动锻炼少了，如果还觉悟不了，一辈子都很难让血液充沛起来。

63 肝癌验方需辨证后使用

问：老师您好，我岳父肝癌，请问书上介绍的用鲜蟾蜍皮疗法有效吗？请告知具体的用法，万分感谢！

答：肝者，木也，生机所发，肝癌不在于抗癌，而在于生肝，有生机可老树吐新芽。须戒怒伤肝，酒伐木。肝癌也有早中晚期，以及个人体质、岁数、男女，有所不同。用这些民间汤方时，都要谨慎。机关枪虽好，但是让孩子随手玩，可能会杀伤自家人。所以很多猛药攻药，都必须瞄准时机。为什么叫病机？这个“机”字很重要，万钧巨弩，在那扳机一扣，千斤巨舟，在那船机一拨。肝癌的病人，大都有长期情志郁闷滞塞。在情志纠结之中，如果没有先理顺，用攻伐之药，如逆水行舟。《阴符经》上讲，动其机，万化安。看不到癌症的形成过程，看不到因，在果位上狂轰乱炸，也是身心俱损啊！

这些民间单方验方一般是在辨证基础上使用，不能够轻易套用。《内经》讲，厥阴不治，求之阳明，对胃肠的养护至关重要，肝木需好胃肠好土壤。

64 久病卧床腹胀，朴姜半草人参汤

问：老师，不好意思再次求助。前段时间家里另一个老

人因为下床没站稳，造成骨裂，一直卧床休息。现在已经将近3个月了，伤口已经愈合。但是老人因为排泄不畅肚子胀得很大，老人很难受，我们也很着急。也有吃一些帮助消化的药，但是没有什么大的作用。我们应该怎么帮助老人呢？

答：叶天士曰：若人向老，下元先衰。因此养生先养足，学一套足疗，可增加老人生存质量。另外腹胀乃脾虚不运。最直接的是揉腹，或者用温通的药打粉敷肚脐，还有《伤寒论》上面，张仲景提到这个问题，卧床久病体虚又腹胀怎么办？虚人腹胀，朴姜半草人参汤主之。

当时我就疑惑，人参、甘草不会滞塞气机吗？原来三补七消，没有补气，气机行不了。没有行气，胀满不能消。所以这是一个消补之法，是通补并用的。

张仲景这个方子，就可以看出医圣的境界。凡用药必照顾动静通补，缓急刚柔。所以老人的疾病，看似缠绵，关键在于要守住王道，长期扶正健脾，适当攻邪通气。王道无近功，不断地运动锻炼，只要有一口气在，每天就要做些利他的事。

给老人家、孩子们吃什么药很重要，但是帮老人、孩子们树立什么样的观念更重要。一念三千，念转一切转。在源头那个念头没转过来，后面行为方式跟命运，都很难转。

所以惩忿窒欲，修持自己，把自己这盏灯点亮，才有光芒点亮周围人的灯啊！

65 上热下寒因何而成，如何化解？

问：老师好，非常感谢之前的答疑解惑。在学习中医的过程中发现身边人经常会出现上热下寒的情况。老师们能否从身心层面、从一气周流的角度解读现代人上热下寒的体质。因何形成，如何化解？谢谢！

答：患得患失，寒热不均，精神内守，寒热自平。造成上热下寒体质最重要的因素，就是现代人多用心脑，少动手脚。而化解的办法，就是反过来，少用心脑，多动手脚。越用心脑，火越往上烧，越动手脚，气越往下降。降本流末，而生万物啊！所以在山里，不管口腔溃疡、慢性胃炎、鼻炎、失眠，通通都是习劳转变。习勤能使一身振，此言真实不虚。

学生们听了早晚课后，恍然大悟说，原来是这样，在山里每个运动的设计，都是寒热对流，都是在治上热下寒的时代病，都是在降气下火。

何以见得？劈柴往下劈，真解郁，锄地往下锄，真下气，赤脚走路，脚一痛，心脑就不能乱想。心脑一不能乱想，就空了，静了。晚上腿脚还火辣辣地烧，睡在床上，浑身酥软，一觉到天亮，哪有什么烦躁失眠。

更有挑粪上山，那更厉害，每走一步，都是在助肾封藏，助肺肃降。虚胖的人，一个月就减掉肥赘，烦躁消瘦的人，由于助肾封藏，一个月就增加体重。在运水担柴挑粪里头，你必须念念专注。有学生问，怎么补神？补神就一个办法，专一。人散乱就伤神，思虑也伤神。因为思则如乱麻散乱，思多气血伤。你在干活担粪习劳中根本没机会瞎想乱想，所以在你定力不够时，只要你身体闲下来，肯定在造业，这叫无事生非。

只要两个人在一起，他就在讲第三个人的是非。所以在山里，定力不够，还没有成为师资之前，都是止语的。绝对不会有交头接耳，高谈阔论。

什么叫高谈阔论？越谈心越高，气越傲；越谈就谈到三十三天以外去了。人不能安住当下，叫做神不守舍，神不守舍，会怎么样呢？

就像龙山里的老屋，只要有人住，两三百年不塌，比钢筋水泥的高楼大厦还更耐住。

只要没人住，不用二三十年，纷纷倒塌了，所以身体是心神的房子，心神是身体的主人，房子漏了，主人怎么能安稳。故修性不修命，一点灵光无用处，房子好好的，主人却跑了，不久也塌了。这叫修命不修性，此是修性第一病。

所以解决现在人上热下寒最好的出路就是要立一个利他的志。立上等志，则下寒除，同时要享下等福。享下等福，淡泊饮食，百病消，这样则上热解。你看这时代上热下寒越严重的，他都是在物欲世界里头迷得越深的。

出入必车马，升降必电梯。管不住嘴，迈不开腿，助不了人。越是这样下去，身体坏损得就越快啊！

这个问题是时代大问题。时代大问题必须是医生教育加政治家、企业家、艺术家各方面的人才共同集思广益来解决的。

未来难以攻克的疾病，都必须身心两把抓，从整体下手。

66 服补药后流鼻血，大黄剂量

问：服用补药后出现眼部或者鼻腔出血，用大黄多大剂量可缓解？

答：事不躬行皆是幻，心能虔诚气自平。补药就是让身体加温加热。对于舌苔黄，舌尖红，服用过量者，大黄

10～15g；如果大黄5g有健胃功效。

小剂量大黄健胃，大剂量大黄通腑泄热。大黄泡水，泻火止血之功尤强。所以在镇上，有些病人服补药后，或者喝了补酒，头面干热赤；或者眼红流鼻血牙痛，大黄10克泡水，一次就把壅补的火热撤下来。可见通肠能撤热下行，阳明胃肠经是人体最大的降机。胃肠一降，所有的浊气都出下窍。

好像当时大禹治水，把下游挖开疏通，上面就不会泛滥成灾了。至于大黄剂量如何拿捏，凭脉象是一个很好的依据，有力无力辨虚实。脉象洪大有力的，剂量可加大点，力道不够的，就不要下太重。毕竟有病则病受，无病则人受。

同时更高明的人，不会轻易把能量泄掉。通过练功引导，把补益药的热火，封藏到骨髓里去。那你不单不会浪费补力，还能强身健体。

所以任何疾病现象，都只是一时的，没有好坏之分。你能把疾病的能量用到利他去，那么你所受的苦最后都化为乐；你如果不能将饮食的营养用到利他去，你吃得越好，损福损得越厉害。

所谓福尽则病，禄尽则亡。我们看现在好多人为什么容易得“三高”之类的富贵病，得这种病不是福相，也不是有福。而是福用完的表现，这是提醒你赶紧去积福、培福。

如果积福、培福慢了，后面的疾苦会越来越嚣张。对于疑难杂病，屡用药、访名医无效的，是福薄的表现。在传统文化中心，如果碰到尖嘴猴腮，或者虚胖短气前来学习的学生，明眼的老师，一看就知道得赶紧造福。不造福，瘦的人壮不起来，不造福，胖的人减不下去。可是怎么造福呢？

“不怕脏，不怕累，不怕苦”，三句话而已，放在最苦最脏最累的环境里头去磨练，洗厕所，担粪水，挑菜叶，洗碗。不用几个月，这人就换了个身体，这都是可以反复试验的道理。

好多人都认识不到，其实只要去做，理论指导实践，实践检验真理，做了你就受用。谁造谁了，谁吃谁饱，谁做谁好。

67 怕冷，阳虚时代病

问：淘宝上人民军医出版社出版的《药性赋白话讲记》，有1、2、3、4共4本的那套书，是你们讲解的那套《药性赋》吗？如果是，我打算买一套。

另外，我有问题想寻求你们的帮助。我今年43岁，男。多年以来怕冷不怕热，尤其是手、脚、膝，夏天开空调都要戴护膝。冬天时，这些部位整天都是冷的。这2年感觉更加严重了，在空调房里都不得热，晚上睡前要用电热毯热被子。我平时生活有规律，也不大吃大喝，无不良嗜好。这几年晨跑了2年，因膝部不适，后来没跑了。平时每周2、3次到健身房玩玩，也有几年了。短期吃过右归丸，感觉体质没有改变，还是怕冷。我该怎么办？吃什么药能纠正吗？再补充一下我的情况：我右半身体更觉得冷，比如同时摸两手背，右手背就温度低些。谢谢！

答：敬胜百邪真良药，诚扶正气自强身。《药性赋白话讲记》是中医普及学堂出来的，但里面很多思想启发都是在湖北任之堂学医两年积累的。是老师在采药、抓药、做药、闲聊之中，讲出来的医理药性。

我们这个时代阳虚的病人越来越多，所以姜桂附流行，肾气丸、六味地黄丸广告很多。当药物广告越来越多时，说明是时代病了；当补益强壮之药越来越多时，说明大众自强自律精神不够了。在《大藏经》上讲：心外求法，无有是处。

只要向外去寻求，你的烦恼和问题就不会有根治的时候。就像止痛片、安眠药一样，刚开始止止安安有点效果，不用多久，副作用就出来了。所以不轻易建议任何人，服用任何补益药，包括六味地黄丸。

因为个人心性没转变过来，服补益药是在助长欲望。有个大学生伤精后，腰酸腿软，记忆力减退。刚开始建议他用理中丸，配合肾气丸。半盒没吃完，腰酸腿软、便溏的症状就消失了。他很高兴，说这药如何神奇。

我们说，别高兴得太早。身体好了，心性没改过来，你还会再出事。就像你把车子撞坏了，师傅帮你把车子修好，你很感谢师傅。但是你的驾驶技术没提高，没两天你把它撞得更厉害。果然这大学生精气一充满，又熬夜、纵欲、手淫去了。

不到三个月，大便溏泻、腰酸腿软症状又加重了。这时再服用原来的药，就没效果了。所以客家俗话讲，翻病没翻药，这是什么意思？现在很多癌瘤大病的人，医生用药帮他稍微控制一下，但是病人以为没事了，该乱发脾气还乱发脾气，该大鱼大肉还大鱼大肉，结果这病再次复发。华佗、扁鹊都束手无策了。

所以用药救病是救一时，用经典善书来救性，才是救万古。身体每出现一个症状，都是在提醒你使用身体方式出问题了，你有没有听到？包括你车子每坏一次，都在提醒你驾车方式没对，不够小心。为什么现在人对待外面的车子就很用心呢？都知道不能乱开乱踩乱闯，但是对待自己身体就很含糊，知道酒后驾车要罚款，却不知道酒后烦劳要罚生命之款。

这些都是现代人阳气漏失的地方。所以《黄帝内经》讲不要以欲竭其精，以耗散其真。同时教人要运动四肢，令上焦开宣如雾，中焦运化如沤，下焦通畅如渎。那么何病之有？

只要身体有一分发冷，说明你身体就有一分缺乏运动。在健身房运动锻炼不够彻底，说句老实话，还不如把家里收拾整理一遍，把大街扫扫。人只要安住在习劳上，身体绝对不会缺乏能量。只要心性稍微转变过来一点点，这时再用起药来，就像关云长骑赤兔马那样快。

没有心性转变，你纵有灵丹妙药，壮阳神方，也不过是送给欲望的补品而已。你身体绝对存不住，受用不了。如果天底下有暖身壮阳的奇方，那么富贵人家不会穿貂皮大衣，皇宫贵族也不用死于纵欲。所以还是要修心啊，不修心，服药无益啊！

68 小孩着凉积食，高烧，呕吐

问：您好，各位老师，我家7岁男孩着凉积食，39度高烧，吊瓶就退烧。一旦外出，又会高烧，呕吐，求老师帮助，谢谢！

答：练武不为打架用，但求强身少病根。外招风冷，内停宿食，是当今小孩子身心健康的两大病因。在我们接下来要一起共修的《医学三字经》里面提到小儿病的主要治法治则。陈修园讲到“阴阳正，二泰擒”，这是什么意思？是说一切小儿科的疾病，凡阳经病，应从足太阳经着手。凡阴经病，应从足太阴经入手。所以太阳伤寒，跟太阴脾不运化，这是治小儿病的两个关键。

小孩子要慎风寒，节饮食。但这两条只能保住少生病，如果没有勤加运动练功，体质不可能真正强大起来。要知道身体不是吃壮的，而是练壮的。如果能够吃壮，那么富贵人家每个人都是身强体壮了。

现在孩子为什么丢掉了锻炼呢？因为父母没带好头。山林班的时候，王老师笑笑说，没看过曾老师怎么练功，但却看到曾老师时时都在练功。站立就站桩，走山路也带把刀，碰到挡道的荆棘，就劈开来，原来刀法是这样炼成的。

我们笑笑说，大家也可以啊。你看洗碗时，站着马步，也是在练功。家里洗衣服，少用洗衣机，做个洗衣台，就像庐龙庵的师父，他是扎着马步吃饭洗衣服的。

还有炒菜的时候，二字钳羊马一站，也是在练功。

不怕没时间练功，就怕没有这个意识。有这个意识，不用甩水机，像少林寺那样，多使些劲，扭衣服。不仅能环保还强身健体，这样指甲的月牙就像雨后春笋那样快速地冒上来。哪会有什么感冒、食积、肝郁、风湿呢？通通都让你炼化了。

人不通过练功把苦吃掉，就会在安逸懒惰中被苦吃掉。

保和丸加上小柴胡汤，即使再能散寒化食积，又怎么比得上平时的练功跑山呢？

69 老年气管炎的调理

问：您好，每天早晨必看您的微信文章，受益无穷！谢谢您！我的姑姑，今年60多岁，气管炎好多年，咳嗽，而且说话时也伴随着嗓子呼呼声，吃过许多药，不见效。想请教您，吃什么中药？望回复！谢谢您！感恩，谢谢！

答：气气归脐，寿与天齐，要练呼吸，尤其是深呼吸。庄子曰，真人之息在踵。如果到不了踵就要点按脚踝原穴，能引气入脚延年抗老。气管炎，急性期要治痰，慢性期要调肺脾。治痰要清理胱肠，调肺脾要补中益气。现在城市的中老年人，得气管炎、肺炎的太多了，为什么呢？

第一，饮食上清淡不下来。饮食不清淡，痰就往上泛。中医有个治法叫淡渗利湿走水，大凡甘淡之品，都能够把痰浊稀释排出体外。就像玉米须、薏仁，但现在好多人吃不惯淡的东西，那是欲望在做主。“若要身体安，淡食胜灵丹”，这句古话含有无穷的力量，是掌控身体健康的一把重要钥匙。在药理里也有类似的说法叫，淡味入腑通筋骨。

镇上有个村官，他长期多痰，烟多酒多茶多。血压也高，舌苔黄腻，尿赤，他问，怎么降压？

我们说，像这种情况，只要少油少盐素食半个月后，你痰就去了七七八八，身体压力自动就下降。

然后教他用玉米须跟薏仁煲汤，半个月后，痰没了，血压也降了，大家就说这玉米须跟薏仁很神奇，其实哪有什么神奇的，淡味入腑通筋骨而已。你只要不给身体增加负担，不肥甘厚腻，你身体好得很呢。

第二，气管炎的病人为什么痰浊炎火不降？因为有气啊，正常浊阴应出下窍，但只要着急动气一下，胃里的痰就往咽喉头面上窜。如果一整天都焦虑不安，那么痰涎就会一阵阵往头面上攻。所以好多人头面流油，发暗疮，眼睛浑浊，这都是气动多了。古籍上讲，“痰随气升降，无处不到”。同样一个气管炎的中年妇女，我们问她什么时候加重?

她说，股票紧张的时候加重。

这明显是一个情志波动、气上瘀泛的现象，几剂柴胡温胆汤就好转了。但这也只是短期效果尚可，如果还从股票赌博里出不来，那么身体迟早会垮下去。所以要想不病、少病，先得不动气少动气。大动气则大病，小动气则小病，不动气则无病。所以《黄帝内经》讲“百病皆生于气也”。如果能够守住清淡饮食，再配合看破、放下、顺气疗法，何愁病不去，身不强!

70 如何解救肝硬化病人?

问：老师您好，可以帮我看看我父亲的磁共振报告单吗？父亲52岁，现在在医院住院，能不能中医调理好肝硬化？乙肝酒精肝肝硬化，因吐血拉血去住院做检查查出。

答：中国中医药出版社介绍一本书，叫《一个人的健康战争》，讲的是一个典型的肝病之人是如何病下去，经历过层层治疗的。

这并不是教人说得了大病后如何解救，而是你看完后，明白人生有哪些陷阱跟沟壑，如果你老是踩下去，这辈子就真的很难再救了。包括应酬喝酒、打麻将、通宵达旦，这些折腾身体的行为，迟早都要付出沉重的代价。

但是碰到了该怎么调理呢？关键是病人自己要能觉悟，只要觉悟了，这里面都有很多好的方法，一条一条地落实，身体会一点一点地改观。还有我们的养胃五点与保脾十条，都是肝病康复的基石。见肝之病，知肝传脾，当先实脾保好脾胃之土，肝病就控制了。

71 屁股打针针口发炎，腿无法弯曲

问：老师：我侄儿最近因为发烧在医院里打了一支屁股针，针口发炎，导致整条腿无法弯曲下蹲，大小便都很痛苦，在市医院里拍片了又说没什么。现在他的腿又肿了。他才1岁多，他是一出生就查出血小板不足吧还是怎么的。

答：与生俱来之病，须重视胎孕与家训，如《达生篇》《中华传世家训》都是灵丹妙药。小儿血液病是肾主生殖方面的问题，在古代看来是修行病，什么意思？就是生来就是要去修行的，现在很多家长没有这意识，很多时候就断了孩子的路子。还有现在修行的地方也很难找到最当机的，家长长远心不够，孩子很难彻底转过来。其实越小的孩子越容易转，像这些伤口的急性炎症，一般的消炎可以解决。但消炎不可过度，伤了脾胃后，脾主肌肉功能减退，肌肉就会肿硬。

像调治血液病，这都是大工程，是在跟生命较量，要考虑到很多非药物的因素，这个大工程都是我们接下来要面对的。

至于普通的弯曲屈伸不利，可以用温水热敷，做小儿推拿，在推拿科可以减轻这些病症。

72 腰椎间盘突出后背硬与压力、脾气

问： 曾老师，陈老师，我爸68岁了，腰椎间盘突出，后背很硬，我看到你们写的《跟师一日一得3——医海点滴》里提到杰叔的蛇式整脊法和三犁三耙法，能否详细图文介绍一下，我过几天春节回家想每天给爸爸做一做，缓解下他的痛苦，然后再中药内调。

答： 耕地之密：温和持久，渗透全面，按摩之法，亦复如是。好，这个有机会我们摄影棚搭好了，要让杰叔亲自演示一番，图文还没有视频那样形象。现在老年人颈肩腰腿问题，一个要自动，一个要他动。自动是自己练圆运动养生功法，他动就是他人帮忙按摩、捶背，或者利用中药内服来调动气机升降。但总的来说，腰椎间盘突出，后背硬，说明压力大，脾气也大。

人最难调的不是这些器质性病变，而是无形的心念。压力大，身体差，脾气大，身体也差。能力大，身体好，脾气小，疾病少。

所以第一等的人是有能力没脾气，事情做好了，身体照样棒棒的；第二等的人是有能力有脾气，这样做成了事，身体也多问题；第三等人没能力有脾气，事做不成，身体也搞坏了。

73 寒性咳嗽的治疗方法

问： 老师你好，能详细说一下寒性咳嗽的治疗吗？

答：首先要明白什么是寒性咳嗽，第一，遇风冷加重，形寒饮冷伤肺也；第二，《黄帝内经》讲，诸病水液，澄澈清冷，皆属于寒，咳吐清稀样痰，小便也清长；第三，白天出太阳的时候减轻，晚上或阴天的时候加重，日咳三焦火，夜咳肺间寒是也。

那碰到这种寒性咳嗽怎么办？张仲景讲，病痰饮者，当以温药和之。

用“寒者温之”的道理，能够将病祛除。比如一个做衣服的阿姨，每逢冬天咳嗽加重，遍服咳嗽药乏效。舌淡苔白，寸脉弱，当时给她开了桂枝汤加四君子汤，吃了七剂药，整个冬天没再咳嗽。

观看这汤方，并没有宣肺理气止咳啊，但咳嗽却好了，为何？火冷金寒啊，桂枝汤暖心阳，则肺经寒咳自止。四君子汤补脾胃，虚则补其母，脾土为肺经之母，培土可生金，所以脾强则肺不咳也。

如果病人伴随大便不成形，还要用苍术配干姜，把脾肠调好，肺咳自愈。

还有一个老爷子，咳吐清稀样痰水，十年不愈。一吃竹笋、香蕉，痰水就如涌泉，往嘴上泛，夜间拼命咳嗽。脉象迟缓，迟为里有寒，年老动力不够。久病当治在脾，于是用六君子汤加干姜、细辛、五味子，这是何老先生的温阳六君子汤，治疗寒饮咳嗽，效果是非常棒的。

七剂药还没吃完，胃就好了，痰水少了，晚上不咳了。以后偶尔会咳嗽一两次，只要抓这药方，一两剂一次就好了。

为什么呢？若要痰饮退，宜用姜辛味啊，干姜、细辛跟五味子。三味药能治寒痰留肺的标，而六君子汤能治脾虚生痰之本。按照《黄帝内经》上讲，叫“知标本者，万举万当”。

还有个妇人天冷咳嗽，老师摸其脉象缓弱，便说这是心脏力量不够。病人不方便煎药，老师就教其用肉桂打粉拌粥食疗，粥水熬好后，撒上一勺肉桂粉，坚持吃十天八天，咳嗽就好了。

这个如果用桂枝甘草汤，消火也非常好，为什么呢？强大心阳啊，离照当空，阴霾自散，心阳敷布，肺寒消失，咳嗽自止。

所以，碰到寒性的病，就用温和药，然后注意远离生冷之物，多运动晒太阳，存善念，暖心间，何愁寒咳不去。

74 肠息肉与治病三十六字诀

问：老师，直肠息肉必须要做手术吗？您有没有好办法消息肉。通过这段时间微信学习，我知道预防肠息肉要多运动，做利他劳动，健脾祛湿，保持大便通畅，多吃蔬，少吃肉。您还有什么补充的没，多谢！

答：食淡茹蔬，远色戒怒。用这几招能够让疾病不恶化，但如果想要根治疾病，还要全面地落实治病三十六字诀。这三十六字诀里头，你只要用好三五个字诀，发挥到极处，疾病都拿你没办法。

那么这三十六字诀有哪些呢？这里向大家介绍几个在山里实证过、行之有效的字诀。

第一，睡字诀。观察大部分大病重病的人，他们很多都有长期失眠，睡不好觉的情况。睡觉是一门大学问，不是说按时睡、早睡就能睡好觉。

但总的来说，没睡好觉，健康就没保障。因为人的精气神是在睡觉时恢复的。就像手机是在你睡觉不用的时候，它在充电的。没充好电，人一整天就像病猫一样，电筒没充好电也黯淡无光，手机没充好电，更是故障没法用。

所有长期睡不好觉的人，抵抗力都会直线下滑。真正睡好觉，有三点：第一，不疲劳不上床，一上床五分钟内绝对入睡。第二，只睡一觉，不睡第二觉，第一觉是身体的需要，第二觉很容易就睡给淫欲邪思妄想去了。第三，睡醒后，是自然醒，而且是随着太阳升起，你自动醒来，不用闹钟叫，这是身体精气神充满的表现。

如果这几点没有做到，那要专门到山里，或者乡村去修睡眠之道。睡字诀没做好，用药就像逆水撑舟，用力多而进步小啊！

第二，吃字诀。对身体健康而言，饮食越简单，气血越自在。饮食越丰富，血脉越堵塞。所以只要对饮食还会有偏食挑剔，厌食的，这吃字诀就没练好。只要你还赌气，这顿就不要吃了。这是为你好啊，因为怀着不良情绪吃饭，对身体百害而无一益，比饿肚子伤身体还凶。

人之所以对食物不够感恩跟欢喜，那是因为还不够饿。张仲景在《伤寒论》最后面提到“损谷则愈”，这里面有大道理，很多人都忽略了。他们不知道一个人只要不吃撑，不吃饱，身体会很通调，一顿吃饱吃滞塞了，好几天都恢复不过来。

所以饮食之道就一句话：不饿不吃，吃必素食，食必七分饱。如果做不到，就要训练，不在饭桌上吃，饭菜做好后，用碗筷装好饭，夹好菜，就不二碗了。

这样用规矩来约束欲望，人健康就很快提起来，有人说规矩让人不自在，其实不守规矩，人得病了更不自在。所以持戒守规矩，得身心轻安更自在。

在山里孩子们只要还吃撑，下一顿是不让他上桌的。再吃撑的话，就要减半饮食。长此以往，连个感冒打喷嚏都没有，为何？从来没有吃伤过脾胃，抵抗力就棒棒的。

大家可以仔细地修这些字诀，每个字诀进去后，都有无限的提升。好多人只是知解上明白养生的道理，但在事相上却不够精进，都会念早睡早起，都会讲七分饱莫吃撑，但去落实时，都做不到。听你只能知道，做你才能得到。

所以看了微信这些养生常识，你可以很快顿悟。但是要把息肉包块慢慢消掉，却需要长时熏修，坚持落实，这叫事须渐修。

事相上只要不够精进，立马就被疾病所转。我们后面会跟大家逐渐介绍治病三十六字诀。

75 月经量大、脾气急、记性差怎么修行？

问：老师您好，我是指甲发白，月经量大那个患者。您说的好，我佩服您，我忘了告诉您我有子宫内膜异位症，就是腺肌症。以前月经黑色大块，而且很疼，结婚生孩子后好多了，但是就是月经量大，怎么治？我天生脾气急，思虑过多，杂念多。我记性特别不好，脑袋上长了白头发，我还想问三慢，怎么才能做到？我应该怎么修行？我打算上佛学院，跟着修行，而且我也在练习武国忠老师的站桩，不知道怎么样？

答：修身岂为名传世，做事唯思利及人。只要有益于大众的，什么功夫都可以练。若是只利于自身的，都不要急着去练，因为能量场太低了。我们在山里发现，这心念好奇怪，在大城市很难把微细的念头看清楚，在山里就容易些。

禅家讲看念头，怎么看？你可以去实证，一天到晚，只要你还有念头是为自己，那么你今天状态绝对不是最佳的。如果没有一个念头是为自己的，你那状态，很快就出法喜禅悦了。

所以参禅参什么？参这念头还有没有自私自利，是非人我。念佛念什么？念这念头能否无我。破关破什么？这个我执有没有破掉。如果没有的话，练一百年还要从头练。

小刘进山来，我们说，要先积功再累德，先把身体练棒，然后再把身体用于利他，不然这一辈子就毁了。不利他，身体越棒，造业越大。就像好多人在还没有成就的时候，还造业少，一旦身心强壮，事业大，一念没利他，业就造大了，事业跟身体马上走下坡。所以观察这些古往今来的人物，他们都是一个个的实验，验什么呢？验这样一条道理，不断利他的，不断进步成就，一旦自私的马上就退步停止。

所以练什么功不重要，运水担柴，可以把身体搞得像牛马一样壮；存什么样心念最重要，念正天堂路，念邪地狱门。如果在家里，家道不能圆满，上佛学院也很难清静。

先学着在家里做定课，等定课成就了、身体安稳了，这些急性退了，问题就减少了。

76 腰椎间盘突出，“磨”字诀

问：老师好，我把看微信变成了自己一天的定课，感恩老师的辛苦付出。另想请问一下腰椎间盘突出的原因和防治方法。

答：刀在石上磨，人在苦中炼。对于学子来说，任何时候，不论风吹雨打，寒来暑往，都不要忘了定课。定课可以降伏躁动之性，世人躁动之心多，是因为定课做得不够。在道场里头，三藏十二部经典，最后浓缩成什么？浓缩成朝课暮诵，早晚做定课很重要。

有一两样定课，可以让你少很多烦恼，少打很多妄想。有三五样、七八样定课，你一天渐渐就开始充实了。只要合理合法、合自己情况的定课，那是要有非常大福报的人才能获得的。

人不做定课后，很容易就走偏了。释迦摩尼佛一生唯一坚持做的一样定课，说法四十九年，讲经三百余回。这四十九年没间断过。所以什么是真正学佛，就是学把定课做好，把利他的事情当做定课来做。

而腰椎间盘突出，长骨刺，这些都只是身体多余的赘物，要想想怎么把它消掉。好像手指甲，你长了可以用剪，也可以放在地板上来回磨，就能把它磨平。

有人选择用手术刀，有人选择推拿按摩，或药敷，其实都不如自己去运动消磨。治病三十六字诀第三字诀就是“磨”字诀，像石磨能把豆大颗粒磨成浆粉。

人也是这样，不是骨赘突出有多可怕，而是你没有花功夫去磨化。大家看腰椎间盘突出的人，绝大部分都是久坐不动，饮食过度，不爱运动之人。这时加强运动，去磨它就显得尤为重要。你外面的指甲可以磨平，镰刀都可以把锈迹磨掉，何况是身体里面的筋骨呢？只要不属于自己身体本有的，那些痰饮瘀血阻滞在那里，通通可以通过圆运动的养生功法，把它磨掉。

大家去观察磨刀就知道，锈迹斑斑的刀，经过良工之手，可以把它磨得锋利无比。所以不怕腰突多，就怕你不磨，一心用功磨，何愁病不走？

77 早醒，“动”字诀

问：老师你们好，想问下中医是如何看待早醒的？如何调理和治疗？谢谢！

答：早睡早起，没病惹你，关键要早睡。阳入于阴，就会睡觉；阳出于阴，就能醒来。所以阳不入阴的人，睡不着觉。像这些思虑过度，脑子转个不停的人，静不下来，就入不了睡，就入不了静。而早醒，如果醒来后精气神充满，那是睡觉质量高。醒来后还疲倦，说明你身体还没充好电就充不进去了，或者把插座拔了。

这是身体有些经络不通，阳气过不去，自动就醒过来。所以睡前疏通经络很重要，这就涉及到治病三十六字诀的“动”字诀。

人白天要动到极致，把经络打通，晚上就能沉睡。现在很多人白天吃东西又不运动，饮食营养过剩，就会把经络压住，所以人很沉闷，身体连微通小通都达不到，更不要说中通大通极通了。

上次山林班的时候，有个学员他大半年都没有睡好觉，得了睡眠恐惧症，一到晚上就害怕。我们说，你害怕什么呢？你把害怕的能量白天用来干活锻炼，保证你呼呼大睡，雷打不动。他将信将疑，我们带他赤脚爬山，走得他哇哇叫。当天晚上还没到八点就打哈欠困，一觉睡到第二天，被人叫醒。

他醒来后还在想昨天是怎么睡着的。我们笑着跟他讲，山里就是专门对治你们这些懒病不爱动的人，人不动不勤奋，他连睡觉吃饭的福报都没有。

所以哪有什么抑郁症、恐惧症，都是活干少了。活干少了，人就变得没福报，吃饭睡觉都会出问题。所以在山里越有福的人，越懂得付出。福者富也，就是要你付出才能得福，如果一念想到索取偷懒，立马福去而祸生，气损而病来。

古代的大德都知道，只要一天不付出锻炼，一天就无福消受大众供养。死心踏地地为人民服务，做利他的事，不仅是大众的需要，更是自身积福培福的需要。如果这福积不够，做什么事情都难以圆满。

为何佛陀修行叫福慧两足尊？就是说在增长智慧的同时，要不断地利他积福报，福报积少了都不行。而积福最快的就是做别人最不想、最不愿意做的事情，而这些事情又最有益于大众。比如捡垃圾、扫厕所，这也是破我执最快的。在深圳就专门有这些积福团队，他们经常到处捡烟头，为地球母亲洗脸。居然好多人把颈椎病、腰椎病通通都捡掉了，把失眠厌食也捡好了。

你会觉得这很神奇，其实没什么神奇的。当一个人福报积累到一定程度，病在它身体都留不住。就像你每天运动锻炼，练到一定程度，动极思静，动者，静之基，劳动量足够，那个觉非常好睡，睡一觉就充满电。为何我们一边要大量写作，一边还要做定课？这些能够坚持，还要保证吃嘛嘛香，睡哪哪甜，这是如何保证的？

没有什么秘诀，就是下午那两小时的习劳必不可少。少了你那一天读书交流的那些负能量的信息，还有习气，你就没法完全消化掉。那么你连一个好觉都没法保证，你就没法可持续发展。所以运动锻炼利他是为了更好地睡觉，睡好觉是为了更好地运动锻炼利他。

78 腿抽筋、左半身怕冷，“善”字诀

问：您好，老师，想请教您，妈妈几年前患心脏病很严重，当时吃了中药治好了，现在腿偶尔会抽筋，左半身怕冷。请问老师应平时怎么注意？为什么会害怕冷？静待答复！谢谢！

答：冷风冷水冷饮宜避，冷言冷语冷气宜忌。阳虚则外寒，阴虚则内热。阳气不够就会怕冷，同样中老年人阳气不够，水湿就会多。水湿一多，腿脚就沉重，也容易抽筋。

常有一些怕冷、心慌气短、抽筋的老人，脉象缓弱，舌淡苔白，很简单，桂枝汤加当归补血汤，再配合淫羊藿、小伸筋草。阳气阴血并补，舒筋通络同调，抽筋很快好过来，也没那么容易怕冷。

要在源头上根治阳虚怕冷，必须要用到治病三十六字诀

的“善”字诀。心作良田一生耕之不尽，善为至宝百世用之有余。

孙思邈谈到这些心慌气短、怕冷的人，如何保健？一句话，善言不离口，乱想莫经心。人心一复杂，能量会消耗得很厉害，人心一单纯，力量会很大。人一天百分之九十的能量都消耗在妄想上，只要用善念善意来取代一切自私自利的想法，人身体转变得就像拳变掌掌变拳那么快。所以不是能量不够，是妄念太多。

句句念头善，何愁病不破。你看好多阳虚怕冷的人，他们都有一个致命伤，讲脏话粗话，怨恨恼怒烦，一天不停转，背后讲是非，从来不知醒。

你想一下，是非怨言，人听了会怎么样，半截心都发凉打颤啊。这叫“良言一句三冬暖，恶语伤人六月寒”。像这些善良的言语，很多人以为讲出去是对别人好，不知道讲赞叹的话，善言善语是自己心脏的需要。心脏要用善来养，才会乐，不然怎么叫做为善最乐呢？这两句话能传千百年而不衰，因为它是真知至理。大家去找找看看，有没有不为善，却很喜乐的案例呢？你绝对找不到。有没有不为善，心脏却很好的呢？你也找不到。所以这人如果真的百念排除，一心修善，那心脏问题立马就减轻，假以时日会慢慢消失。

现在人就是疑心很重，有好的方法、原理跟案例在前面。叫他去劝别人时，他讲得头头是道，津津乐道，但自己要去修的时候，就为难皱眉，不肯用功。

所以第五字诀“善”字诀，用善去对治恶病，就像用阳光去消融冰雪那样。阳光是一定能消融冰雪的，但为什么冰雪还不能完全消掉了？是因为阳光不够，善的力量还要持续地增加啊！

79 中年妇女游离骨，“乐”字诀

问： 两位老师好！你们辛苦了。每日看微信，每日在实践，每天在成长，老师功德无量。请教中年妇女游离骨是怎么形成的啊？

答： 读书寸阴尺璧，好学一刻千金。现在跟着中医普及学堂龙山书院做定课的善友们越来越多了，说明大家能从中得到利益。得利益后就能坚持，坚持后得利益更大。人生最大的福报莫过于碰到一两个好习惯，形成后便终生坚持。那么形成后，福就会不断地增大。像读善书，亲近善，做定课，都是好习惯。希望大家能持之以恒，胜利属于那些不放弃的人，健康的硕果也在那些持之以恒的人手中。所以任何时候，都不要忘了定课。

关于中老年妇人游离骨的问题，主要出现在腰膝以下，为何？若人向老，下元先衰，这是早衰的表现。人为什么会早衰？肾主骨功能为什么会减退？

民间俗话里头有大智慧啊，说得民间话，便有大智慧。民间有句话叫“忧一忧白了头，笑一笑十年少”。你看忧苦的时候人皱眉，整个脸，就像皱巴巴的枯树那样。像这种早衰现象怎么对治？这就要用我们治病三十六字诀里头第六字诀“乐”字诀。

笑一笑，十年少。人一开心快乐，一看上去，脸上充满阳光，一下子年轻了十岁。所以《圣经》上讲，喜乐的心是疗伤圣药，能延年耐老，忧苦的灵能够令骨枯槁。但很多人知道这道理，却做不到，为什么呢？因为没找到方法，或者福报不够，听到方法了也不去做，当然没有效果。那什么方法可以最快速让人乐起来？

只有一种方法，那就是去帮人。帮人不计回报，天地给你的回报就是快乐两个字。帮人还带着名利心，乞求回报，那么有夹杂了，就像泉水夹杂泥沙，牛奶掺了水，不纯粹。

大家看，那些百岁老人，还身强体健呢，都有一个共同点，就是爱帮人，笑口常开。不爱帮人的人，他得不到人气。就像我们刚进山，在练什么？练利他。三个月练劈柴，劈出上万斤的柴，这让大家都目瞪口呆。而且那些柴全部是村民的，并没有想要去索取什么。只是全心全意地不留余力，三个月把力量练大了将近一倍。胃口练大了，体力练大了，写作读书的郁闷通通炼化了。

村民们都惭愧地说，你们只干活，我们怎么好意思。结果在山里人缘很好。现在好多人人缘为什么差，因为不利他。不利他不仅人缘差，最后身体都会差。因为你开心不起来，如果不利他可以开心，那么助人为乐就不可能会流传，也不可能会讲得通。

我们古圣先贤留下太多宝贵的智慧了，有时灵丹妙药，根本不是你看得见摸得着的。就是这些先贤的智慧，就像老师常说的，哪里是药治好你的病，是智慧治好你的病。这句话好多人想半天都想不透，你同样两个抑郁的人，一个去吃药，一个跟着我们去利他，我们问山下的医生说，你看谁的效果好？

这医生笑笑说，据我体验，在山里看，肯定你这边不服药的效果要好。

大家听了哈哈大笑，既然不服药效果好，那为什么都选择服药治标这一狭窄的道路呢？在山里我们可以有方法有案例有事实，有原理，有历史经验。而且可以反复重复，反复实践验证这些道理，可以让这些病患看到真正的希望。

为什么还那么多人都迷信药物呢？所以好多人刚开始进山来都想要摸摸脉、看看病、吃吃药。我们笑笑说，五天以后，你就没这想法了。如果还有这想法，是我们这山林班办失败了。结果五天下来，大家果然没这想法了。因为对身体有把握了，知道利他身心灵最受益，不利他不助人，心脏就没有力量。不然怎么叫做“求人气短，帮人气长”呢？你越求人你越觉得亏了气，短了气。越帮人你越觉得气足，气长。身体是在帮人利他之中强壮起来的，在求人帮受人恩惠之中弱下去。所以在任之堂，余老师特别给学生上了一堂课。这堂课不是特别讲医学知识的，但是却比任何医药常识脉法精微都要重要，都要有价值。这堂课就叫做“千万不要轻易接受别人的馈赠”。有智慧的人都会选择利他的活法，因为他时时刻刻都是利他的受益者。人的心花就是在利他中开放，喜乐就是在助人为善之中延续。

你能常保喜乐之心，怎么会有愁苦？没有愁苦，怎么会有病？所以苦病苦病，怎么去对治？就用“乐”字诀去对治。有个成语叫神出鬼没，神是什么？就是喜神，心主神志，心在志为喜，喜乐心一开，好事自然来，这喜神一出来，那些病鬼马上就没了。所以在民间习俗里头，家里有些老人病了，可以适当举办一些喜事。这叫冲喜，让喜乐的氛围来去冲淡病疾的阴影。阳光出来了，阴湿就会减少，这是神出鬼没，喜能胜悲，乐可疗苦啊。所以，这第六字诀就是“乐”字诀，又叫“喜”字决，目的是保持膻中这臣使之官，喜乐常充满。当心田充满喜乐，疾病就在里面呆不下去了。

80 感冒艾熏流黄涕与饮食六忌

问：感冒后用艾草熏，第二天流黄色的鼻涕，鼻涕不黏稠，量不多，请问是什么原因？

答：五味清淡精神爽，无求于人气色清。不是所有人都适合用艾叶熏，艾叶熏对于身体虚寒之人有奇功。但对于素有实热，或经脉有痰热阻滞，平时运动少的，这艾火再进来，容易炼液成痰。

所以当鼻涕清稀时，可以适当用温灸法。鼻涕黄稠时，就要慎用了。

一般感冒期间，要遵循张仲景讲的饮食六忌。这饮食六忌做足后，身体自动都在排病气。有哪饮食六忌？一忌生冷，生冷伤阳气；二忌黏滑，如鱼蛋奶糯米，这些高营养之物，往往也容易生痰，痰多后，病就难去；三忌肉面，肉生火面生湿，青菜豆腐保平安；四忌五腥，这些荤腥之物，会恋邪，宁可食淡如蔬，使体暂虚，而邪易出，乃为愈病延年之术，张仲景已经看到少荤多素的好处；五忌酒酪，膏粱厚味，足生大疔，特别是提纯的酒，看起来是能行气活血，但常服久服，身体却会留湿，湿热熏蒸日久，身体容易长各种疮毒；六忌臭恶，那些臭咸鱼，以及各种不新鲜的食物，在生病期间都要远离。

如果遵循张仲景讲的饮食六忌，那么对于普通的感冒，你都不用去多担心。只要注意休息好，少熬夜，身体会好得很快，这就是治病三十六字诀里头第七字诀“守”字诀。

能守住这些养生戒条，像守法一样，严守不犯，守得越精严，身体恢复得越彻底。

81 治愈顽疾需转念和专注

问：感谢两位老师的辛勤付出，无私奉献，治病补心，传播中医知识和中华传统文化。本人头部牛皮癣。原来只有一小点儿，几年来慢慢发展到头上几大块，很是苦恼。虚不受补上火体质，但现在发展到吃了葱姜蒜和任何温热性的东西都会引起刺痒。包括大枣红糖酒酿，只能吃性平的或凉性的食物，但太凉了又容易伤胃伤阳气。从小肾阳虚脾虚气虚胃寒，慢性咽炎。素食及打坐十多年。无其他大病。颈部几个淋巴结稍肿，西医检查与牛皮癣有关，无大碍。平时心情尚好但学业压力大。脉微弦，舌头有齿痕。看过中医说是血虚生风，吃了药，也没什么效果。也尝试过高温瑜伽（造成阴虚口干，已停），果汁排毒及原始点按摩，绿豆水、苦参水等擦拭无显效。目前在吃加味逍遥丸，注意加强锻炼。吃维生素C和B_2可减轻症状，太痒了就梅花针放血。放血后感觉清凉症状明显减轻，但过几日又会恢复原状，且放血后也容易发冷疲劳。因是女性无法剃发刺血拔罐。不知是否身体哪个地方气机卡住了，热都往头上走，手脚容易凉。望两位老师在百忙之中指点。万分感谢！

答：从来好事天生险，自古瓜儿苦后甜。人要在理上炼，事上磨。皮肤病长于上半身的浊阴不降也，长于下半身的清阳不升也。现在好多招法，你都试过了，素食、刺血、中药、静坐、运动。但为什么这么多招法下去，转变得还不够明显？有两个原因。

一个是心念上没转变过来。绝大部分顽固的皮肤疾患，都是心因性的，《黄帝内经》叫“诸痛痒疮，皆属于心”。情绪的剧烈波动，皮肤病随着起伏，小柴胡汤加白鲜皮、地肤子、丹参、菖蒲主之。

《菜根谭》讲，“人生之福祸境区，皆在于念想”。念转一切转，想要换一个身体，先要换一个念头。可以试着用治病三十六字诀里头的“善”字诀。

在帮人助人中提高心脏的能量，在利他利众中提高膻中的喜乐。《黄帝内经》讲“心布气于表”，喜乐心没出来，人体肌表都会黯然。

第二就是要练治病三十六字诀里的“专”字诀。像现在运用那么多方法，收效都不理想，每个方法其实都很厉害，只是没有运用到极致。就像“动”字诀，慢性持久地耐力运动，有人自己去做，没有明师带领，只达到微通小通的效果，微通小通只有微小的效果。如果有明师带领锻炼，很快达到中通大通的效果，有中通大通的效果，很快身体就有不小的改变。

像一个运动功法，你制心一处，专注去办，都可以解决一半的皮肤病。

为何呢？张仲景在《伤寒论》讲过了，皮肤为什么会病？有一种重要因素，就是以其不能得小汗出，身必痒。这是因为肌表不能持续微汗，表闭肺郁，气机不行，不通则痒啊。

如果没有足够的运动，你吃的营养都会因为情绪搅动泛溢到肌表，成为牛皮癣的资粮。

好多人都去打井，发现换了那么多地方都打不到水，有一个师父，一打就打到水。人家问他秘诀，这师父笑笑说，只是在别人打不到水的地方再打深一点，这是一门专入的功夫啊。

同样的方法，有人用有效，有人用不理想。不是方法不行，是你不够专注，没有把这方法发挥到极致。师父在大多数的时候，只能传功，不能传火。把功法大概在文字语言上讲透而已，你听了叫理上通了，但是你没有在事相上精进，最后你只能知道，而不能得到效果。

这就是现在人犯的一个最常见的大毛病，知道了就好，成为知解书生，真正历事练心、考验真功夫的时候，往往就不够专注，没有耐性。

经典上讲，制心一处，无事不办。

你的心有没有放到一处呢？连一些不太懂很多道理的老阿婆，制心一处，念佛诵经，都可以降伏一些疑难杂病、牛皮癣肿瘤。她们的病比你的病要重多了，她们的体质也比你的体质要差多了。

为何重的病、差的体质却能转变过来？原来守住这治病三十六字诀的第八字诀“专”字诀，他们能发菩提心，一向专念就成就了，为什么我们不可以发利他心，专于运动，那成就不更快？

82 怀孕呕吐配合“动”字、“虚”字诀

问：我老婆孕七个月，吃饭总是胃里不舒服，总是烧心，嗳气，甚或呕吐。这种情况有一两个月了，老师有没有好的办法可以调理一下？

答：但自无心于万物，何妨万物常围绕。诸呕吐，谷不得下，为何呢？阳明胃经不降，冲脉上逆了。寒呕用姜、砂仁，热呕用芦根。皆食疗之物，能降气和胃。但有不少妇人呕恶，胀满厉害怎么办？一是身体上的气不降，二是心念上没把姿态摆低。所以有两条路子：

第一条，即使怀孕期间，家里的小活也不要断，小活小活，气血常活。人一天不干活，胃口就在缩小，胃纳就不够好。

所以治病三十六字诀第四字诀“动”字诀要做够，四肢能够劳动运动，脾胃就能蠕动升降。如果认为怀孩子，就什么都不干，不能干，那就出问题了。

看为何我们的父母辈、爷爷奶奶辈，她们很少有剖腹产的？孩子们都养得很好，营养也比不上现在，她们的运动量是现在人的十倍。

可以用“起早摸黑”四个字来形容，在摸爬滚打的劳务里头，吃什么都消化吸收，所以身体好，很少有这些妊娠反应。这就是“动”字诀的好处，而你白天动得足够，晚上静卧则睡得更香。

第二种方法就是我们治病三十六字诀的第九字诀“虚”字诀。有个词语叫虚下，人一谦虚，气就往下；一傲慢，叫高傲，气就往上冲。所以傲慢的人脸部肌肉僵硬，谦虚的人面色从容柔和。故《易筋经》《洗髓经》上讲“唯虚而能容，饱食非所宜”。我们形容这谦虚的人叫什么？虚怀若谷啊！所以吃饭待人，还有烦闷、赌气、饱胀、呕吐，那说明谦虚功夫还不够，对周围人还不够恭敬。人一旦谦虚，马上清静，人能常清静，天地悉皆归。

所有气场都下归肚腹，育养胎儿。所以谦虚的母亲，能够养出贵子。我们看《德育故事》，发现基本上家中出贵子，都是因为家里有一个吃苦耐劳、谦虚的母亲。吃苦耐劳，孩子筋骨会很强大，谦虚后，孩子气血会很足。

我们读《道德经》就能读明白，老子讲“虚其心，实其腹”。虚心的人肚腹元气充满，如果反过来呢？不谦虚的，血气就往头面上冲。血管扩张，肚腹胎儿就缺血，心胸也不够宽广，那么吃什么都容易腻。从这点你可以看出当今时代为什么那么多胆汁反流性胃炎、反酸、胃胀的病人呢？谦虚功夫不够啊！

俗话讲“下人不深，不得其真”。这不单是对师父而言，对自己的身体也是这样。只要还有一丝傲慢，不够谦下，身体的真气真元，就很难聚在丹田。唯谦虚的人，丹田中真气才常足。

故曾公提炼出养生就四句话，“视必垂帘，息必归田，食必淡节，卧必虚恬”。大家看这十六个字，每个字都比一锭金子还重。用十六锭金子，你都不能买走这十六个字。那用什么能得到这十六个字呢？就一个“虚”字诀，心包太虚，量周沙界，虚怀若谷。

《道德经》上为何要把大德比喻成若谷呢？这叫大德若谷，谷有什么特点？所有水都往那里归啊！人够谦虚，肾主纳气就会很强，那么所有的精微物质，都会往下丹田处归，怎么会上逆、泛酸、呕吐、胀满呢？这就是秘诀所在，这个“虚”字诀怎么做到呢？很简单，一切皆恭敬。只要对一个人、一个事物还有怨言，发脾气，不恭敬，那么谦虚功夫就还没圆满。

小至一针一线乱丢，大至对周围人发脾气，都是不够谦虚。谦虚不够，气就下不去。少年人就吃不好饭，老年人就容易脑溢血。故“细微至发梢，宏伟之宇宙”，天地之间如果有一个人是弟子，那就是自己。

这样你哪里是在治妊娠呕吐胃胀呢？你简直是在“山林全下”，长养圣胎。你简直是在孕育非凡人才，你简直就是在母仪天下，做最好的榜样，最好的胎教。孩子出来后，很快就会有大海般的胸怀，天空样的心量。

所以大家用这些治病三十六字诀时，你说用于解除一些小疾小苦，那真是大才小用。用于齐家治国，为社会培养杰出人才，为往圣继绝学，那才是大功用啊！

83 鼻子干的问题

问：请问鼻子干是怎么回事？

答：肺开窍于鼻，肺忧则郁。《皇帝内经》云：上焦开发，宣五谷味，熏肤充身泽毛，若雾露之溉。鼻子干有两方面问题，第一方面是脏腑升降的问题；第二方面是心性慈悲的问题。脏腑升降的问题很好解决，一个就是燥者润之，一个就是降者升之。如果伴随口干舌燥，可以用些清补凉，如沙参、玉竹、百合、山药、枸杞子等养阴之品，来煲汤服食，达到润燥的效果。凡物燥则破绽百出，润则密合无间。大家看这些木块块就知道了，滋润时长得很固密，一旦失水濡养后就干裂，所以用燥者润之。

有另外一种鼻干症，就像天寒地冻、枝条干枯一样，你再怎么浇水，枝条还是干枯的，因为缺乏阳气蒸腾的力量。故张隐庵讲，“燥脾之药运之，水液上升则不干渴矣。”

在临床上常会碰到这种鼻干眼干，但舌头却水滑的病人，这样的病人不是身体缺水，而是缺乏阳气蒸腾。

好像我们刚开始煮水的时候，发现水还没热开，火力还不够，那锅盖都是干的，锅里水很足，锅盖还是干的。人体喝了很多水，但照样不解渴，口干鼻干眼干，上面还是干的，为何？因为阴非阳不升，这些阴液要靠阳气才能蒸腾度化到头面七窍去，润泽肌表。这在《黄帝内经》叫做“上焦开发，宣五谷味，薰肤充身泽毛，若雾露之溉”，又叫“阳春布德泽，万物生光辉。”

你想润泽有光辉，身体必须阳气足。故临床上常用苍术泡茶，居然可以治疗脾虚水湿，解决口干燥、鼻干、眼干之症。因为苍术能运脾阳，使脾主升清功能加强。清阳出上窍，口鼻干燥自消，正如春天来到，万物滋润啊！

至于这种情况，应该如何开些食疗小方，就要用黄芪、山药、莲子、芡实、党参这些益气升阳、健脾之品。因为九窍不利，脾胃之所生也。

而最难的还是心性上的慈悲，慈悲不够，人的身体很容易出问题。佛是大医王，他用慈悲去帮助很多人，解决心灵上的很多问题。心上的问题解决了，身上的问题慢慢就消失了。

那么碰到这种鼻干之症，是什么地方出问题呢？是慈悲心不够，这就是涉及到我们要讲的治病三十六字诀第十字诀“德”字诀。

《黄帝内经》叫“德全不危”，有德的人都是慈悲的人，我们俗话里面讲，“富润屋，德润身”，你家庭富裕，条件好，房屋会装修得很好。而你的道德品质提高了，你的身体会有一股奇妙的光辉。这股光辉让你干活不会劳累，做事不会口干舌燥，按庄子《德充符》说，这是道德充满的表现。

你看常慈悲的人，他是怎么样？看到别人苦，很想帮他，自己心都酸酸的，这就是在降气，慈悲心一发，戾气立马下降。所以怕什么上火干燥，那都是假象，真正的实质是慈悲心不够。

你看慈悲后眼泪都下来，鼻水也出来了。这身体就像下一场雨，身体能下雨，怎么会有干燥之气？为何现在有那么多干燥病，糖尿病消渴，口干，眼干，硬皮病，皮肤干燥症呢？这些都是慈悲心缺失的各种外在病症表现。

老道长教我们治病要抓根本，好像养蜂一样，大道犹如一窝蜂，抓住网子不放松，蜂王入到蜂窝内，周天蜜蜂尽归中。

而这百种病症，它的蜂王是什么？就是慈悲心不够，慈能予乐，悲可拔苦。抓住这慈悲心，那么就等于抓住百症。好比牛的鼻子一样，牵牛绳一拉，这些百种症状莫不服服帖帖。

所以一切的干燥上亢之症，大都是较量、顶嘴、争斗引起来的。慈悲心发出来后，这些所谓争贪搅扰，硝烟战火，像是碰到甘霖露雨一样，很快就被熄灭。

为何菩萨手中要放一个净瓶？而且还不够，要加柳条，这其实是有表法的。不是叫我们到外面去求菩萨，是让我们明白，要像菩萨那样低眉慈悲。

千处祈求千处应，苦海常作度人舟。那慈悲的心就像柳条低首一样，没有半点傲慢，那身体里头啊，没有一条血脉会扭曲，没有一处会干燥。

能够发一分慈悲，身体就有一分舒坦，能够念念慈悲，身体就会念念舒坦，有十分的慈悲，身体就有十分的舒坦。

孙思邈看到这点，告诫求医者跟病人说："德行不全，纵服玉液金丹不能延寿，道德慈悲日全，不祈寿而寿延，不求福而福至，此养生之大经也。"

这才是养生的最高奥秘啊！

84 老年人小腿肿如何调理？

问：老师您好！请教您一个问题：老人70岁，小腿肿，到晚上比较严重。尿常规检测亚硝酸盐加号。请问您应如何调理？

答：老年人脚肿，有心肾问题，有脾胃问题。脾主水湿，“诸湿肿满，皆属于脾”，肾主腰脚。心主一身之阳气，阳动则水行，阳虚则水停。除了要补气利水外，同时还要强心通脉，为何呢？张仲景在《伤寒论》上讲，血不利则为水，血脉不流利通畅，就会有积水停饮。所以活血跟利水通常要并用，就像老师常用脚肿三药：黄芪、益母草、川芎，益母草利水的同时，加川芎活血，利水活血需要气力，黄芪就能益力气。

故这三味药补气、活血、利水考虑得很周全，可年老之人，大都伴随脏腑不同程度的虚衰，要辨证看待。老年人脚肿日轻夜重，明显是晚上阴寒重，心阳不足时，就加重。

这时提高心脏动力跟肾中元气就显得很重要。现在很多老年人，未老先衰，双腿走不了路了，为何呢？不是营养不够，也不是活血药少吃，大家连最好的三七、藏红花都可以买来吃，但腿脚照样不利索，肿胀屈伸困难，何也？

老年人丧失什么都没有丧志对身体伤害这么重的，特别是老年人一旦认为自己老无所用时，这种消极的心态，将带来比癌瘤更可怕的伤害。蚂蚁爬树不怕高，人要学习不怕老。

有个词语叫灰心丧志，又叫灰心丧气，丧志后心都是灰色的，都是瘀血啊。没有干劲没有精神，就缺乏一股灵气，心灵靠什么来养这团灵气呢？得靠志啊！你看俗话常讲，“有志走遍天下，无志寸步难行”，到最后医治老年病最关键的时候就是要把这个志扶起来。

丧志的老人，就像打败了的兵卒一样，没有半点战斗力，抵抗力一差，百病缠身，风吹草动，你都受不了。

所以好多农村老人，在儿孙还没发迹之前，勤勤恳恳，还想着养家，结果身体没有问题。一旦孩子发迹后，老人们松了口气，准备享福了，不干活了。没有干活的斗气，马上这不舒服，那不舒服，胃口也不好，睡眠也不香，体质也直线下降。这正应了看病先生讲的“财多身弱”，钱财多了起来，身体就会弱下去，为什么呢？因为你放松了精进。

但有一种人例外，这种人就是利他普众的人。钱财增多的同时，都是用于利他的事业。有这个志才指导着这些财，那么财归正用，身体也就越来越好。

没有这个志来指导财，财一多就用到私欲去，私欲一膨胀，身体立马膨胀，为何呢？全都用到贪嗔痴慢，所以很多人不富贵还好，一富贵啥病啥灾难都来了。

这真应了俗话讲的，“三穷三富过一生”，这是对于没立志的人来讲的，很符合人生规律。有立志的人，虽贫居陋巷，仍然有股挺拔上进之气象。即使富贵了，他也不会堕落，照样富贵用于利他，帮助更多的人。没立志的人，虽丰衣足食，亦是担忧，乐不起来。一旦贫贱了，就怨声载道，怪天怪地怪父母。

这在曾公家训上面叫做“气象盛虽饥亦乐，气象衰虽饱亦忧”。所以这就涉及到治病三十六字诀里的第十二字诀“志”字诀。我们看了骆兄寄过来的书籍，《让夕阳红起来》和《了凡生意经》这两部书，就是志教的典范。

老年人生命的光辉，还要靠志向这个火把点亮起来。没立志的话，碰到小事，你都化解不开，还会脾气暴躁。立个传家之志，那么碰到再顽固的、像石头那样硬的烦恼困难，你都能慢慢把它消化。

曾公看到这点，感慨地说："人能够自主自己，身体健康"，自主的办法就是以志帅气，关于立志的学问，这需要从小学到老。

志要往大处发，没往大处发，根本就难以调动全身十二经络、五脏六腑的精气有序地精进。就像带兵的将帅，没有宏图大计，这群兵勇再会战，也不过是一盘散沙、乌合之众而已。一旦贯上立志度众的大志，马上乌合之众变为精兵勇将。

所以练兵练什么？练这个志。教弟子教什么？教这个志。治病治什么？也治这个志。志不立，天下无可成之事，志不大，天下无可化解之烦恼。

85 小儿发烧，有痰

问： 曾老师：温性药的讲课内容什么时候能放到天涯论坛里，非常期待！

每次拜读《中医普及学堂》的文章都是一次洗礼，特别受益！

小宝宝发烧有痰。

答： 成名每在读书后，败事多因弃学时。好的，温性药讲稿一整理出来，我们就公布到网上去，以飨读者。

现在的孩子容易食积、发烧、痰多，为什么呢？爱太过反是害。大家都知道，浓浓的奶粉要稀释，孩子吃下去才不会发热。所以对孩子的爱，不能够过浓，过浓了孩子就会被娇惯坏。

现在好多孩子容易感冒发烧，不是身体差，而是没教好。身体差，那是医生的事，没教好那就是家长老师的事了。故在《寿世青编》开篇就讲用药须知。我们在用药前要明白这病属于药物打击范畴，还是在药物打击范畴之外呢？如果在药物之外，你就不要徒劳用药了。

就像孩子零食没断，家人也提倡高营养，肥甘厚腻，平时孩子更是沉在电视游戏里不肯出来。这样你用卡车装药，天天吃都没用啊！

你治疗疾病的速度，远远比不上它制造疾病的速度那么快，最后吃苦的是孩子，吃亏的是父母。

那么针对这一派浮躁的营养风气，我们该怎么办呢？这就涉及到治病三十六字诀的“淡”字诀。浓于肥腻者，得高血脂；浓于麻辣者，得痔疮；浓于咸盐者，得高血压；浓于酒食者，得肠胃炎；浓于淫欲者，得骨髓病；浓于财货者，得失眠；浓于斗气者，得肝病；浓于玩乐者，得虚劳……

万病之毒莫过于浓。然浓之为病，唯一字可以解之，曰淡而已。故经典上讲，能外其形骸者，天不能病。能够不把自己的身体当回事，却时时体验到众生疾苦的人，那么上天都没办法加病到他身上。

为何身上会有病？因为不够淡定，我执太重。六祖大师讲，有我罪即生，亡功福无比。自己做再多事，都不认为自己有一点功劳，这是真淡泊。

古籍讲，一生淡泊养心机。我们看一个火叫热，两个火就发炎，在发炎的基础上加三点水，那就是淡。所以众多炎火，熊熊燃起，唯一个淡字可化解之。我们是否真看淡了，那么饮食清淡养肠胃，做事淡然无求到处人缘好。教孩子淡泊宁静，方能致远。

故《菜根谭》曰：“心安茅屋稳，性定菜根香，世事静方见，人情淡始长。”

孩子们要长久健康，要守住一个“淡”字诀啊！若要身体安，淡食胜灵丹，若要心不乱，淡字可除烦。天地间只有淡水能洗涤一切污垢，天地间只有淡水可以一辈子喝下去。白开水虽然不是很有味道，但却真正是身体的需要。

人只要甘不住淡泊，很难有健康、平安、富贵这些福气的。

86 小儿发烧、肚子痛守住“淡节”二字

问：老师您好！小孩子发烧、肚子痛怎么办？

答：天下奇观看尽，不如书本，世间滋味尝尽，不过菜根。小孩子发烧、肚子痛，是饮食喂养不当，加上外感，临床上最常见的小孩子的发热是食积发热。这几期来的小朋友，他们大都有这样一个特点：营养过剩，运动缺少。所以身体很躁烦，脾气比大人还大。

如果父母不明理，必定会纵容孩子的食欲，那么就很难养出健康的孩子。像煎炸烧烤、零食饮料，都不是让心性调和的食物，可以偶尔吃，但不可以常吃，常吃就会出问题。

我们讲到治病三十六诀里的第十三字诀叫“淡”字诀。也

就是说食必淡节，不仅要淡泊还要节制。有个小孩子反复感冒发烧，各大医院求治乏效。他家人找到北京一位老中医，老中医辨证论治精准，可是只能保证服药后一阵子稍安，不久又重烧起来。

这时是怀疑车子不好，还是怀疑驾车的人没掌握驾车技巧呢？身体的使用是有技巧的，老中医一问之下，原来这孩子每天晚上都是鸡蛋牛奶、丰富的食物。

老中医马上想到张仲景《伤寒论》上四个字，这是所有医家最容易忽视的，这四个字不仅关乎治病，还关乎修身，哪四个字？损谷则愈啊！夜饭莫教饱，定可致高寿。

于是老中医便叫这家人晚上给孩子吃半饱，多年的反复发烧就好了。看来找到关要，一改就好，找不到关要，反复吃药乏效啊！

并不是说世界缺乏良医，天地没有良药，而是教育没搞好。像“夜饭少，身体好”这样的观念没有落实。都知道晚上消化功能最差，吃越多，身体越难受纳消化。但是真正美食当前，却都不能做到，这就是知行不能合一。知行不合一，肯定会得病。

守住“淡节”两个字，用这“淡”字诀去养生，淡味入腑通筋骨，怎么会有食积滞塞肚痛发热呢？

87 关节风湿痛、嘴角烂、头痛如何修？

问：老师，请问大人关节风湿痛，两边嘴角烂，头痛要怎么办？谢谢，感恩！

答： 忧伤肺，老人忧郁，如花之将凋。关节炎，肺主治节的力量不够；口角炎，脾开窍于口的功能减退；头痛，心脑相连，心若较劲，脑血管便扭曲。所以常规是健脾补肺强心去调养，特别是年老的病人，虚多实少，本虚标实，所以要少消耗。

老人有什么消耗呢？得失之心重是最大的消耗。孔夫子早就看到这点，提到人生在世，分三个阶段，这三个阶段把握好，一生平安有保，把握不好，疾病不少。

哪三个阶段，哪三关需要去攻克呢？

第一关，年少之时，血气未定，戒之在色。少年的时候，皮肉筋骨还没有发育满壮，要注意节制色欲。再聪明的孩子，在色欲关头，不知把持，沉迷进去，也会变得愚钝难成一事。

第二关，中年之时，血气方刚，戒之在斗。刚碰刚就会破烂，所以中年人好勇斗狠，都要付出惨痛的代价。身体斗伤了，家庭斗破了，财产斗没了。

所以越到中年，事务越繁忙，越要管控好自己的脾气。一念跟人斗闹，人的灵敏天性马上迟钝下来。有位师姐非常聪明，可跟同修斗闹几次后，发现记性大减，反应迟钝，睡眠质量下降。她感慨地说："有形之火烧万贯家财，无形之火烧灵敏天性。"

所以那么多中年人最后变得没锐气，不精进，懒惰散乱，为何呢？聪明才智在内斗之中较量耗光了。

第三关，老年，及其年老，气血已衰，戒之在得。得失之心越重，老年越累，心灵的负担是重大的身体负担。就像心里有事压在那里，一口气都喘不舒服。心中无事，走哪都不累。故《心经》教人要心无挂碍，这是保心第一座右铭。老年得失之心越重，身体差得越快。无得失挂怀，身心就会轻安。

这就涉及治病三十六字诀的第十四字诀“少”字诀。少与人争斗，计较得失，就会少烦恼，故《增广贤文》讲，识人多处是非多，知事少时烦恼少。你看很多老年人风湿痹痛，不用天气转变，只要情绪起伏，血脉过不去，关节就痹痛。胃肠炎不用吃煎炸烧烤，就跟后辈动一下气，口角就发炎，血压就升高。头痛不用吹空调，就跟家人较下劲、顶下嘴就发作了。大家仔细想想，有什么好争斗的呢？

就像骆兄进到山里来时说，师兄，你办得很好，龙山的一切，我们都没有去拥有，但我们都可以使用。一个贪着想拥有的心出来，一念烦恼病苦就跟随。

所以人生要健康，先要懂得做减法。在《格言联璧》上讲：静坐然后知平日之气浮，守默然后知平日之言多，省事然后知平日之身忙，闭户然后知平日之交滥，寡欲然后知平日之病多……

等我们把《名贤集》这早课做完后，下面就是一起来做《格言联璧》这部修身齐家、养生教学的重要经句集成。

这些重要经句，是在教我们人生不是在做加法，要懂得做减法。不断地超载，车子迟早会压坏。所以“少”字诀就是做减法。

少欲无为，身心自在，得失从缘，心无增减。

心若轻浮时，要安心向下。须知心净则国土净，息心则是息灾，安心即是安病。

88 强迫焦虑——家庭需要各自责的道场

问：心里老是把不好的事情往自己身上靠，接着自己就害怕，心慌出汗。不光是自己的事情还是别人的事，只要听到或看到就老是想不好的事情。看过心理医生，说是强迫观念症。我也知道自己的习性很深，老是有点眼里容不得别人犯错，自己较劲生气。不好的事情想的时候老是往孩子身上想。我想这可能报应吧，以前孩子奶奶哄孩子时我老是看不惯找事打架生气。现在知道错了，可是我要怎么做才能摆脱这强迫焦虑症呢？请老师指点，谢谢！

答：好学近乎知，力行近乎仁，知耻近乎勇。盘根错节，非斧金不能去；做事优柔寡断，非勇字不能行。这就是治病三十六字诀里的第十五字诀“勇”字诀。勇者气行病愈，思前想后，气血纠结不通，百病丛生。

再说思多气血伤，对身体无益，还会有众多的怪病。对于这些思则脾土郁结，唯一法可解之，以肝胆之勇，条达之木气来疏泄脾土。所以凡做事咬牙勇担当，便无思虑过度之患。故曾公有十三套学问，其中《挺经》是教人做人的，《冰鉴》是教人看人，《家书》是齐家的，《日记》是修身的。

在《挺经》中讲到，天下事，在局外呐喊议论，总是无益，必须躬自入局，挺膺负责，乃有成事之可冀。

所以千般郁结焦虑，不过是不敢担当而已。敢担当不是吃亏，能直接将自己的不良情绪通通炼化。人其实很简单，运动锻炼了，勇于担当，湿气可以被炼化，为我所用。如果凡事拈轻怕重，不肯担当，那么营养再好，也会变成湿气，为病所用。

在山里好多人刚进来都有些闲气闷气，看谁化解得快。越积极肯干的，化解得越快，越袖手旁观的，闷得越坏。

人要是没有勇气魄力，一个小病小心结都将你绑得死死的。人要是多了份勇气跟魄力，什么困难都是小问题。所以曾公碰到难关时，都是自己咬咬牙挺过去，一点责备他人都没有，这点正是我们现代烦恼亚健康人群最缺的。把矛头指向周围人，就是制造硝烟战场，把矛头指向自身恶习，立马变成天堂道场。

所以家里不是各相责的战场，应该是各自责的道场。

89 鼻子干、失眠、健忘如何调理?

问：鼻子干、失眠、健忘，是什么症状，如何调理？经常咳嗽。

答：脾虚则九窍不利。这些鼻孔咽喉不利，脑窍不灵光，心中烦，一派慢性疑难病，归根结底都已经伤到脾了。为什么会伤到脾呢？木克土，木性急，土性缓。所以所有急性子的人都有不同程度的胃病，能够将急性子变为慢性子，便是保脾之法。因为脾适合缓慢从容的消化节律，你把牛性当成奔马来用，那牛就呕血了。所以好多胃出血的人，都是暴饮暴食、焦急进餐、激动生气所致。古医书言：缓字医家第一功。

但有些人说，慢性子做不成事啊，那大家又是如何看待水滴石穿、绳锯木断的呢？四个字，功在不舍啊！

急性子三把火，烧不滚水，慢性子持续加温，水沸腾。人急躁的时候叫什么？叫焦虑，焦是什么意思，就是干燥的意思。所以人一急就眼干、鼻干、口干，自动想饮水。

所以退得急火性，便是养阴法。这就涉及我们养生三十六字诀里头第十六字诀“缓”字诀。一切言动，都要安详，十差九错，只为慌张，性躁心粗，一生不济。

那怎么缓下来呢？可以从三方面修炼：第一言语缓，能令脾安；第二吃饭缓，能让胃和；第三走路缓，能让心定。

脾安胃和心定，就是在退急火，急火退，失眠何来之有。焦躁消，鼻干，怎会忧愁。

90 梦遗多病“正”字诀

问：医生您好，我十多年来为梦遗所困扰，身体每况愈下。今年才三十岁，可是多病缠身，精神萎靡，畏寒怕冷，身体倦怠。请问您在哪里坐诊？既是有缘遇见，请您搭救。

鼻窦炎、过敏性鼻炎、前列腺增生、结膜炎、面部总是有痤疮。看了您的书我感觉我主要是梦遗伤透了身体，但不知道怎么用药。

答：《伤精病相图》一书，专门对治伤精患者。现在我们在山里正在实验这方面的案例。因为在任之堂跟师期间也碰到不少遗精的小伙子，没有治好的话，连工作、生活都不保。人都变成小老头、半废人了。如果长期不治，那是会丧命的。

对于普通遗精滑精，用收敛固涩或健脾除湿的汤药，很容易收效。因为这是身体上的问题，精关一固，精水就秘藏，好像把拦河坝一拦起来，这水库的水就蓄住了。

可如果碰到最顽固的心漏脑漏，这可不是普通的身体已经漏精，这时动一个邪念，精关马上动摇。严重的连小便的时候都兜不住，精华随着尿出来。

这是严重的水土流失现象。为什么呢？《黄帝内经》讲“心动则五脏六腑皆摇”，心动如果没降伏住，你吃再多固精缩尿的药都没用。就像山洪爆发，你把堤建得再牢固，都会被冲垮。所以不是精关不牢固，而是心性太狂越，降伏不了。

如何降伏狂越的心？最直接的办法，不是硬碰硬，而是用引导。大禹治水，堵不如疏。与其去堵住精窍，倒不如适当引导，将能量引到度众利他上面去。那么就能炼精化气，炼气化神。所以对于所有遗精的病人来说，他们都是精力没有用于正当的事业上。如果用于正当的事业，哪有那么多精华遗失呢？

这就涉及我们治病三十六字诀里头的第十七字诀“正”字诀。邪不胜正，念正身正，念邪身歪。寒假山林班的时候，咏春拳老师教大家体验咏春拳时，第一个套路就是小念头。小念头有一个口诀，叫小念头不正，一身不正。

所以不是正气的人，不可以学武。不是正过念头的人，学武会害了他，强身健体了，他会用强壮的身体去干坏事。故身体遗精病弱，是在干什么呢？是身体在自救自保啊！

老师说，千万别小看身体的每一个反应，它是在自救，千万年进化过来的身体，具备非常高深的智慧。

原来身体瘦弱是在提醒你念头错了。你念头没端正过来，再强悍的身体都会让你挥霍一空。那该怎么练“正”字诀，正念头呢？

像师长那样，不是弘法利生的念头不起，不是弘法利生的话不讲，不是弘法利生的行为不做。这样身口意三种不是，你去对治，就用一个标准，利不利他，利他为正，自利为邪。

那么正可化邪，正能胜邪，何患邪淫不去。阳光出来时，冰雪就会消融。正知正见出来时，邪淫邪行就会退却。所以说不是邪淫可怕，是你正念不够。念念正得住，何愁病疾多。

所以在山里有小伙子接受正念、正行、正精进这八正道的训练。才通过短暂的跑山，就把十多年遗精滑精之病初步伏住了。初伏邪知邪见，只需要像阿甘那样去跑山锻炼就行，要想永断根本，必须要念念利他，把身体所有能量气血导归正道。

91 前列腺炎的治疗和调理

问：前列腺炎能治愈吗？怎么治疗比较好？生活中该怎么调理？谢谢老师！

答：恐伤肾，恐惊害怕，会令生殖系统崩溃。前面反复讲过前列腺炎的治疗跟调节，我们要反复地去践行这些养生原则。前列腺炎是治前列腺还是治炎呢？是治尿还是去治心呢？为何萆薢分清饮里头有菖蒲？为何消炎里的药里头要加一些清心之品？因为“心者五脏六腑之大主”，心动则五脏六腑皆摇，清心寡欲人寿康。

我们看大多中老年人会有慢性前列腺炎，一个是暴饮暴食，伤了水道；第二是久坐呆坐，导致下焦流失；第三个是不爱运动，导致气血不通；第四是言多伤中气，气虚失陷；第五个是心神妄动，精关不固，这叫心动则精摇。那些分泌物排不出去，阻塞精窍，就是痰瘀交结，排不出去，就在局部增生肥大，像生锈的门锁那样。只有从源头上，使心不妄动，才是宁心安神、安五脏之法。所以只要妄念纷飞，前列腺炎就不能根治彻底。只要邪思动摇，前列腺就会分泌液体，不能排出去，局部就增生充血肥大。

故六祖大师讲“无念念即正，有念念成邪”。没有妄念，连一个起心动念都没有，这样的人正气凛然，升降有序；只要有一个妄念、一个挂碍，身体就有一个病邪跟着。就像存一邪淫，精关一动摇，就产生病理产物，如果念念邪淫，讲粗话脏话，身体就成为代罪羔羊。

故现在好多家庭为什么破碎不和？老者不教，幼者不学，俗之不祥也。

老年人没有表好法，小孩子不学习蒙学养正，这样歪风邪气一起来，大家讲脏话粗话，讲这些扰动人邪思妄想的话，那么这样的家庭俗世，就不断出现不祥之气。

所以这样用治病三十六字诀里头的第十七字诀“正”字诀来对治，不是正能量的话不讲；不是正己化人的话不说出口；不是正义凛然的话不谈。像粗话脏话、怨言、闲话、是非话，这些话语一讲，就吃大亏。不是听的人吃大亏，是我们身体吃大亏。为何？从心里讲出来，首先要透过身体，身体先被污染，才能染污到别人啊！所以能害到人的，都是先把自己害惨了的。明白这个道理，就知道害己十分，才能害人一分。

所以天底下讲害人话的人，自己真的吃尽大亏啊！故男人话多，前列腺出问题，女人话多，白带偏多。大家去观察，这是一个很普遍的现象，当然这样的话多，是指是非话、粗话、脏话，而不是指正能量的话。正能量无我利他的话，讲后能美化社会，美化心灵。故曰：“不是疾病反复难缠，而是真善美慧的话讲少了。”

92 老年人脑梗、青光眼如何养生?

问: 我妈妈有腔梗,青光眼,右眼只有一条线可以看见。发作时疼痛,头痛,眼痛,眼睛需要手术吗?如何治疗保健好?

答: 肝开窍于目,怒伤肝,长期不开心,就会严重伤眼睛。年老不仅是眼睛的问题,涉及多脏腑亏损的问题。老年人养生就一句话——养脾胃。四肢九窍百脉,皆禀气于脾胃。那么哪些行为最伤老年人脾胃?

一是暴急,狂风暴雨会破坏庄稼,让水土流失。老人暴急的性子,脾胃很快就亏虚了。这就是木克土,中医讲的。

第二不动伤脾,运动能健脾。中医讲脾主健运,脾想要健康,四肢就要常运动。老年人好坐好卧,一懒一切懒。一个念头不想动了,百脉俱废,所以讲百种弊病皆生于懒。

所以养生不需要太多的招法枝叶,直接能抓住这主干,就是不暴急跟常运动,两点做好,脾好胃好身体好。

93 甲状腺结节如何保养?

问: 老师甲状腺右侧叶极低回声结节伴钙化是癌症吗?必须手术吗?吃中药可以吗?怎么保养啊?

答: 硬结产生,必有肝郁。硬结在上半身,多属郁火,下半身，多为寒郁。

有个鼻咽癌的患者，他问该选中医还是西医？我们说，哪条路子都没错，要果断地选择，不能够思虑过度。选西医就要听大医院医生的，选中医就要彻底回归传统中医养生《黄帝内经》上面去。

有些人用了西药，发现效果不好，就说西医没用；有些人找了好多中医调，也没调好，就说中医骗人。其实西医有西医的长处，中医有中医的亮点，关键是我们要按照身体的法则使用守则去做。

大家看考个驾照都要三个月，而且还要反复练习，你才能上路。你想想，你自己的身体要能用得好，是不是也需要花几个月时间去熟悉身体获取驾照，然后再花几年时间去反复打牢熟练啊？

疲劳驾驶、醉酒驾驶、超速驾驶，都容易出现车祸。而你疲劳使用身体、暴饮暴食、熬夜焦虑、精神过度紧张，这些也很容易让身体发生故障。

像这些甲亢、眼肿胀、发炎，其实都是人体交通事故的反应。炎症说明你的身体长期处于快速燃烧状态，是在提醒你要给身体降降温。用消炎药那是治标，过一种慢生活，才能医本。

94 祛痘药有何副作用？

问：祛痘的药方有没有副作用？怎么办？

答：是药三分毒，唯独运动健身，百利无一害。祛痘的药方大都是清热泻火的，久服后容易伤脾胃。当你尿清澈，口吐清水，或胃口不开时，就要谨慎泻火药了。

过度泻火，会让胃肠缺乏阳气，蠕动力减退，消化食物不彻底，人就会没劲，这叫苦寒败胃，寒凉伤阳，怎么救呢？用点姜枣茶就可以救苦寒败胃。

有个电工，烦热上火，眼痛，吃了泻火药，眼痛好了，但却胃凉泛清水，我们叫他用浓浓的姜枣茶就解除了。

生姜能暖胃，大枣可保脾，枣为脾之果。

95 婴儿湿疹的治疗

问：老师，您好！一直看您的中药课堂，了解了很多修心的好处。非常感谢!我姐姐家的小孩六个月大，满身的湿疹，皮都烂了，用了药，好了之后又反复，越来越厉害。小孩子又痒又哭睡不好，大人也很受罪。我又浏览了您关于湿疹的所有讲解，也不敢指点一二，特请教老师给予教导，大人孩子该怎么做？毕竟孩子太小没法让小孩自己锻炼身体。大过年的，还来打扰，望多多包涵。

答：事无大小皆当敬，有素质者，无论何时，常怀感恩，言语柔和，问路，人都乐于指点之。百湿治脾，万病强胃。脾胃一伤，百病丛生，脾胃一强，万邪顿息。像湿疹正是脾主湿功能减退的表现。增强脾脏力量有很多办法，比如山药、芡实、薏仁，这种药膳粥食疗效果不错。还有四君子汤，平和健脾益气除湿。更有按摩足三里跟背部脾腧胃腧，加上晒太阳暖土，这是在保脾。还有孩子小时常在草地沙土上爬行，是非常养脾胃的。

多接地气，脾胃有力。你看那些不爱动的孩子，脾胃就越来越差。多接地气，爱动的娃子，身体少咳嗽发烧积食。

96 战胜口臭

问：看到2016.1.26号最后那位小伙子的问题，仿佛看到了自己的影子。因为自己深有感触，我也曾被口臭深深地困扰了好长时间。花一样的年纪却活的比同龄人累好多，尤其是心累。又恰巧是高中最重要的那三年，现在想起来自己真的错过了好多。有遗憾，但不后悔，因为没有什么可后悔的。难道要后悔为什么会这样，埋怨老天爷的不公吗？是的，我的确埋怨过为什么这样的事会发生在我的身上，可是没用的，情况并没有因此好起来。后来我就觉得或许这是老天爷对我的考验，天将降大任于斯人也。我上了一个普普通通的大学，虽然现在心中还是会有小小的芥蒂，但我会努力的。按照老师教的方法不说脏话，七分饱，运动坚持下去，我相信一定可以战胜病魔。希望那位同学能看到我所说的，一起努力吧！谢谢老师，您的悉心教导不仅帮助了我，也帮助了他，帮助了成千上万个像我们一样的病人。好人有好报，祝老师身体健康，万事如意，猴年大吉！

答：读书是在校之事，读书习惯却是终身之事。失之东隅，收之桑榆。口臭就两点，要管住进口跟出口。进口就是煎炸烧烤难消化，以及荤腥之物要远离。即使是普通食物也要七分饱，有些人说七分饱好难做到，其实在于你想不想，不在于难不难。

古代的钵叫做应量器。是指你拿着钵，就应该知道自己的量是多少，切莫过之。所以每顿吃饭的时候，自己先用饭碗量好饭菜，然后独自安静进餐，严格控制七分饱，不二碗。

只要坚持二十一天不吃撑，口臭都会渐渐减轻。但要根治还要靠出口，怎么出口呢？孙思邈讲，善言不离口。也就是说，不是真善美慧的言语，不要轻易讲出口。一念善语一念香，一念恶语一念臭啊。你看好多人习惯讲脏话，别人会形容他讲话好臭，所以远离脏话比口香糖更管用。

97 腹胀是要少动气多动体

问：老师，我还想问一个问题，就是我肚子鼓鼓的和脾虚有关么？还是食积？一拍肚子就感觉里面有气，和别人拍肚子的声音不一样。

答：木克土，俗语云，气饱了。生气会令人腹胀滞塞，中医叫木不疏土。脾主大腹，一般很少有绝对的虚证跟实证，大都是虚实夹杂，有脾胃劳伤在前。《黄帝内经》叫劳倦伤脾，而后才有饮食过度伤肠胃。这样脾虚运化无力，气机水饮就内停为胀。

这时要寡言语养中气，多休息养精神，少思虑以健脾。总之劳心的事少做，劳力的事多做，脾胃运化就增强。

上次有个专卖健脾营养品的商人，他说他的营养品有多好。我们说，是不错，但再好的营养品，也要脾胃能健运吸收。

这商人发现一个问题，刚开始吃这保健品时有效果，可吃一段时间就到瓶颈，效果就没有了。不知道为什么……

我们说，很简单，就算是补脾胃最好的山药，你让孩子天天吃也不好。

为何呢？你的营养就专依靠山药了，结果一停山药，脾胃就弱下去了。

这像是一个企业老靠借外资来维持运转，那就危险了。真正脾胃功能加强，是要靠运动炼化。他问，怎么运动炼化？

我们教他做几个泰山压顶，他把保健品一停掉，练泰山压顶效果更好。他高兴地说，以前吃保健品时，胃口都没有现在这么好。

这再次证明，脾胃是练强的，不是吃强的。所以脾胃容易胀满，就提醒你要多练，不练就很难把胀满消掉。

同时要注意别生气。为什么肝硬化最后会产生腹水，肚腹要膨胀？木克土啊！所以练身体要常动。但这还不够，还必须练心性。脾气要常静，情绪不能动，身体要常动。

情绪动了，身体就鼓气赌气。身体动了，就是在消气顺气。上次有位朋友跟妻子吵架，一肚子火，嘴唇都咬出血来。

我们叫他赶紧去赤脚走路，把脚走出血泡来，让气疏泄掉，不然会得大病的。他去走了两个小时，走到脚底出血，嘴唇就不出血了。然后睡了一个大觉，气终于消了。

如果不能及时导引消气，不用几年，夫妻斗气就会斗出癌瘤包块来。这不是我们讲的，孙思邈在《千金方》上早讲到。家庭成员中有不快，必须早早解决，没解决那么你每赌一次气，那不快就像滚雪球那样大一点，越到后面大得越块。

这在《大藏经》上叫，“念念成形，形皆有识”。这些恶的念想会结成恶的包块，所以少动气、多动体，体动病不动，气动多病痛。

98 癌症为何高发？

问：我今年29岁，自记事起即随父辗转寻医问药，治疗乙肝，想来已患病二十载有余。吾今生最大痛楚，是前年父亲戛然而逝！乃是因肝癌被当做胃疾治疗。乃及长滩中医院B超发现巨大肿瘤送广州住院，短短十几日竟撒手人寰，留给亲人巨大的痛苦。须知吾父乃家中独子，吾家尚有九十岁的奶奶！我姐妹三人皆刚踏入社会，我父亲竟未享一点福就去了。祸不单行，去年我岳母大人又因胆管癌辞世。接连的打击，让我心里又痛又怕。睡前总觉肋骨下侧隐隐不舒服，躺下有不平感，心里非常恐惧，觉得生命里离不开癌这个字了！我并非贪财贪名之人，现在长滩家中有九十高龄奶奶，有母亲大人，还有未出嫁妹妹两人。我是家里顶梁柱，不能倒下。况且也未给家里添一儿半女，工作又繁重、压力大（银行职员）。在外面做过很多检查，医生竟莫衷一是。中医科医生不望闻问切，竟只会让人检查肝功能、DNA，根本无法消除我的担忧！应如何治疗、保健，求老师点拨，万分感谢！

答：保健者，保心健身也。保心常教无求人，健身还须有苦炼。老师预言，五年内癌症不少反多，呈暴发趋势、年轻化趋势、恶性化趋势，看来这是渐渐应验了。

过年回到家，听到亲朋好友，有不少未能尽终天年，便因癌瘤辞世。更有尚中年准备做一番事业，却发现身体已经是老年了。癌瘤丛生，搞得到处谈癌色变。

为什么我们现代生活条件这么好，医疗条件也不错，癌瘤却层出不穷呢？大家有没有仔细想过？

第一点，环境。就拿过年来说，你放鞭炮，他放鞭炮，搞得过年七天，整个城镇笼罩在烟雾霾里了。究竟谁在喜乐，谁在吃亏？

今年有一些亲朋好友来，经我们劝说，大家选择不放鞭炮，以减少环境污染。有些原本要大放特放的，结果只买一小串形式上放一下。

没有好的地球母亲就不会有好的生存环境，也难以有健康个体。现在人们为什么那么容易气郁胁胀？环境也是一个重要因素。环境改善一分，情志压抑就会减轻一分，这是在山里实证出来的道理。

山林班的学员们，都感慨地说，进山来自动解郁，这是什么道理？环境很重要啊，好环境有好心态。

不仅今年跟大家一起不放鞭炮、少抽烟，逢年过节也不用大礼包小礼包，一对桔子，大吉大利，给老人小孩红包，这就是最平安最快乐的年。

第二饮食上，现在大家看整个社会能胖的都胖起来了，本来胖的更是胖得离奇，没走几步路就气喘吁吁，上下楼梯就短气乏力。今年听到一个令人惊讶的消息，我们的小学同学现在也不过三十出头，一查出来三高就占有了两个。

大家看，三高也年轻化了。一个人吃大鱼大肉，一年可以长十斤八斤赘肉，长到走路都拖着腿。两百米的路都不想走，想用电单车，一切让机械代替了，最后人就会被代瘫了。

后来这同学，连开车都疲劳，出了交通意外，差点就没了。所以大家说癌症可怕吗？最可怕的是不忌口，是富贵不修道。生活富裕了，不修些养生之道很危险。

《四十二章经》上讲，人生有二十难，前面两个难，第一个是贫穷布施难，第二个是富贵修道难。

大鱼大肉对人性的腐蚀，几乎是不可抵御的。要防黄赌毒容易，防砒霜农药容易，但是要防饱食肥胖难啊！有些农民工人，他们经商赚了钱当了老板后，便很快忘记了清苦旧家风，胡吃海塞，有的甚至吃出了心肌梗死。

我这位同学，肚子鼓得像小山包，拿本笔记本上面可以当桌子。在民间俗语上讲，“腰带长寿命短，一胖百病缠”。所以将军肚发福，这样的人其实是最辛苦的。西方科学研究发现，腹部脂肪每增厚一英寸，体内就要增加四英里长的毛细血管，从而大大加重心脏负担。

古人讲，有钱难买老来瘦。又有种说法叫，常常登高坐，渐渐入祠堂。这是说经常被请客，特别是中老年人吃红白喜事，放开肚皮吃，结果一顿吃伤，十顿喝汤，反复吃伤，就快速地走向死亡。

大家以为在外面吃饭，嘻嘻哈哈真快乐，但激动又饱食，而且运动少，消化不了，最后过个年就被送到医院。送到医院后再送进祠堂，到后来就只能吃香火了。

这些外贼易防，内心的欲望难断，饱食过度，才是我们身边最难防的健康杀手啊！要过平安年很简单，大家只要做到不二碗，像在饭堂打饭一样，拿个碗，装好饭菜后，再好吃，我不再装第二碗，再不好吃，我也慢慢吃完。这样家里老人做饭，也不会老做多做剩。你的食量稳定了，老人做饭菜也就稳定了。老人也不会每天为剩饭剩菜而愁，倒掉又不舍得，硬吃，肯定撑死。

我那同学以前没有一顿不吃撑的，吃到后面开车都昏沉，吃完饭就想睡觉。人肥胖了，他的心脏都忙于去供应那些赘肉，脑袋就缺氧，哪有精力去干活。叫他多站十分钟都站不了，见到凳子就想坐，见到床就想躺。当一个人渐渐坐下去不起来，躺下去不振作，这个人半截身体已经入土了。

平时老觉得没劲缺氧，一开起车来反应下降，车祸几率就提高。所以好多暴饮暴食的人，他没有死于疾病，却死于反应性降低啊！

砒霜好防，烈酒好挡，唯独这饱餐难以推断。但难易相成，你真想通这道理，立下个规矩——不二碗。找到一个刚好适合自己的碗，保持每顿夹好菜就不再夹了，这叫真正的均衡饮食。均衡饮食四个字就把癌瘤的脖子掐住了。

讲完第一天时，因为天食人于五气，环保很重要。第二个是地利，地食人于五味，饮食很重要。不是说要吃多少高营养的东西，你能否保证逢年过节不吃伤？饱食一顿损三日寿命啊，能否保证不把自己吃得肥胖伤心脏？

现在讲第三是人和。人和是最难的，这就涉及心性之道跟运动之道、家庭之道、职业之道，还有修学之道。这些都是人和的关键。春联上讲，人和家顺万事兴。这些人和的学问，我们会慢慢在早晚课里头跟大家共同学习、共同研究、共同落实。

99 年老养生调理从养志五堂课入手

问：我的伯父今年79岁，前几年因为被炮伤了耳朵，现在听不到，眼睛也不好使。20年前直肠癌手术，痰多，咳嗽，爱睡觉，昏沉，请问老师如何帮他调理，或者该让他注意什么？

答：老人一大功德，让年轻人早学养生保健常识。莫谓年老废无用，提醒年少养生先。渐渐鸡皮鹤发，看看步态龙钟，饶有金玉满堂，无常终是到来。

每个人都会老的，身体会老，志向不能老。一个人素质的高低，看他的志气。志趣低或者没有志气，就会逐渐被流俗所染，浑身是痰，昏沉没劲，好发脾气；志气高，仰慕先贤，就会正心奋勇，然后逐渐变得高明。

所以年老养生不过就两个字，养志而已。那么怎样来养好自己这个志？可以从五方面入手，是养志五堂课。

一曰克己。现在人们喜欢拿刀去雕刻别人，不是雕刻自己。得一善言，便去劝别人，好为人师，就会长傲慢。人傲慢就像高山，受不得滴水滋润。所以得一善缘，便用于克己很重要。

学了圣贤经典，拿去克别人，就在制造硝烟，拿来克自己，是在制造太平，所以第一条方向不能错。

第二诚意。不诚无物，破一切狡诈虚妄，只有真诚而已，真心是道场，延寿大师每天勤恳治学，精力饱满。有人认为这是天生如此，其实不知道这是心诚意净。心诚意净，精神越用越出，诚心就是专心一心，没有杂心妄心。

有句俗话叫“精诚所至，金石为开”。任何一个修身养性法门，都要精诚去练习，才能得真大利益。身体好多痰核结块，如果不够诚心正意，根本感化不了。没有大医精诚，也攻克不了。

第三主敬。有人认为礼貌恭敬待人，自己吃亏了，不知道恭敬不是别人需要，是自己的需要。主敬则身体强，人心发出来是恭敬的，身体没有一处不是恭敬的。心都不敬了，五脏六腑也会打架不敬。所以练兵之道在于练将，先要能恭敬以待，敬胜百邪啊！

孔夫子一辈子做什么事呢？两件事，制礼作乐。而《礼记》讲什么呢？就一句话开篇提到的毋不敬而已。即使是你的冤家仇敌对手，你都要恭敬对待，恭敬你才能自强。

第四习劳。一日劳苦养一日的命，一日放弃劳苦，一日生命质量就在减退。所以讲劳动创造智慧，劳动延续生命。有个成语叫“不劳无获”，世界上没有不劳而获的事情，劳其筋骨，获身心健康，习劳则神清，习劳苦出汗后，精神会非常清爽。

李老师平时多痰，在山里习劳，没有吃化痰药，第四天时，他说，我都没有吐痰了。怎么想都想不起来，好像没痰可吐，这就是把痰转化为津液，靠的是习劳改造。身体忘了习劳，比忘了吃药更可怕。越老越要重视习劳，生命不息，习劳不息。

大劳来不了，小劳不可少，小劳其身，乃养生妙道。故华佗曰：“养生之道，常欲小劳”，不应当过于疲劳，不堪忍受。

第五叫有恒。世间的事情，没有恒心，都没有可成。为何现在好多人事业做大，身体变差？因为恒心丢失，在应酬的时候，就忘了养生，在做事业的时候，就忘了锻炼身体。当你把所有精力用在外面，你里面身体就空虚了。

空城危险啊！不练兵自强危险啊！每个细胞都是我们的兵，都是我们的人民，每天都要花些时间去锻炼。不论是大风雨，晨必早起，练功不息。一生养成一个好的习惯贯穿终生，就是恒，用恒字来养生练功做事，事业成了，身体也好了。

如果没有恒心放在养生锻炼上，总逃离不出“财多身弱、富不过三代”这种俗世规律。曾公为何能以鲁钝朴拙之资，成就一番大事业？靠的就是这个“恒”字，数十年如一日地劳心劳力，日课不断。

100 强身之法莫过于运动

问：我的父亲71岁，怕冷，昏沉，体乏，睡不着，痰多咳嗽。请问老师，我父亲该如何调理？

答：习勤能使一身振。没药吃还有得救，没运动就没得救了。强心之法莫过于寡欲，强身之法莫过于运动。当时毛泽东早年就写有关运动的文章，并且终生坚持运动。早年时毛泽东觉得自己身体还不够强大，读书作文干事还不够得心应手，于是便到书摊、图书馆里找遍养生的书籍来研修。发现养生书籍讲千百种法门观点，不过是一句话——去做而已，毛泽东感慨地说，只要有一法半法，坚持不断去做，就能收到效果。

所以野蛮其体魄，不管是大风雨跑步，还是大江河游泳，毛泽东从来都没有中断过锻炼。有人说淋雨不会感冒吗？游泳不会伤阳气吗？

这些担忧也是合理的，关键是你体质要练起来，你就没有这种担忧了。体质没练起来，你喝凉水都尿频胃痛，啃个饼都胀，吃个瓜子都上火。

所以不跟不爱实践的人多谈理，这是所有有成就的人共同体验到的一条重要心法。养生之道很简单，就是去践行运动之道。俗话讲：“人闲百病生，人忙烦恼消”。这忙不是心忙碌起来，是身体不停干活。一个人能干就能活，不能干就不能活。

越来越不能干了，手不能提肩不能挑了，到处都有仆人伺候，机器代劳，这不是富贵的喜悦，而是凋亡的悲哀。所以再苦再累再老，自己能动手的，都不要轻易假手他人，你给子孙留下的财富，将是不可估量的。坚持一年两年三年后，你所得到的绝对不是金钱能衡量的。

每天日记上打开来，都要看你今天习劳了吗？有没有比昨天做更多呢？

101 老年人腿白天肿晚上消怎么调理？

问：老师！老年人腿白天肿晚上消是怎么回事？怎么样保养？

答：持身每戒珠弹雀，练体还如刀解牛。四肢肿皆属脾虚。《黄帝内经》讲：“诸湿肿满，皆属于脾”。人年老就像夕阳西下，阳气渐少，水气渐多。我们看小孩子阳气足，有个成语叫活蹦乱跳，很轻巧，所以小孩好跑。中年人年过四十，阴气自半，阳气跟阴气在拔河，阴成形过多，包括吃太多生冷伤阳之物，吃太多肉食和壅堵之物，人就会肿胀肥胖。好多中年人发福，就是老来肿胀的前奏。特别是双下巴一出来，将军肚一大，脾主肌肉功能就减退。你让脾脏负担不起那么多肉，它最后就肿胀给你看。等到年老时，阳气少，阴气多，走路就迟缓，拖泥带水，或颤颤巍巍。所以中年好步，老年好坐，老年不想走了。不想动不想走，说明阳气被湿气包裹出不来，这时升阳除湿很关键。

中医治疗老年人最重要的是保胃气，健运脾阳。用的黄芪、茯苓、赤小豆、生姜、大枣，这些一抓一大把，都是简单食疗之品，能够益气走水，减少阴成形，增加阳化气。普通的食疗方用得好，那才叫真神奇。但这些食疗方用好，不全在方上，还在养生的原则。

就像你在高速路上把车开得很好，不全是车的功劳，还有你如何使用的问题。如何使用脾胃，我们有养胃五点跟保脾十条，这些要好好践行落实。

这个春节好多中年人不是问老人的问题，就是担忧孩子的问题。这些问题其实中年人自身能解决，怎么解决？自己先做到养胃五点、保脾十条，自己先受益后再推广，就像顺水推舟那样。

养生养老育幼，讲来讲去，都是要做克己功夫。

102 八段锦、太极拳、五禽戏、易筋经、金刚功对于治病哪个好?

问：请问老师，国体版八段锦，少林版八段锦，24式太极拳，五禽戏，易筋经，张至顺道长的金刚长寿功等，对于治病或者减轻病，有帮助吗？这几种功法，哪一种更科学合理呢？

答：禅教律密净，同根又同性，法则无高下，当机则受用。

有人打坐参禅，安禅能制毒龙；有人讲经说法不断，一生讲经教育成就；有人严持戒律，得大自在，自律后精力旺盛；有人秘密修行，心念住于一处，一样成就；有人清静念佛，静水照大千，静极光通达。

所以究竟什么是好功法，什么功法是最当机？去练了就是好功法，去做了就是最当机。怎么练、怎么做呢？老道长讲过，海南青龙马，性烈如猛虎，日行千里外，夜需一寸土。

当时我们几个学生，在一起研读老道长这首偈，不同层次看这首偈子，就像横看成岭侧成峰一样，都有不同的风景感受。

真正的体会还是要你亲自入山去领略一番，怎么领略？像这些性烈如猛虎，这些容易动气动性的脾气，如何降伏？一个是日行千里外，一个是夜需一寸土。

日行千里外，是练身的功夫。就像禅家跑香，像千里马行脚，所以要给自己立一定课，每天徒步或小跑一小时，有六公里足矣。

当六公里还觉得精神振奋、有余力，那你就负重，逐渐地去锻炼，不要说是治病，简直是武功高强。我们看一本少林寺练功的秘本，也是善友们寄过来的，发现里面练功的都是这个“渐”字诀。所谓百炼不如一走，能将一个行走功夫、赤脚练法，练到极处，都会身轻如燕，六时吉祥。

那夜需一寸土呢？讲的是方寸之心的功夫，白天运动以养阳，要日行千里外，晚上静卧以养阴，静定以养神。所以晚上要保证不疲劳不上床，只睡一觉，不睡第二觉。眼睛睁开来后，一分钟内就要下床，不能赖床。一懒百懒，一进百进，一退百退，一勤百勤。

关于“安禅制毒龙，夜需一寸土”的功夫，我们都会跟大家一起在做定课里去做。

要知功法千万，总归专恒。三百六十技可练，春夏秋冬不偷闲。一日练个数百遍，专恒必可成圣贤。

103 网球肘是筋出问题了吗?

问：老师新年好！请教下，网球肘是筋出问题了吗?

答：筋跟肉都出问题了，筋肉背后就是肝跟脾，肝主筋，脾主肉。人如果不是肝累脾虚，你怎么打网球也很难得网球肘。所以中医治病是求本的，肝累则肝主筋功能减退。

所以越郁闷的人，越不能够轻易做对抗性运动，越暴躁的人，运动越不能过于激烈。不然很容易撕裂筋脉，得内伤。

脾虚的人，肌肉会松弛无力。脾主力量，力量不够，反复地挥肘，最薄弱的关节周围，如果不是肌肉在包裹使力，那么关节很快就受创。所以我们发现，治疗各类关节炎，到最后都要加强脾主肌肉的力量。当时看到一例顽固肘腕关节痛的患者，看到老师重用白术加桂枝不解。老师说，脾主肌肉，心主血脉。当时一听，豁然开朗，脾虚力弱，关节就病多，脾主四肢，桂枝能引药到上肢，很快病痛就减轻。因此，四君子汤加桂枝汤是治肢节病的收功之方。

中医理论几千年来，仍然闪现着耀眼的临床光辉，所以注意保脾十条。如果你不是把脾伤得够呛，哪会有这么多关节炎、肢节病呢?

104 孩子嘴角上长湿疹是怎么回事？

问： 我儿子从小的时候就长湿疹，在嘴角上，怎么看也看不好。现在已经十岁了，有时候还是长，我想问一下老师，这是怎么回事？

答： 脾主湿，脾虚则湿盛。湿乃阴邪，得阳则化。制阳光，可消阴湿。有一次我们问老师，为何桂枝汤居然治好了口角流涎、浑身湿疹瘙痒的病人？

老师说，这是一个阴阳气血的问题。桂枝汤表面是调和营卫，实质是调和阴阳气血。别小看姜枣草，好像是普通食物，可有可无，作用却非常大。那姜枣草怎么调和脾胃呢？为什么在常规方里头，我们常会用到这组三药？

原来生姜能够让脾胃动起来，脾主健运。大枣能够让脾胃安静下来，脾之性德乃缓慢安宁。现在好多孩子不是犯了昏沉，就是犯了躁扰，这都是伤脾的。昏沉不爱动，就会产生痰湿；运动过度，躁动了，就会产生虚火。痰湿虚火相搏，各类炎症就出来。

所谓炎症不就是那团津液被烧焦了吗？有多余的津液痰湿，再配上躁动的性子，马上身体就上火多痰。所以你只要解决了一个懒动，跟一个躁动的问题，就解决了脾胃的问题。懒动能让脾惰，痰湿多用生姜、苍术化之。躁动能让胃部津液亏伤，需要用大枣、白芍养之。

所以把握了这个脾胃阴阳，你就把握了调身体的大方向。那么对于一些看似疑难的病，你就看它躁动多，还是懒惰多，随手用普通的汤药，往往有意外之效。

最关键的还是要带孩子练功，练什么功？泰山压顶。一招泰山压顶，升降脾胃不得了，不管是懒惰的，还是躁动没耐性的，泰山压顶都能够调和。

现在人升降必电梯，所以脾胃亏虚，更需要这一招升降之法——泰山压顶。能够常练泰山压顶，脾胃问题就在一点点减轻，这是在山里验证两年得到的结果。那些喝药效果好的，没有不是把药物跟练功结合起来的。

这时代要治病，特别是治疑难杂病，单凭药物之功，力量太小，必须多方面、全方位地作战，把练功、改善生活恶习、端正心态跟用药结合起来，那效果才是令人满意的。

105 阴道的疾病也需健脾吗？

问：脾开窍于口，按老师的理解，阴道的疾病也可以吗？请指教!

答：面口合谷收，开四关（即合谷、太冲），对于面口阴道之疾有奇效。你看傅青主完带汤里头，治疗带下量多异常，用什么为君药啊？苍白术啊！一般人还看不懂，以为仅仅只是化湿而已。不知道湿生于脾，脾开窍于口，脾健运后，周身孔窍都不会有湿邪过剩的现象。所以用苍白术治带下水湿，这是站在很高的层次上用药的。

所以傅青主在女科中讲到，“夫带下俱是湿证，湿证法当治脾”。脾胃没有保养好，妇科炎症断不了。为何治疗妇科炎症也要管住嘴、迈开腿？这都是在保脾强胃。管住嘴保住脾不受累，迈开腿增强胃的受纳消化。人家说妇科炎症难治，那是没有把饮食之道跟运动之道加进去。加进去过后，你试试看，就没有想象中那么难了。

一个泰山压顶，配上常规的妇科炎症用药，效果自然会更好。

106 有高血压，头痛，颈椎病，易发怒，怎么调理？

问：老师你好，想和您咨询下。我母亲常年头痛，有高血压，身体微胖，脾气易发怒。最近颈椎不太好，有时早上起床时大拇指、食指和中指发麻，要用温水泡才好点。出太阳时，眼睛胀痛，上眼角变褐色，该如何调理啊？

答：若没有压力，谁喜欢生气。妻贤夫祸少，子孝父心宽。怒气把水湿搬运到头顶则头痛；搬运到颈椎则颈椎不利索；发到上肢则肢节发麻。你看这些症状加重，大都是在发脾气后，为什么呢？气是下山猛虎，气到哪，哪里就伤。气得面红脖子粗，脸上长斑，咽喉疼痛；气得眼睛都发红，这叫怒目圆睁，所以眼睛就会胀痛；气得咬牙切齿，牙齿也容易肿痛，牙龈肉容易上火；气得血脉偾张，这就是高血压。

这样怎么办？古医书上讲：“百病皆生于气”，朱丹溪说：“气血冲和百病不生，一有怫郁，诸疾生焉。”

能够解开这些气堵问题的医生，那都是高手了。能够在气堵这层面上看病的医生都不简单。能够见病人气堵，反修自己，亲身尝过发脾气滋味，然后立志不发脾气，这是高高手。

以前不解为何老师独钟情于小柴胡汤跟逍遥散，现在看了这么多社会现象后，渐渐明白了。原来通天下皆是躁急郁气之人，要怎样调好胸中这团气机？用枳壳、桔梗、木香，也是表一个法。桔梗开肺气，枳壳降腑气，木香行滞气，这些都是气药中的佼佼者。正如古人讲：“药逍遥，人不逍遥，何逍遥之有？”

所以但凡用气药时，必定要修习“春风拂柳”这一功法。就一个春风拂柳，你能够像瑜伽那样，长期定在那里，忍住酸麻胀痛，你的气机正在疏通。

每次教春风拂柳，都会有学员反映，练完功后，呼吸啊都顺畅多了，整个人都觉得轻松了。这就对了，既然知道有这效果，为何不天天做呢？世界上没有一劳永逸的事，只有天天劳其筋骨，天天才会快乐舒服。

这些偏头痛、高血压、颈椎病、筋骨肢节麻，都不是大问题。最大问题是你还气不气，气了后懂不懂得用春风拂柳来疏导。张仲景写《伤寒论》时也提到病时先用全真导引，不必急着用药，现在好多人忘了还有全真导引。你看马王堆出土的那张导引图，每个动作都定在那里，你只要把体操里的每一个动作，放慢十倍、一百倍来练，那就是真功夫。一个扩胸运动，你能否扩个十分钟？一个踢腿运动，你能否踢上去以后定在那里十分钟？那马上就是金鸡独立，就是瑜伽，就是桩功。

所以不怕气头上，就怕不用功。什么时候你可以少练功？就是你少动气的时候，只要还会动气，你就需要去锻炼。动气少了，你锻炼不用太多，身体也很好。所以有人不怎么锻炼，身体却很好，为何？心平气和，所以就少副作用。有人经常锻炼，身体却不好，为何？因为锻炼得到的硕果却不够发脾气动气拿去用了。

结果功夫天下第一，脾气也天下第一。两个一对消，就什么都不是了。

107 嫉妒心该怎么对治？

问：多谢您的努力，祝您新年快乐，健康！

请问老师们，嫉妒心该怎么对治？我也知道嫉妒不好，尤其是嫉妒一些名闻利养的东西更不好。随着修习的深入逐渐不再对财色名食睡这些东西贪恋了，但是当看到别人实现了梦想，或者看到别人比自己对社会贡献大、更能利益大众时，仍然会感到嫉妒。《弟子规》上说，唯德学唯才艺不如人当自励。但这背后还是有攀比，还是会心理失衡。请问老师该怎么办？谢谢。

答：不让古人，谓之有志，不让今人，谓之无量。嫉贤妒能，越是聪明的人，这种心态越强烈，越难对治。在《中庸》里头讲到一段非常重要的经句，凡为天下者有九经。就是说治理天下国家，有九个经久不变的原理。一曰修身，二曰尊贤。三曰亲亲，四曰敬大臣。五曰体群臣，六曰子庶民。七曰来百工，八曰柔远人，九曰怀诸侯。

大家看一个领导者，他最大的修养是什么？就是包容。如果有一分嫉妒之心，他都不可能领导大众。其实很多事情都是这样，你不想把事业做大，你的心胸很难真正大起来。譬如我们小学时候，大家相互竞争，别人分数考高了，自己就嫉妒不服。可小学一过，你发现进入中学，竞争对手更多，再进入大学，就更多。出色的人，优秀的人，到处都是，如果还是嫉妒恼怒恨，那么你永远出色、优秀不了。

你发现以前小学所谓的嫉妒，那都是没用的。有谁会这样说，我今天事业成功是因为小学时，一次数学考试考了一百分？所以人生的好多成功，根本不关乎别人的成就，也不关乎自己过去的成就，就看我们当下有没有看破。

你真想变强大，你连一个念头的能量都要省下来。这叫惊天大事业，要从滴水不漏功夫做起。有学员问我们，你看某某人，他又开间医馆，每年赚多少钱。某某人他已经买房买车了，某某人又升职了。这些都是什么？都是来动摇其心的。

我们听后一概笑笑不理，全心投入到教学中去，连一个眼红嫉妒念头的能量都不消耗掉，这才是真正的“铁公鸡一毛不拔”。只要是不利于正能量正气的一个念头的能量都不舍得花。如果有这个高度跟觉悟，那怨恨、恼怒、烦、嫉妒、心不安，通通都不是大问题，通通都很快化解了。

所以人生要有自己的主心骨。就像山谷里百花争艳，大家看每朵花它会嫉妒其他花吗？绝对不会，它只是想着如何把自己这朵花开得更亮丽而已。所以一部一部书出来，就是一朵一朵花开了。如果我们停留在这些嫉妒恼烦的负能量念头上，在这里头打转，像狗咬尾巴一样，就不可能天天进步，时时进步。所以认识到这点，你哪会再去嫉妒任何人，我的精力时间用于研究精进都不够，哪会分心别处呢？除非你没有志向理想，没有目标方向，那么就要找到有理想目标的人，跟他一起奋斗。

有个词语叫“大而化之”。要往大处走，志大愿大，好多事情烦恼就烟消云散了。志不大，愿不大，在一个家都鸡犬不宁。

108 流产、阳虚为何因？

问： 老师，您好，朋友一个月前刚流产，因怀孕八周时照B超发现宝宝没有心跳，两周后吸宫。现过一个月，刚来经期，只有小量，色黑，时有时没有。现在应怎样调理？另外，大约七周时常感到寒气从骨内透出，请问是什么原因？万分感谢！

答： 张仲景《伤寒论》序讲，趋世之士，驰竞浮华，不固根本，忘躯徇物，危若冰谷。大家都知道这时代，阳虚的人很多，导致姜桂附曾经大为流行。姜桂附能解决问题吗？能解决一部分问题。老师讲，凡事要多问几个为什么。中医是哲医，富有哲思的医生，为什么会阳虚？最关键处在哪几点？有两点。

第一，仇怨恨念重。讲出的话，起的念头，都令人害怕。俗语讲，恶语伤人六月寒。你看现在开口闭口都是脏话恶语，一个眼神都不饶人。有个成语叫恨之入骨，恶语恨念积重后，它是入骨的，骨头里都冒凉气啊。

如果说真善美慧的言语是阳光的，那么假恶丑恨的言语便是阴寒的。所以看你阳气足不足，就看你真善美慧的话讲得多，还是假恶丑恨的话讲得多。

为什么好多胎儿会提前停止心脏跳动，孕妇会提前流产，我们的念头全部都会影响到肚腹的胎儿。有句俗话叫"一肚子怨气"，你的怨怒通通都会积在肚腹，这些怨怒强大得可以杀死金鱼。

第二，运动少是现代人阳虚的重要原因。人体运动则升阳，持续运动则持续升阳。小刘刚进山里来时，哆哆嗦嗦，手凉脚冷，腰背僵硬，跑十天山后，浑身都是热火劲。在大冬天里人家用四个字来形容——热火朝天，哪里有什么阳虚，就是你不肯动而已。

肯动没阳虚，懒惰没阳气。现在人吃了不运动的大亏啊，以前老一辈人怀小孩，根本没停过干活，也没有什么剖腹产，就是这些运动锻炼让肌肉有力，孩子不会缺氧。你看你只要暴饮暴食，懒于运动，十几天叫你在那里别出去运动，你马上会感到呼吸力量不够。现代研究表明，人卧床不用几个月，肺活量就减半，实在太可怕了。

所以看到好多人在享受科技便利的同时，也在受其害。他们可以躺在沙发上看电视，瘫在床上玩手机，这都是在殚精竭虑，以欲竭其精，没多久呼吸就觉得不够了。气越来越短，你想想，你都气短了，你的细胞、你的胎儿会有阳气吗？会充足吗？

真正有智慧的活法，一定是每天至少有一小时，跟一切电子产品绝缘。这一小时纯粹属于你跑步锻炼，不用接听任何手机，也不用沉迷于游戏之中。

没这一小时的锻炼，你做任何工作跟事业都很难持续做大做强。因为最后你即使再聪明绝顶，你的身体也会成为你的障碍。

109 治疗甲状腺结节，从心肝脾入手

问：老师，甲状腺结节是个西医的病名，中医上五脏六

腑上没有甲状腺这个器官吧？还有甲状腺的五行属性是什么呢？古代人应该也有得这个病的吧？中医治疗的思路是该从哪里下手呢？我是真怕动手术、放疗、化疗啥的，想保守治疗，吃中药会有效果吗？

答：治病如理乱丝，用药如解死结。结节你分解开来，无非就是气滞、血瘀跟痰饮。用中医病理学的说法叫气凝其痰血。那么要解开这气滞、血瘀跟痰饮靠什么？要注重从三个脏腑入手。

第一，肝。肝主疏泄，周身气机贵流通不贵滞塞。普通的小结节，疏肝理气，随手消去。像柴胡疏肝散、逍遥丸、四逆散。

对于重一点的结节，要用强大的破气散结药，比如十六味留气饮、越鞠丸。结节不可怕，老是思虑过度纠结最可怕。对于有结节的人来说，一般是行事不够果断，想多做少了。

所以运动很重要，运动人身气脉流，但好多人不能得运动要领，不知道如何积极、持续、缓慢地运动练习。这些在运动之道上我们都会详细讲解。

第二，心。局部结节日久，导致血液流通不畅会刺痛，这时就要活血化瘀。普通的瘀血，用丹参、当归，顽固的瘀血，用乳香、没药。久瘀必虚，瘀血日久，必治其心。所以强心通脉红参、桂枝都用得上。

甚至有时要用炙甘草汤来治结节。好多人都不解，这不是治心动悸、脉结代的吗？心气足后，血脉怎么会打结呢？

第三，脾。痰生于脾胃，脾虚痰饮横生，痰饮随气升降，留结在哪，哪就长结节。所以治疗结节经常会用到一味很厉害的药叫半夏。半夏能消痞散结、燥湿化痰，这味药对于咽喉脖子周围的痰结作用不可小觑。张仲景治疗梅核气，“妇人咽中如有炙脔，半夏厚朴汤主之”。以半夏为君药，足见半夏这味药作用于咽喉脖子周围痰结的功效，非同一般。

如果懂得这样去分析，那么何止甲状腺周围痰结瘀阻，对于通身瘀堵的疑难杂病，治疗起来，心中都会有把握。

110 为什么天一冷，手就会脱皮？

问：天一冷，手就会脱皮，是怎么回事？

答：忧劳伤心肺，这是所有皮肤病的主因。是心肺动力不够。皮肤是寸脉所主，寸脉是心肺所居之处，心肺同属上焦。《黄帝内经》讲：“肺主皮毛”，这好理解，可心与皮肤有什么关系呢？原来《黄帝内经》还讲：“心布气于表”，治疗好多顽固皮肤病，你从强心通脉角度去治，常常有意想不到的效果。正应了《黄帝内经》讲的“诸痛痒疮皆属于心”，常见的皮肤脱皮、硬皮、死皮，或长斑，你去看这些人大都有一个特点：肺活量下降，心气不足。

为什么肺活量会下降？典型的城市化后，人们劳动让机械取代了。肺活量一不足，五脏六腑气就不够，皮肤供应自然减少。万物生长靠供养，切断供养不生长。像皮肤、毛发，缺少气血供养后，自然不够润泽，长势会衰退。碰到这些疑难久病，皮肤脱落，舌淡苔白气短的病人，你多从桂枝汤强心、玉屏风散补肺的角度去调心肺功能，强大心肺力量，使心肺气满，肌表供应气血变足，皮肤会焕然一新。

但同时必须加强运动，没有运动，肺活量会自动减弱。持续强大的运动把肺活量提高，才是保护肌肤最好的出路。

人只要十天八天不运动，肺活量绝对减小。长期不运动，你的耐力体力会一降再降，会老得快。所以想让生命质量提高，每天最不可缺少的就是运动啊！

111 1型糖尿病调理——君逸臣劳

问：老师好！自从在天涯论坛上看了老师讲的药性赋以后，就很喜欢看老师讲的课，买了好多老师写的书，一直就在关注老师的微信。我有个问题想咨询一下老师，关于糖尿病方面的治疗方法。看老师以前讲的课和出的书里面有简短提到过，但是不够具体。我去年因为酮症酸中毒住院，后来被确诊为1型糖尿病，终身要依赖胰岛素。医院医生说这病是治不好的，我想请教一下老师，一型糖尿病在中医上面有好的调理方法吗？

答：糖者，甘甜也，糖尿病乃脾主甘能力下降，这是懒逸伤脾、过饱伤脾以及思伤脾的主因。在药物层面上治不好的病太多了，找医生治不好的病太多了。在医院治不好的病太多了，但医生说治不好的病，不一定治不好。

药物治不好的病，通过养生可以治得好。而且自古以来，用养生锻炼治好的疑难怪病，远远比药物治好的多。

碰到治不好难治的怪病，有句话叫“求医不如求己”。怎么求己？在养生上面求己。我们镇上有几个退休老师，是严重的糖尿病患者，好不容易熬到退休。几年后没有靠吃药，不仅血糖控制在正常水平，人反而也精神了。大家都不解，难道退休后，身体就变好了吗？

为何那么多退休的人，身体反而好呢？原来他们自己组织骑自行车活动，一天骑个十来公里，风雨无阻，越骑胃口越好，睡觉越好。以前教书的时候，根本没怎么锻炼，现在锻炼效果非常好。他们简直是糖尿病患者的榜样，他们给大家带来了福音。原来人是可以通过加强锻炼，炼化血糖血脂的。

现在疑难杂病那么多是什么原因？好吃懒动加抱着电视、手机、电脑看而已。好吃身体杂质就偏多，懒动燃烧就减少，抱着电视看，很伤精神，精神不足，糟粕就横行为伍。那该怎么办？曾公在家训中讲到："养生之道，以'君逸臣劳'四字为要"。省思虑，除烦恼，二者皆所以清心，君逸之谓也。行步常勤，筋骨常动，臣劳之谓也。

心为君主之官，看电视讲是非则乱，手脚乃臣使之官，安逸不动，就像一个人单位职工不干活，五脏都会不安。所以正常的单位运作是领导指挥有令，下属勤劳不倦。古代中医叫理身如理国，治理身体就像治理一个国家那样，就像治理一个企业一样。上头指挥有素，下属勤劳不息，这样很快进入轨道。现在的人刚好反过来，坐在沙发上看电视，心却动荡不安，而身体却瘫懒在那里，好像领导在拼命干，下属却在袖手旁观。这样的单位迟早会散乱败坏。

这里讲的四个字——君逸臣劳，就是静心动身之道，是心性之道跟运动之道，是药物之道难以达到的效果。

112 阳虚体质，倾向血瘀血滞怎么调理？

问：马蹄能导致流产吗?

我用活法儿软件测试我的体质是阳虚质，倾向血瘀血滞，我应该怎么调理我的体质？还有温经汤是怎么做的？麻烦解答，谢谢！

答：人知防冷风冷饮冷水果，却不知防冷言冷语冷漠心。对于阳虚体质之人，连吃生冷瓜果之物都是在下气。所以不要以为砒霜、鸩毒才是剧毒，平常之物，寒热不分，对身体无形的伤害更大。像现在好多妇人，怀孕期间照样凉饮冷果不断，这些食物都是在夺胎儿的阳气，是最难防的。

温经汤可以看张仲景《伤寒论》，“血脉得温则行，遇寒则凝”。所以有个病机说法叫“寒凝血瘀”，寒气重，血脉就会流动不利。

我们观察发现，血脉走动得快不快速，会不会有瘀滞，跟一个人两条腿有关，当两条腿越来越不能走时，血脉越来越黏稠，容易瘀滞。所以练好两条腿，就把瘀血炼化了。

腿常走则活，不走则惰。前段日子在广州珠三角的大城市流行拍掌甩手功，有不少市民得到利益。难道拍掌甩手，真那么神奇吗?

是身体活动后，加温加热，把瘀滞燃烧通开，震荡开。所以你看女孩子最大的吃亏就是不爱运动，不爱运动身体就会差，血脉很容易收缩。收缩后血容量减少，就容易贫血头晕。血脉收缩，血气不够，血以载气，血少了，气就会不足。气不足，心量就不大，心量不大，就容易动气，脾气就会变差。脾气变差，进一步身体就会被拆掉。

所以一句话，运动让血脉变大，气血通达，运动让脾气变小，身体变好。但现在人们严重低估了运动的重要性。在我们看来人宁可三餐减少一半，也不可每天运动缺少一小时啊！

这一小时的运动，不仅是健康的需要，更是家和事业顺、孩子教育好的需要啊！

113 中年小腿水肿怎么办？

问题1： 你好，请问养心山庄在哪？

问题2： 老师，您好！我今年48岁，男，是一名电工。我患有左下肢小腿水肿已有3年多了，去过好多医院，可就是看不好。检查过好几次深静脉彩超和心电图，都没有问题。医生说是毛细血管回流慢，给开过药。印象中有利尿药，但是吃了药也不管用；走路的时候没有疼痛感，就是觉得腿发沉，走路多了后肿得比较厉害，歇一宿后就有所减轻。老师，我这是什么病呀？需要吃什么中药才能好起来呢？望老师指导，谢谢老师！

答： 路在嘴，路在腿，有志蓬莱在眼前，无心咫尺即天涯。湖北余老师养心山庄，网上一搜就有，很容易找。

关于腿脚肿的问题，人还不到年老，不属于年老体衰。年老要补益阳气，中年要行气活血，血不利则为水。张仲景在《伤寒论》中这样认为：血液循环不好，皮肤就会有积水，沟渠没挖通，积水现象就会很严重。

在以前的大道场，常有些参禅客，他们整天久坐呆坐，这样久了后，腿脚就麻木，严重的还肿胀。这些祖师大德，看到这种情况后，就发明了跑香，特别是像云居山这些大道场。你参禅多长时间，出坡运动还有跑香干活就要多长时间。假如你跑不快，后面还要吃禅板，打到你跑起来。

这是真正的关爱，因为你不跑动，就会被痰饮郁闷给吞掉，人不吃苦就会被苦吃掉。曾公在下棋的时候发现，常常处于残局败局的时候，高手出手，往往不是守住棋局，而是以攻为守，一面自救一面破敌，常常转败为胜，这是善用棋者。

现在人们身体多病，如果安于守病养病，不如主动自强出击。一个人锐气暗损，乃人生大忌。所以在禅门里头，不是治病，而是要修出英勇的浩然正气来。获得健康，那是最低的要求，没有取法上的志气，一个小小腿肿，你都料理不好。

师父早年大内伤，盘腿时间一长，腿肿没法走路，后来进山通过长时间的爬坡，小跑慢跑，再到负重锻炼，短短五年之间，把过去所有病苦洗刷干净，换来的是金刚铁骨，强大的身体。

所以对于脚肿，血气循环不利，就是缺乏运动。不管是外面的按摩，还是自身的走路，都要坚持长久。但有些人说走太久，脚肿加重，那是因为你休息不好，精神不够。有多大精神，走多长路，循序渐进，精神健壮，而路走渐远。路走越远，精神越饱满，这都是相互的。

所谓大道至简，知易行难，治心治身。道理不必太多，知识不必太杂，真正每天切身有用的， 不过一两句话罢了。那就是只要有一口气在，就运动不止。

等你尝到运动的利益后，想叫你放弃锻炼，你都不愿意了。因为已经进入到锻炼三昧里头去了。所以大家都很感慨，为什么在山里，众人不以习劳为苦，反而以不习劳为苦。因为大家得到运动锻炼的精要，就是缓慢持久跟积极。

这样哪里是在改变疾病，简直是在改变命运！人会因为疾病而命运大改，改好改坏，全掌握在自己手中。

如果你积极振作起来，很快就会往好的方面转变。

114 高血压怎么办？

问：高血压引起的眩晕症，该如何调理？

老师好！我爸一直有高血压，平时生活中应该注意什么？金鸡独立的方法可行吗？谢谢！

答：西方著名学者指出，如果我们吃的东西是错误的，那么没有医生能够帮助我们；如果我们吃的东西是正确的，那么要医生又有什么用呢？

现在研究发现，人老后血管容易硬化，弹力减退，这是血压增高的一个重要因素。所以老年人血管会偏弦硬一些，那么应该如何让弦硬的血管变得柔软些？

第一，不可过咸。《黄帝内经》中提到“过食盐，会心气抑”。现代研究表明，食盐越重的家庭，得高血压越多。一般北方人吃得比较咸，故有南甜北咸的说法。结果北京高血压患病率是广州的四倍。所以人若是不改变重口味的习惯，是很难控制好血压的。

特别是沿海地区，若是吃咸鱼厉害，高血压患病率随之上升。动脉硬化、肝硬化、心肌梗死，随之而来。

医谚讲到，“若要身体安，淡食胜灵丹”，食淡病亦淡啊！

第二，急躁的就餐环境，会让人压力增大。家中只要有人狼吞虎咽，其他人吃饭会跟着不安。所以在饭桌上要贴“缓慢进餐”的座右铭。

有个词语叫拘急。一旦着急，血脉就扭曲紧张、硬化；一旦放松，血脉就疏通。现代研究表明，让高血压胃肠病的患者，吃饭时间延长一倍，每口饭，细嚼慢咽再吞下，结果胃病减轻，高血压变缓。所以进餐时间是三五分钟的，迟早有胃肠病。

周总理在20世纪就曾经指示大学生，每次进餐的时间，不可少于十五分钟，再急也不可急吃饭的时间。饭吃不好，身体搞坏了，做什么事情都弥补不过来。

所以有个词语叫松通，松则通。还有叫紧急，人一急，血脉就紧张，剧烈收引。故医谚讲，“若要身体壮，饭菜嚼成浆。”

第三，饮食有节。好多高血压是伴随肥胖出来的。一肥生百病啊，一胖百病缠。预防肥胖最重要的就一句话——管住嘴，迈开腿。

所以每次饭前，我们都有少量的习劳。少量习劳，不剧烈运动，能开胃气，但不要把身体搞得太疲劳。一些有文化的地方，他们会在宣传栏，或办公室大楼、电梯旁，贴一些健康提示语。

现代研究表明，贴些提示语后，会大大提高人们锻炼身体的意识，加强这些行动。比如在电梯旁，贴上“爬楼梯，长力气，坐电梯，伤身体，若不赶急，慢慢多爬楼梯，越爬身体越有力。”

现在人还没有深切体会到饱食带来的危害，许多怪病都跟饱食有关。

古人云："饱生众疾"。不仅饱食伤肠胃，肠胃一伤，百病丛生。当肠胃塞满时，血管是偾张的。所以好多高血压中风的病人，他们都有暴饮暴食的习惯，而且很多还是在酒桌上或红白喜事中倒下的。

在古籍《东谷赘言》上讲，饱食多食之人有五种病患：一大便数，二小便数，三扰睡眠，四身重不堪修养，五食不消化。故李时珍曰："万病横生，年命横夭，皆由饮食之患。"

所以我们提倡每顿饭，像学校打饭那样来吃是最健康的。吃饭前大家先分好菜，不要随心所欲夹菜，随心所欲夹菜，没有不被欲望拖累吃撑的。

吃撑一顿，三天都恢复不过来，欲是沟壑，欲壑难填啊。跟着欲望走，准遭殃，跟着理性走保平安。所以要量腹而受，吃完了再想吃，也等下一餐，这样你长年会减少好多病苦。

第四，食宜温和，不宜冰冷。在耶鲁大学研究发现，刚喝完热咖啡的人，会对他人友善，愿意把好东西分享给大家。而喝了冰咖啡的人，则会对陌生人表示敌意，更不愿意将礼物分享出去。

其实这种结论《黄帝内经》在几千年前就研究出来了，《黄帝内经》讲："春夏温暖主生发，秋冬寒凉主肃杀"。所以吃温暖食物的人，血脉温和舒展，吃寒凉冰饮的人，血脉就会收缩。有个词语叫冻僵，冻僵冻僵，一冻就僵。老是吃冰冻饮料，面目表情会僵硬，血管也会因受冷收缩而变僵，热胀冷缩啊，这可是科学道理。越是收缩，越是堵塞。现在好多年轻人效仿西方生活方式，从冰箱里拿出冷水来就往肚里灌，结果也跟着西方人得三高。

三高其实不会传染，只是你效法那种生活方式，你就得那种病。

第五，细嚼慢咽，少荤多素。20世纪诺贝尔获奖者在巴黎召开会议，共同指出，人类如果要在二十一世纪继续生存下去，必须回到两千五百年前，去吸取中国孔子的智慧。

孔夫子有什么智慧呢？在《论语》中提到“食不言寝不语”，也就是在饮食的时候要安静专注。如果这边讲话看电视，那边吃饭，人的消化是混乱的，血压也是不稳定的，神是不安的。

《论语》上又讲到：“饭蔬食而饮水，曲肱而枕之，乐在其中矣。”

大家别小看蔬菜，以为蔬菜营养不够。其实蔬菜营养最充足，而且蔬菜还能疏通肠管血管。肉食容易滞涩胃肠，蔬菜能通腑洗肠。人晚上要洗澡，洗外面皮肤，同时晚上最好是吃素食，洗肠胃。

现代研究发现，超过1/3的胃癌患者，都有吃夜宵饱餐的习惯。其实《千金方》上孙思邈早看到这点，他讲：“须知一日之忌，暮无饱食，饱食即卧，乃生百病。”

晚上是消化能力最低的时候，现在很多人晚上吃得最好最饱，这叫“早餐马虎，中餐凑合，晚餐全家福”。结果不良的饮食方式，导致全家病。

正确的是“朝不可虚，暮不可实”，早上不可让肠胃空虚，晚上不可让肠腑壅堵。肠腑一壅堵，睡觉质量肯定减退，这叫“胃不和则卧不安”，睡觉质量一差，血压就不稳定，这都是连贯的。

这些道理我们都是反复讲到的，但要落实啊，怎么落实？不是叫父母去做，是我们要先做到。如果我们面容清秀，精神焕发，靠这些饮食之道，把身体养好，又有谁不欢喜、学习的呢？那该怎么落实？

在厨房要贴“若要身体安，淡食胜灵丹”。做菜时少放盐油，少用煎炸。而且食物没有重口味，你自动都会七分饱，靠刺激欲望来吃，是饭馆干的。靠控制食欲的清淡饮食，才是家的温暖。

在饭桌上要贴“细嚼慢咽七分饱，少荤多素食不言”。这样大家自动都食不急、食不气、食不言、食不看电视，吃一顿安心的饭，一天都有精神。

在冰箱里要贴“热胀冷缩”，冰箱只负责保鲜，不负责为你提供冰饮。

在饭柜前要贴“饭碗是应量器，量腹而食；量腹节所受，定能致高寿。”

大家看这些提示语一下子就落实了，一落实马上就起效果。至于金鸡独立能缓解血压，运动锻炼可以疏通血脉，这都是单方面，有一定效果。要彻底转过来，必须全方位饮食之道配合运动之道、心性之道，才是正道王道。王道无近功，大家不要着急，慢慢坚持做，身体就会越来越好。

115 怎样才能让母亲真的疏肝解郁呢？

问：老师，我想跟您说一下我妈妈的情况。我妈妈去年11月份去医院体检发现有乳腺结节、甲状腺结节（应该是肝气郁结引起的吧）。她本来就有颈椎病，颈椎连带着胳膊的上半肢疼。可最近几天加重了，自己也不知道是由颈椎引起的乳房疼痛，还是由乳房引起的颈椎疼痛，反正自己感觉就是浑身都疼。她前一段时间吃治疗乳腺结节的药，大年三十吃完的，就没去拿药呢。老师，吃药能治好吗？是不是做手术才可以啊？还有感觉老妈的状态不太好，我不确定是不是更年期，因为好多别的症状都没有。除了偶尔失眠外，别的还算正常，并且知道她的病都是由肝气郁结引起来的。我觉得她应该改一改自己的心态，开心一点，我也经常开导她，可是怎样才能让母亲真的疏肝解郁呢？望老师指点迷津，谢谢老师！

答：看《二十四孝》的故事，你待母亲就不会用开导，而用感动。有句话叫“母子连心”。人越年老，要改变越难。也就是说，我们要改变的困难是十的话，父母要改变的困难是一百。我们都会觉得要改变习气太难了，何况是老人家，这叫“江山易改，本性难移。”

难移并不是说不可移，要看人的决心。就像这次我们收到善友们寄来的一本宝书，这是张仲景博物馆编的一本画像，这本画像叫《石刻历代名医画像》，从上古伏羲、神农、黄帝、岐伯，一直画到清代王清任、叶天士、周学海。

我们说要写名医传，这就是善友们送来最好的名医谱，本来以为写十几个名医就很不错了，想不到还有上百个名医，都是名留医史的人物。

一个名医都要花不少功夫，何况上百个名医，那怎么办？只有慢慢来，一步一个脚印，所以接下来，要更加沉潜专注，做学问、读书。

人只要没有进入沉潜专注状态，烦恼问题就会像万花筒那样纷纷爆出来。得力全仗古经典，超伦每效名贤行。

古人已经把为学之道告诉我们，就两条路：一条是读经典，读好书；另一条是效法名贤、名医这些士君子的行持。就这两条路，很难有第三条更好的路子。

为往圣继绝学，怎么继？为万世开太平，怎么开？在家里就可以做到，按照圣贤的行持，从自身做起。我们能够少动气，少恶习，家里就会少烦恼，家人也会少烦心。

如果念念想到要去改变别人，这样学圣贤经典，就学错了。为何呢？离经一字，便同魔说。圣贤经典讲要“反求诸己”。历来的经典古籍，没有教人去求人的，都是内求，求己功夫。

现在有不少朋友学了传统文化后，一回到家跟家人不相融，处处拿学习的语录来指责家人，势同水火。这就麻烦了，又回到批斗会时代。

所以大家到明理孔子学院学习，老师们都教导大家，如果自己没学好，千万别轻易讲。你是衷心学过的，那学好的标准是什么？没有责怪别人，若还在责怪别人，说明还学得不好。

时时念念处处，都是在修正自己，正己化人啊！

一个人不怕没能力影响周围，就怕你没信心坚持做定课！定课一旦坚持落实的时候，那些烦恼问题，就会像磨刀石那样，不断地磨，不见其损，日有所减。

像这些心性之道、运动之道、饮食之道，每天都会在微信中反复出现。坚持一门深入去熏修，哪有调伏不了的烦恼问题呢？

116 小宝宝烂嘴角怎么办？

问：曾老师，您好。请问小宝宝烂嘴角怎么办？谢谢！

答：面口合谷收，按揉合谷穴，对孩子的胃肠口腔好。孩子青菜吃得少，口角皮肤会长不好。

有父母问，小孩子怎么吃青菜呢？好多孩子都不爱吃青菜。

这是父母不懂得喂养，不是孩子不爱吃。

第一，人要是不饿，对什么美味都不会感兴趣。所以当孩子让零食塞满胃了，这样孩子很容易炎症上火。因为好多零食都是黏腻滞塞动火的，零食养病不养命啊！

第二，饥时吃嘛嘛香，偷看一目十行。孩子之所以会挑食，是因为不饿。我们观察好多进山里来的孩子，他们在家里都是厌食挑食，严重偏食的。

一进到山里，父母都会很担忧，会不会吃不惯。我们笑笑说，放心吧，他们会吃得津津有味，狼吞虎咽的。

为什么我们有这把握？十公里山路走下来，你看到饭团都觉得是天上的美味，拿一个馒头，都觉得哪里也吃不到这么好吃的。

所以劳动量、运动量不够啊，你是没福消受食物的。故大道场的饭堂叫五观堂，“五观若存金易化，三心未了水难消”。用五种观想，可以让你这顿饭吃得理得心安。

其中有一种观想，就是你今天的付出足不足够让你吃这碗饭。古代的大德一天不做，一天不食，有这一天劳作，才有吃饭的资格啊！有这样的规矩，家里不会有厌食的孩子，不会有积食的孩子，不会有爱生病的孩子。

有几个烂嘴角，甚至口腔溃疡严重的小孩子，我们就给他父母出两个建议，一个带孩子赤脚到田边山路上去走，路被太阳晒热，效果最好；第二就煮青菜粥，走累走渴了，回来就喝这些青菜粥，不用一个星期，几年的口腔溃疡、口疮，就不再发作了。

这都是可以反复实践试效的，而且其他的疾病也很少发。所以什么叫做治病，不是见一个病治一个病，而是治一个病一大群病都不敢发了，也没处可发。这时就必须将饮食疗法跟运动疗法结合起来，断疾病的萌芽。运动后开胃，青菜粥又养胃，一开胃一养胃，胃气一开，抵抗力就很足。同时蔬菜能疏通肠腑，肠腑是人体最大的降机。肠降则百脉炎火消。

所以好多病啊，你回归到健康的生活方式，根本就没病。你回归不了，那就只能反复往医院跑。现在的人之所以多病，是因为大家背离健康生活方式太离谱了。

117 减肥——淡味除湿

问：如何煲一个减肥汤——从腿脚沉重到身轻如燕。

老师，请讲解下茯苓、薏米、猪苓、泽泻的区别，多谢！

答：减肥，减的是欲望。《内经》云，志闲而少欲，心安而不惧，形劳而不倦。在张仲景的《伤寒论》上有一个五苓散，五味药令水湿从脏腑三焦排出体外。桂枝强心，白术健脾，茯苓、猪苓、泽泻利水渗湿。

如果再加点活血的药，热者用丹参，寒者用当归。解决血不利则为水的问题，加强血液循环，水湿代谢得更快。这样古方一化裁，不正是强心利尿扩血管吗？

这个汤方可不是简单地治盆腔积液、小便不利。我们在减肥汤方里头，常会考虑到用五苓散，因为人肥胖的不是赘肉，是水湿偏多。

人需要的不是肥甘厚味，而是清淡通利。肥甘厚味血脉壅堵容易生疮，清淡通利经脉畅达身轻如燕。

大家看这些利水渗湿药大都有个特点，就是味淡。在《药性歌诀》上提到，“淡味入腑通筋骨。”

这些味淡的药物，能升能降。就像茯苓，入人体后，能健脾升清阳，又能渗湿退浊阴。所以茯苓制成的饼或茯苓粉，能够消退脸上的水斑，在古代皇宫贵族里比较流行服食。

什么是水斑？是身体水液过剩，或分布不均匀，导致皮肤有暗黑的斑。这时退掉水，就退掉斑。所以老师美容良方五白散里必用茯苓。

茯苓能走三焦，淡渗以利湿。岳美中老先生用一味茯苓饮治疗水饮上泛巅顶的脱发，把水饮撤下来，头发就重新长回去。

猪苓利水的力量更强，还有抗癌的作用。

泽泻泻肾水，腰肾中浊水或肚腹腿脚停饮，非泽泻不除。所以泽泻在六味地黄汤里是起到先去泻浊再补清的效果。

对于一些遗精滑精，舌苔水滑，饮水多后，遗精加重。这遗的不是精华而是水湿，用泽泻把肾中浊水清空，就不会再遗精。

泽泻在古籍上提到，能够令人腿脚轻健，如行水上。又叫水泻。在《神农本草经》上记到它有轻身的效果，所以在减肥里头，我们常把它跟苍术一起连用。苍术升清阳，泽泻降浊水。两味药配合运动锻炼，跟七分饱的素食，减肥根本就是小菜一碟。

但泽泻味淡，有人服用了，发现减肥效果不够理想，那是因为饮食上没有清淡下来。大凡淡味的药物，总以先升后降为顺序，如果服药后，照样肥甘厚腻，过咸过油，那么这些淡味的药效根本发挥不出来。如此水湿肥油，就排不下去。

在广东很多人喜欢煲汤，要煲一个减肥汤怎么办？在这里跟大家分享一个秘诀，减肥效果最好。就是“淡而无味”四个字而已。你看有人买来玉米须、薏仁煲汤，怎么吃了几个月，身体的肥胖纹丝不动啊。你一看它汤，汤水上面一层油，汤下汤渣很多，都是肉，这哪是药膳，根本达不到药效，那要怎么办？

大胆把它清淡下来。上次有个高血压的生意人，它很重视煲汤，我们说，有种煲法，既能降你血压，也可以减你肥胖，不知你想不想去做？他一听就很欢喜，我们跟他讲，把煲汤的那些肉类通通开除，油也开除。

他说，没油怎么吃？

我们说，你多放一两把花生，那汤就有星星点点的油。你如果放肉类的，那油是大块大块，身体不好消化，就容易停油。

结果就一个花生薏仁淮山玉米汤，配合些玉竹、沙参养气阴。吃上十天半个月，排尿很厉害，身体很精神，腿脚很轻松。

所以说中医快不快，几年的肥胖高血压，用不到一个月的时间就缓下来了。为何呢？清汤寡水四个字啊，淡而无味四个字啊！

身体只要有多余的浊垢，都会被清洗出去。所以古人讲：“若要身体安，淡食胜灵丹”。能够得到“淡”字的要领，然后坚持饮食跟做人，都用淡字，那幸福快乐都唾手可得。

正如《老拙歌》中“淡饭腹中饱，万事随缘了。”

但泽泻偏于寒凉，所以它能泄热。对于肥胖身体热浊的，可以大胆用它。如果身体虚寒的，那就要考虑用平和的茯苓，或者薏苡仁来炒过。

薏苡理脚气而除风湿，薏苡仁除了利水渗湿外啊，它还有个健脾的作用。所以它能够成为粮食，成为粮食就有营养，就能够让脾胃喜欢。但薏苡仁它有一个重要的功效，叫清热排脓。

我们看张仲景在肠痈汤方里头有个薏苡附子败酱草。孙思邈在肺痈汤方里头有个千金苇茎汤，都用到薏苡仁。薏苡仁这味药，特别擅长于把肺肠的痈脓、息肉、包块分化掉。所以一直流行，肿瘤癌症的病人，保健喝什么汤好？薏苡山药汤！

正气足的薏苡仁多用，正气不足的山药多用。在把身体水湿理走的同时，就是在切断癌瘤的供养，“万物生长靠供养，切断供养不生长”。所以不大鱼大肉，能甘得住淡泊，服用这些药膳，山药薏仁，不仅有治病除疾的效果，还能够达到养生延年、身强体健的作用。

《神农本草经》讲，“薏仁主筋急拘挛不可屈伸”。也就是指各种抽筋积聚的病象，我们会用薏仁配芍药、甘草、淫羊藿、小伸筋草这五味药。岂独治抽筋腿脚拘挛，一切急躁烦拘挛不放松的症状都可以放松之。为何呢？芍药能缓急啊，甘草也是甘能缓急。薏仁、小伸筋草除湿，“诸痉项强皆属于湿”，这是《黄帝内经》讲的。所以在除湿的时候，也是在缓急啊！

这个时代，谁没有急躁激动过呢？哪种病痛没有拘急不安的表现呢？所以在辨证论治的基础上，加一些缓急的药物，就是在缓解疾病，减轻疾苦。

118 神经衰弱如何转变？

问：神经衰弱，怎么康复啊，老师？

答：心主神，肝主筋经。神经衰弱要从心肝入手，少思戒怒，身心易复。凡是脑力上的疾病，要靠体力来平衡，神经衰弱的病人，记忆力减退，思虑过度，失眠，容易紧张不安，情绪波动大。说白了，就是太在意自己了。

人生最大的错误就是想自己太多，想别人太少。所以要转神经衰弱，先要转这个价值观。要转这价值观，需要转价值观背后的文化。文化文化，唯文可以化人。

我们这时代神经衰弱的病人越来越多，特别是大城市竞争越激烈的地方，精神类疾患就越多。不是说完全不去竞争，是我们自己得失心如果把握不住，一卷进急功近利的范围，没有不丧失身心健康的。

所以要从两方面转，一个是少动心脑，不急功近利；第二是多动手脚，要靠体力活把身体搞得疲劳，不要用脑力把身体想坏。伤身体易复，损精神难医。

体力活把身体搞疲劳，一个觉就恢复了。脑力活把身体想坏，觉都睡不回来。

119 惩忿窒欲

问：老师好！您讲课答疑的过程中多次提到《伤精病象图》，但一直没有看到过这张图，能否重新发一下？谢谢！

答：贫贱生勤俭，勤俭生富贵，富贵生骄奢，骄奢生淫佚，淫佚生贫贱。这是一个家道循环规律。《伤精病象图》在讲解过程中就出现了，接下来有录制视频的时候，我们会给大家重讲，补回去。还有一个《争斗病象图》，这两张图太有代表意义了，人生得病烦恼，基本是在这两张图里。所以先贤教我们修身养性，就四个字——惩忿窒欲。拆坏身体的一个是愤怒争斗，另一个则是欲望不断。愤怒争斗，气就往上面冲；欲望不断，精华就往下面漏。一个制造了实证、火证；一个制造了虚证、寒证。所以实火的病人要戒怒，要唱《戒怒歌》；虚寒的病人要戒欲，要唱《戒欲歌》。欲断则肾水自生，怒止则心火自降。如此心肾交泰，何病之有？

120 锻炼治尿频

问：一直都关注中医学堂，感悟良多。动才是根本。但最近我也尿频尿急，十分钟就想尿，尿量小，不尿就头疼，做金鸡独立可以吗，是否是神经问题？我是三十岁的女人了。

答：性躁心粗，尿频根由。溪水躁急终日流，长江宽缓水平静。昨天我们又看了《唐浩明点评曾国藩语录》，里面讲到"恒乃做圣基，勤乃成贤路"。成圣成贤，就是勤劳，而且是不间断地勤劳，人闲生百病。《左传》上也讲"人生在勤，勤则不匮"。一个人真勤劳，他什么都不缺，若不勤劳了，什么问题都来了。

勤劳能将身体的水湿气化，变为津液，所以动才是根本。动则升阳，阳主化气，阳不化气，尿往下流。阳若化气，津液上达，这叫阴随阳升。

所以不可以一日不勤习劳苦，这是祖师大德们齐声共赞的。勤习劳苦是我们自身的需要，可好多人拿扫把扫两下、洗几下碗，就说自己勤习劳苦了。这些小活只是小通气血而已，要大通气血，还是要干大活，要干出热火朝天的气势。

有一期山林班，一个女孩子尿频。她一直问，这穿越过程中有没有厕所，她怕尿兜不住，所以不敢去太长远的穿越。

我们笑笑说，怕也是一种病，恐则气下，屁滚尿流。有病你先不能够怕它，怕它就病上加病，你只要坚持徒步走，津液都往毛孔膀胱经上散，哪有那么多尿。结果两个小时、十公里穿越下来，没有尿频急感，而且还口舌生津，不用喝水。这只是中穿越，中通气血而已，如果想大通气血，再负重个十斤八斤，同样的路程，你就达到了大通的效果。

没有淤泥不开红莲，没有烘炉不炼钢铁，没有逆境困境出不来健康强大的体魄。人要敢于锻炼，不能畏惧锻炼。畏惧锻炼、逃避锻炼的人，不可能有如意的身板。

121 婴儿湿疹有啥办法？

问：婴儿湿疹有啥办法？孩子大人都很痛苦。急！

答：脾主湿，要谨防过度喂养，饱食伤脾！急伤脾，要慢，缓养脾。大人越揪心，家庭气场越混乱。婴儿的湿疹，大都是脾功能伤到后，水湿收不住，外溢肌肤。这时绝对要控制饮食，宁可十天吃少，不可一顿吃饱。

为何？一顿吃伤，十顿喝汤。如果顿顿吃伤，那就有无穷无尽的病秧。

湿疹的孩子，床被要晒干爽，饮食要清淡，务必保持胱肠通利。二便均分，浊阴有个出路，就不会反逆到肌肤来。

所以好多高营养的奶粉，其实都不如淡淡的米糊，包得满身是名贵衣服，不如阳光下多晒走路。古人讲，富人吃药，穷人泡脚，你若穷得连热水都难找，那就不断地小跑。

保持晚上一盆水，饭后千步走。可以抱着小孩一起走，大人跟小孩一起走出疾病，走向健康。晚上就泡泡脚，捏捏脊，经络一打通，湿疹扑通一下就掉下去了。

122 阳足肢软

问：您好，老师！请问妈妈今年59岁，姑姑70岁，姐姐43岁。都是两条腿经常抽筋，十分的疼，说不出的滋味。该如何治疗？听说是缺钙，只是吃了补钙的也无济于事，这是为何呢？忘有时间答复，谢谢你！

答：抽者，紧张不安也。易抽筋，皆有急伤肝、焦虑紧张的心理，长期累积必表现为抽动也。吃了补钙的药，用途也不大。因为补进来，你未必能运送出去。人的身体哪个脏腑主运化、运送？脾胃啊，脾能把营养运送出去，这叫脾主四肢。抽筋是一种拘急之象，要缓急，所以常用芍药、甘草两味药，而且重用二十克以上。

同时抽筋多发于下肢，好发于晚上，常见于中老年人。下肢对于上肢而言，属阴；晚上对于白天而言，属阴；中老年人对于年轻人而言，属阴。三阴夹杂，该怎么办？制阳光啊，直接把两条腿的阳光制出来，温脾阳，暖肾阳。常用小剂量的理中汤、肾气丸，配合淫羊藿、小伸筋草。这样温阳之药运化之，水液上升则筋不抽矣。

我们《黄帝内经》上讲："阳气者，精则养神，柔则养筋"！所以刚硬都是阳气不足，阳气真足的话，它会刚正，而不是僵硬。像秋冬天枝条僵硬，阳气少；春回大地，春暖花开，阳气足，枝条柔软。

养阳气有四：一予人希望，二予人方便，三予人欢喜，四予人阳光。此为星云大师四予人生。

123　养胃五点

问题1：慢性胃病者的福音——养胃五点，你能做到几点？

问题2：请问胃窦炎有什么比较特效的方吗？患者身体各方面尚可，无其他特殊病史，就是胃窦炎反复发作。

答：最伤脾胃，莫过纠结，即《内经》中的思伤脾。胃炎是典型的“三分治七分养”的病。三分辨证论治，七分保健养生。辨证论治主要是降胃气，因为胃以降为和，但胃的动力来自于脾。慢性胃病后期要治心跟脾，胃内的肌肉是脾所主，所以通常健脾跟降胃同时进行。

比如张仲景常喜欢把白术跟枳实用在一起，枳实能降七冲之门，白术可升脾脏清气。去年底有个大学生慢性胃炎两年多，一不小心就胃胀胃痛，曾在高考期间加重。因紧张而加重的胃病，必从行气解郁治理。遂用白术、枳实、木香、郁金，把颠倒木金丸跟枳术丸连在一起四味药，几个月胃痛都没有发作。

大家可能认为这四味药真有那么神吗？这四味药做成胃炎散，那不又创造了个民间偏方验方？专治胃痛胃胀，确实有效，但效果也是有使用条件的。

我们把养胃五点，跟他讲明，并且教他落实。人总是善忘的，好了疮疤容易忘了痛。我们现在开始不轻易相信病人的记性。所以养生道理在微信上不厌其烦地反复讲，只要一天大家还没做到，就有一天重复讲的必要。只要大家做到了，没有问题了，那也就不用讲了。有问题，说明还没做到。

不是还没吃够药，而是还没将脾胃使用手册做好。所以有些病人来的时候，学生们很奇怪，怎么开一张药单，还要加一张医嘱？胃病的病人，要求有两点：一点在餐桌上必须贴上养胃五点；第二点每顿饭前都要读三遍养胃五点，并且深刻思维，绝不违反。

违反交通规则，你会有交通事故；违反养胃五点，你脾胃很容易就出现问题。

第一，少点。少给脾胃负担，七分饱，刚刚好，严重脾胃病的要五分饱。

第二，淡点。淡味入腑通筋骨，味道太重了，是欲望吃的。味道清淡了，才是健康吃的。重的口味，你会欲罢不能，清淡的口味，你自动不会吃多。我们终于体会到古人养生，推崇清淡的道理了。

清淡的饮食，叫你吃撑都好难啊！把食物搞得香喷喷，调料放一大堆，其实都是你的敌人做的事情。目的就是把你的胃吃撑，把你的欲望激发起来。

现实发现，人的健康跟欲望关系特别重大。欲望大的，身体一般比较差。当你身体差时，尝试着把欲望减小，身体会慢慢变好。

所以食淡病亦淡啊！“若要身体安，淡食胜灵丹”，这都是很有道行的讲法，普通人根本不容易领悟里面的道。

第三，慢点。养胃不关乎你有多少的知识，关乎你是否有真行持。所以知识分子，懂很多的人常常身体很差，为什么？知多做少，那么知得越多，身体压力就越大。

就像读书一样，你试着拼命地读，读很快，你也是在折腾你的脾胃。运动也是，你试着持续地做剧烈运动，表面上是拉伤肌肉，其实是在拉伤脾胃。因为脾胃主肌肉，任何剧烈、着急、不安详的行为，都是伤胃之举，唯缓慢能养脾胃。

慢条斯理看似没有什么干劲，但你只要慢下来，不要懒，你做的事情将比快的人还多还好。这是我们亲眼看到的，叔公七八十岁，连叔婆都常说他性子慢，催他快，但叔公照样慢条斯理地采茶干活！而他的女婿风风火火，结果同样去采茶干活，叔公一天干八小时没停，还不伤脾胃，他女婿干两三小时，就累得在原地坐下来，再干下去就要吃胃药了。

表面上看他女婿干得很快，风风火火，但快速度破坏了身体的平衡，结果却没有后劲。最后不仅将身体干坏，事情也干不过老人，所以快的居然输给慢的。真如古人讲“慢工出细活”啊，慢慢来才能快，这句话你一般很难体会到。可是在山里、在你生病的时候、在你因为着急出意外的时候，你那时就会反省，真是开慢车、用慢性子做事才是最快的。安全第一，原来只有安详安全才能走到第一，这就是《小儿语》讲的：“慌忙不济，安详头地”！

这小伙子吃饭慢半个节拍，胃病好一半，所以吃饭只要低于五分钟的，他迟早把胃折腾坏。像太极那样去吃饭，你会像太极那样长命，这个时代不看谁有多快，看谁能走到最后。

第四，暖点。这“暖”字诀，是我们从一个老农身上学来的。这老农六七十岁，还帮人下井上房，干的都是三四十岁壮汉的事。我们问他，怎么保持好身体？

他说，一是儿子有钱了，也不放弃干活，用干活来养命；第二是任何时候，都不伤胃。

我们问他，怎么保护好胃？

老农说，我到东家那里去干活，不管是建筑，还是打井，热情的东家会买来饮料冰水，大家干得热火朝天，都想喝凉冷的，我就不喝。

我们笑着说，为什么你不喝呢？

老农说，我喝过几次，刚入口很舒服，后来人觉得没劲，饭量减小，于是再不喝冷的东西了。

我们又说，那你是怎么发现冰冷的东西伤胃呢？

老农很有趣，他用他观察的道理说，我发现热的玻璃杯，你丢到冰水里，就会破掉。我们经常干活的人，胃热得在流汗，这时把冰水灌进去，能受得了吗？

老农一席话，让我们养胃五点圆满，讲出来有“拨云见日”之感。

确实现在好多广告，不知不觉引导着孩子们在错误使用身体。大家跑步运动，然后冰箱打开来，就往嘴里灌凉饮，冰爽的代价就是伤胃。

第五，乐点。乐是神治病，气是鬼索命。有个成语讲得很好，叫什么？神出鬼没。大家看看，什么主神志，心啊！心主喜，心藏神，喜神一出来，膻中一乐，病气病鬼就没了。

这不是跟大家谈玄说妙，讲的是实实在在的道理。有对夫妻吵架赌气，饭都吃不下，老公胃病发作，老婆胸胁胀满。

有个词语叫气饱了，人一气就是肝向胃攻击。越斗气，肝将胃毒打攻击得越剧烈。所以严重胃癌的患者，基本上都是一路生闷气过来的。

生气必生病，生大气必得大病，长久地生气必得长久的病。疑难久病，迟迟不愈，你的气没有下去啊！

我们只是开了小柴胡汤疏肝理气，加点丹参、郁金活血解郁，让他夫妻俩吃这药，气消病好。他说，下次得病，还能不能再吃这药，不用来这里看？

我们笑笑说，翻病没翻药，明知生气是鬼索命，为何还要生气？明知是毒打自己，为何还要毒打自己？明知讲别人是非，让自己心不平气不和，为什么还要讲？明知眼里只见别人过失，是还没有苦够，为何还要老见他人过失？

张仲景为什么要创小柴胡汤。只要六经症状不典型都可以用小柴胡汤，故古人讲：小柴胡汤有诊断之失而无治疗之误。

现在我们很多人啊，不是死在仇人手上，而是死在自己最亲最近的人手上。为什么呢？人生最大的错误，就是把最差的脾气、最糟糕的一面，都给了最亲近的人。结果呢？亲者痛、仇者快啊！

这个规律，孙思邈在千年前就发现了，他在《千金方》上讲，一个家庭常闹不快，久了会得绝症。所以一有不快，家人间就要想办法疏理，不疏理就会有没完没了的问题。

像这些都是很厉害的养胃五点，哪里是只把你胃养好，简直是把你整个家庭、整个人生养好。你以为养胃五点，仅仅只是保胃吗？如果仅仅只是用它来保胃，那是大材小用啊，用得好它可以保家治国，可以教育儿孙，可以消灾免祸。

常有网友问，怎么老重复这些知识？我早知道了。

其实知道得越多，做不到，那生命的负重就越大。养生修行，不关乎知识，关乎的是行持，要是真做到了，你就真没问题了。

124 各司其职

问：老师您好！朋友1年前右上肺结核空洞，吃药至今未好。现在感觉右肩睡觉时刺痛，不知道用中医怎么调理？用艾灸能起到辅助治疗么？

答：上肢归上焦心肺所管，下肢归下焦腰肾所管，四肢归中焦脾胃所管。所以治上肢疾患，从心肺入手，调以脾胃；治下肢疾患从腰肾入手，调以脾胃。如此开出来的方子就稳妥而有效。

比如一高血压患者，头晕，右上臂痛，口苦咽干，晚上难以入睡。在《伤寒论》上张仲景讲到：“口苦咽干目眩，但见一证便是”，用什么汤方？用小柴胡汤。臂痛用什么？用桑枝、桂枝。古人有“左不升臂痛用桂枝，右不降臂痛用桑枝”！桂枝温升，桑枝凉降，皆能以枝走肢。脉细弱用桂枝，脉洪数用桑枝。尿白用桂枝，尿黄用桑枝。这病人尿黄，眼目赤，晨起经常多眼屎，遂用小柴胡汤，重用黄芩二十克，加桑枝三十克，药后肩臂痛、口苦跟眼屎多的症状一起消失。

单用桑枝，很难达到这种整体的效果，单用小柴胡汤，也很难达到这种治臂痛的效果，两个合在一起，辨证论治，加单方单药，标本并行，屡用屡效。

如果是血压低的臂痛呢？苦寒的黄芩就要少用，桑枝要换为桂枝，姜枣草人参就要加重。把脾胃之气托起，借助桂枝发达到上肢去。可见中医治病，都是理法井然，整体入手。

但肩臂痛的病人，一个是晚上睡觉手臂不可露在被子外，第二坚持练拍掌甩手功。有个叫侯秋东的医生，他写一本书叫《拍手健身治百病》，这本书大家可以好好看看。不单是解决臂痛的问题，手脚拍打甩出力量来，病气都会减轻，这是平时锻炼要注意的。古人创字，少力为劣，大力为夯，要有夯实的体质，还须练出气力。力一缩小，体质立差。

125 心柔百病松

问：50岁母亲腰扭了，难以下床。有一个星期了，请问怎么调理？

答：腰背委中求，找针灸，或者直接在委中穴周围找痛点，放血也有效果。总之急性腰扭伤，招法比较多。但好多病人容易扭伤，这个就不是这些小招法能够解决的。为什么屡屡容易扭伤？民间中医把扭伤叫做经脉走岔，就是气机升降不专注，分心了，分心叫做岔。哪种人最容易扭伤呢？走路时东瞧西望，不顾脚下；打球时注意力集中在外面，没有顾到自身；劳动过度，导致劳损，身体精气不足以支撑，或者大怒气逆，经脉直接走岔。大家都知道，有不少人一着急生气腰痛就加重，这叫“子盗母气，肝伐肾水”。所以平时，平平静静没事，一旦着急不是扭着腰就是崴着脚。怒则僵硬，喜则缓，怒的时候经脉是横逆的、僵硬的，放松喜悦时，经脉是柔和的。

为什么有人干那么多活，腰都不扭，有人干一点小活，腰就扭到？因为扭到的人，他是用气恨心在干活，带着气恨心在干活，活干不好，身体就干坏。所以不是说所有习劳都有好报，心态没有转过来，干活锻炼都在伤身体。所以找出原因好治理。

126 即知即行

问：老师您好！请问我耳鸣大概8个月了吧，怎么治呢？冬天手脚比较冷，受寒容易拉肚子，其他的没有什么了。谢谢！

答：能知不能行，国之师，能知又能行，国之宝。手脚冷，脾不主四肢，吃东西容易拉肚子，脾不健运，耳鸣久不愈。初病多实，久病多虚，脾虚则九窍不利。先解决拉肚子跟手脚凉的问题，这两个问题解决了，耳鸣问题才能解决。健脾胃的食疗莫过于山药！健脾胃的方法莫过于七分饱！健脾胃的节奏莫过于缓慢。但仅凭这些方面，只能让脾胃问题初安，要达到像古人讲的“冬不炉夏不扇”的体质，必须要加强训练，方法很简单，就是要多动，动的是身体，不是心灵。

常有学员问，不是说冬天要收藏吗？要少动吗？

我们笑笑说，收藏的是你的心意识，是你的心念。身体只要有一口气在，就要运动不止。一刻闲下来就生一刻阴气，一刻动起来就生一刻阳气。

我们观察那些改变最快的学员老师们，他们都有一个共同的特点，就是“即知即行”四个字。这四个字是内修身心、外做事业的关键，一旦明道，马上做到，这是上士的修为。所以聪明的人，如果不能闻而行之，那这种聪明是假聪明；老实愚鲁的人，听一言就付之行动，这种愚鲁是大智若愚。就手脚冰凉，有个陈老师五年了，冬天穿两双袜子，夏天穿一双袜子，吹到空调就拉肚子，鞋袜都不敢脱。进到山里来，他说豁出去了，真的人要有豁出去的勇气。中华民族最优秀、最伟大的精神，周恩来总理认为有两点：第一点是勇敢，第二点是勤劳。

勇敢的人不会有肝气郁结，勤劳的人不会有纳呆脾滞。所以你只要还会生小气，那是不够勇敢；只要还会肥胖或消瘦，那是勤劳不够。勤劳的人能把胖子练得精干，能将瘦者练得饱满，一切都在于运动不息。所以陈老师一路赤脚、劈柴、捡垃圾，忙到忘了自己手脚冰凉。到最后袜子也不用了，冷水也敢碰了，脸上露出了久违的阳光微笑。

这人要是不勤劳出力啊，没有人能帮得了它。勤劳致富，天道酬勤，勤则不匮。所以在山里，最严重的惩罚就是罚你不要去穿越，罚你今天不干活，罚你去看小说，这是最厉害的惩罚。最后你会手脚冰凉，胃口全无，烦恼涌出，疲态重重。

现在好多人只想通过吃药把病吃好，吃药只是稍安而已。坚持运动锻炼才能久安，而且要按照运动之道来做。

127 气血活，疤痕消

问：中医能去除疤痕吗？

通过这段时间的微信学习，我也知道最好的祛湿是在太阳底下做利他劳动。

感谢老师的答疑解惑。正像老师们说的，如果精力时间用于研究精进都不够，哪会分心别处呢？除非你没有志向理想，没有目标方向。看来还是自己愿不够大，志不够坚。

答：皮肤的伤疤好消，心灵的伤疤难除。疤痕一般是局部血液循环不畅，加上脾主肌肉功能减退，不能推陈出新，以新肉换旧肉导致的。比如脸上有些痘印，就用血竭粉，能活血化瘀。调入油膏里，能够让这些疤印渐渐变淡，最后消失。

有些顽固的疤印屡消难掉，为何呢？因为浊气太重。病人清淡不了，清淡的人神清气爽，肥甘厚腻的人，容易一脸重浊。洗碗要用清水，洗掉身体的油垢疤痕也要用清淡饮食。

还有我们同样的两条狗，一条拴在家里，一条满山跑。两条狗都被车子撞过，留下了大伤口。用绳子拴的狗，伤疤很难脱落，最后留下大小的疤痕。那满山跑的狗，汗多气血活，血液循环加快，伤口好得快，最重要的是好了后疤痕基本看不见。

可见啊，运动锻炼，对于消除疤痕作用太大了。不是说你住在山里有好环境，你身体就好。山里得疑难杂病的人也有不少，为什么？好吃懒做，喜欢闲聊，这一条就把自己健康之路堵掉。

有感于这方面，我们在治疗脸上长斑、肌肉疤痕时，特别强调要多做泰山压顶。你血液要足够通畅，运动量要足够大，你身体修复才快。

所以大家可以去试试，在治疗一般的痤疮疤痕，你用清热去火药的同时稍加以活血之品，比如丹参、郁金、菖蒲，往往有意想不到之效。这就是从运动里头体会出来的治疤之道。

关于心疤，就要从心性之道入手，我们早晚课会经常提到，在这里就不再长篇大论了。

128 即知即行，失眠可行

问：录音怎么下载？我想要录音音频。

老师好，蓝莓干、枸杞、杭白菊、苹果花、甜菊叶，治疗失眠怎么样？

答：愿大、志坚、心细、气和，铁定可学成。看到龙山书院编辑部听打小组成员们那么热情，我们亦为之欢喜，积极行善，回报是丰硕的。

积极的态度，决定人生的高度。

学习的态度，决定成功的速度。

长远的态度，决定做事的力度。

行善的态度，决定收获的丰度。

感恩的态度，决定幸福的深度。

这是听打小组成员们听打的五度修炼，我们也没有发录音。结果以前在任之堂心庄讲的录音，有善友们录好后，分享出来，让大家练习听打。这样很好，而且还有善友创建云盘，在上面放资料，供大家下载学习，或听打利他。

等大家练习后，我们准备把更多的视频、音频传到云盘上面去，这样想学习的可以学习，想利他提升的又能够利他提升。真是不出门就可以做天下的善事，不出家就可以成教于天下，这要感恩网络时代的便利。

关于失眠的调理，也是要因人而异。普通的心烦气躁，可以用些花花叶叶的草药，能达到解郁安神的效果，可以起到宽心放松的作用。

这些茶饮方都不错，但方逍遥，人不逍遥，何逍遥之有？药解郁，人不解郁，何解郁之有？其实失眠啊，是最需要锻炼的，而且锻炼的效果，也是最显著的。

大家多看看运动之道里面，只要即知即行，普通的失眠都是还没有动用到药物就把它降伏了，不外乎是心意识停不下来、不肯动而已。把身体动到极处，心就会慢慢平静下来，这叫身转心。

通过普通的跑山赤脚，就能达到这效果。

129 花盆不长巨木，温室不出红梅

问：能发一份《药性赋》热性药吗？

老师您好！男，26岁，请问横向生长的智齿需要拔吗？以前把左边拔了，两侧都已经龋到前牙了，现在右边偶尔胀痛。请问中医对智齿是怎样理解的？

答：好学者，困惑一阵子，不好学者，困惑一辈子。龙山书院编辑部热心的善友，在网上建立起一个云盘，里面准备放

相关的视频、音频，供大家学习跟听打。我们也准备把龙山书院《中医普及学堂》的系列讲稿，还有书籍的电子版放到上面去，到时大家都可以看到。

齿为骨之余，在贫穷的年代，很少听闻到智齿严重发炎，不得已去拔掉的。我们看到牙齿的问题，应该看到骨气的问题。骨气有余，则牙齿刚正。骨气不足，则牙齿腐朽或发炎。

现在小孩子蛀牙现象为什么越来越严重，有人把过失推到糖果上面去，向外面找原因。其实是灵性慧命减退的表现，糖果只是代罪羔羊而已。真正的罪魁祸首是现在孩子都不够坚强了。

结果脾气都很大，真正面对困难时，却怕这怕那。为何古人教我们要早立志？曾公讲，立志是金丹换骨，肾气足的人，很容易有远大之志。而立志也可以辅助肾气充足，因为肾主志。立志后，人会有铁骨铮铮。

邓老感叹中医界越来越少铁杆中医了，为何真立志干一辈子中医的人太少了？两个字——浮躁。所以人在三十岁上下，还长智齿，这是身体在提醒你，要立志才能长智慧，不立志长不了智慧啊！要不怕难，不怕苦，才能坚筋骨。

怕苦人会很软弱，牙齿都长不好。所以娇生惯养的孩子，牙齿普遍都长不好，因为他们有傲气没傲骨。我们要知道，花盆里长不出参天巨木，温室里养不出耐寒红梅。

要有艰苦的逆境，去担当去磨练，骨气才会足。所以艰苦是健康的必需品，回避艰苦，就是在远离健康。

130 减食即是减脾气

问：灵性食物与惰性食物——我们的敌人在哪里？

曾老师：您在讲课中提到“肿瘤病人不能吃鸡蛋”，理由是鸡蛋有收敛的作用。收敛不是在一定程度上可以抑制肿瘤的生长吗？这么理解对吗，是否有钻牛角尖的意思？

答：少荤多素，坚持徒步，劳逸适度，遇事不怒，乃万病防治总则，一部《内经》的浓缩。肿瘤癌症的病人，不可以轻易营养过度，营养过剩比缺营养更可怕，过剩的营养是送给敌人的，是疾病吃的，所以七分饱、五分饱是健康在吃饭。十分饱、十二分饱是疾病在吃饭。这叫“饱生百病，撑出百疾”。

客家有句俗话讲：“猪撑大，人撑坏，狗撑到骨捱捱。”

人被毒死了有冤可伸，但如果吃死了，连冤都无处可伸。

关于鸡蛋的食用问题，要从两面来看。第一，食物分为灵性食物跟惰性食物，大家可以去体证，我们也是体证过来的。像五谷杂粮、蔬菜、玉米棒，这些素食吃了人会血脉肠道疏通，经络灵通，有精神。

而鱼、蛋、奶、肉，这些动物性食物，大都呈酸性，人吃了容易昏沉、疲倦、不想动，气场比较乱，所以称为惰性食物。

现代科学研究得出，不可食惰性食物超过饮食的1/5。超过了，身体容易酸化，酸化越厉害，癌症肿瘤越喜欢。所以不是说肿瘤病人能不能吃鸡蛋的问题，而是你是在用惰性食物助纣为虐，还是用灵性食物给癌瘤釜底抽薪、断敌粮草。这些灵性食物大都偏碱性，吃了后人不容易昏沉。

去年有个司机，以前无肉不欢，出了次车祸，是因为吃完大餐后开车，人昏沉想睡觉，一个不留神就出事故了。他说不知道自己怎么了，肚子大了，精神头却小了，开车觉得越来越辛苦了，脑子缺氧，记性也减退。只想调理一下车祸后遗症——瘀血刺痛的问题。

我们说，这个问题好解决，血府逐瘀汤加三七粉，几剂就化瘀通脉。但你要解决脑子缺氧的问题，必须要改变饮食方式，改惰性食物为灵性食物。人越吃肉越懒动、越昏沉、越容易累。所以西方人是比较容易累的，而以素食谷食为主的东方人有耐力，比较精干。

我们教他晚上必须吃素，平时早晚肉食减半。他后来反映说，比车祸前，人脑袋还清爽，最大的素食体会就是上厕所不用蹲很久了。这就是浊阴下降、清阳上升。

现在好多父母都在担忧孩子读书问题、精神问题，孩子为什么那么多营养下去，还是上课打瞌睡、注意力不集中？因为气血都跑去消化营养。相反，自古以来，读书人读出成就来的，没有哪个是丰衣足食的，大都是半饥半寒，所以“秀才文选半饥驱，著书多为稻粱谋。”

你得有一定的清贫，血脉才会灵通。就像清水，灵通得很，如果是浊水，就腻滞了。所以要想让你孩子清灵，切不可使孩子饮食过营养化啊！过营养化是害，不是爱。

在高中时，我们就知道江河过营养化，藻类植物大量生长，那些鱼类缺氧就死翘翘。人也是这样，过营养化，痰湿瘀血、肿瘤包块大量生长，正常细胞缺氧就会凋亡死翘翘。

所以不是吃蛋不吃蛋的问题，是有没有把身体吃酸化的问题。同时蛋的收敛也是有道理的，龙骨、牡蛎是敛正气不敛邪气。这些鱼蛋奶是能够让痰浊更多。为何呢？俗话讲：鱼生痰，肉生火，青菜豆腐保平安。

过量的肉食，很容易让痰湿横生。所以大鱼大肉过后，就是多痰，这都是可以自身体证到的道理。只要人一多痰就要减食，不单减蛋，一切肉类都要减，惰性食物都要少碰，而且还要七分饱。

疾病以减食为汤药啊！所以饮食别急着做加法，先要学会做减法，减到什么时候可以做加法呢？减到你一没有痰浊，二尿不会黄赤，三口不会臭浊，四脑子清醒，不容易昏沉疲劳，五不容易发脾气。

如果这五样你还有的话，说明你身体还不适合吃过多的肉蛋奶，你身体还炼它不化。炼不化的话，吃个蛋进来，脾气就长一分。现在好多孩子，一天一个蛋不够，要三个，结果把胆囊管收敛住，就跟父母拍桌子，跟爷爷奶奶瞪眼。

所以只要家庭还是脾气冲天，那大家都减食吧！减食才是减脾气。俗话说："减衣增福，减食增寿"。减了脾气，寿命就增加。因为人的能量九成都是送给脾气的，我们常认错了敌人，老以为外面的才是我们的竞争对手。人只要向外追求，就是在损耗灵性慧命，人只要有对立、争斗，就是在损耗能量气血。

真正的敌人，往往都是我们看不见的，在哪里呢？就是我们的脾气。《小儿语》说："威震四海，勇冠三军，只没本事，降伏自心"，《法句经》讲："出入战场千百次，胜千敌不如胜一己。"

所以人没有脾气，有用不完的力气；有了脾气，就很容易短气乏力。所以切莫认错敌人，"有气不生延年药，有火不发不老丹"。把气火都用于利他，真修行。

如果吃了鸡蛋后生气动火，把鸡蛋送给敌人，我们宁愿不吃。吃了后你又没把握炼化，宁愿少吃。在客家俗话里头讲到“一个鸡蛋五公里”，一个鸡蛋产生的能量，可以够你走五公里山路。也就是五公里山路，才能够把这鸡蛋彻底炼化。没有五公里这鸡蛋炼不化，就会变为停痰留饮，使血液变浑浊得病。

大家看运动越少的人，胃口越小。你要是缺乏运动，最后连吃一个鸡蛋的福报都没有，吃了它就是变一口痰。所以这背后的道理很深，大家要仔细琢磨。只要守住少发脾气，多运动，少吃荤来多吃素，那么你身体肯定不会有那么多问题。

131 脚掌干茧如何调理？

问：您好！脚掌老起干茧怎么调理？谢谢！

答：事能知足心常泰，人到无求品自高。年少容易起干茧是阴液不足表现，阴伤则干燥；年老容易起干茧是阳气衰退。《黄帝内经》讲：“阳气者，精则养神，柔则养筋”。同时干茧属于死皮硬肉，诸肉皆归脾所管，脾主肌肉也。必定是长期劳倦思虑，久坐伤脾，所以中医保脾十条很重要。

如何让硬皮干茧恢复柔软？

第一，干燥煎炸之物要远离。

第二，刚硬的脾气要改一改。念刚百症起，心柔万邪息。

第三，常做踢腿运动，或下蹲运动。越慢越好，慢则补，快则泻，用针之道如此，运动之道，亦如此。

第四，要远离寒凉，空调、冰箱，能不用，尽量不用。有个词叫冻僵，树木一冻，就干枯僵硬了。人也是这样，多接触阳光，远离寒冻。

第五，不可熬夜。早睡能够让骨正筋柔，熬夜会让身体僵硬。

132 欲补必炼

问：祝曾老师、陈老师新年快乐!吉祥如意!经常看你们的微信，收获很多，感恩！我想请教个问题：我已服用八珍膏三个多月了,如果服药期间妻子怀孕，是否会影响胎儿健康?谢谢!如果有影响，需停服八珍膏多久才可生育?

答：药物、食物、睡眠、运动、心态综合才是健康，眼界要往大处看，行为要往细处做。八珍膏是很平和的补气养血方，是食疗之品，是气血双补。凡是膏类药，都要扫干净身体痰湿，再进补。所以舌头如果还腻腻的，或者平时比较多痰，一下子就不要吃太多了。

同时膏类药要靠运动来炼化，运动少了，补药会补出脾气来。因为炼化不了，郁在体内，所以好多人越补脾气越大。脾气越大，消耗能量越大，身体就越虚。所以在你运动少、脾气大的时候，不要轻易服用补药，以防把药力补给脾气，补给欲望了。

当孩子在有正知正见的时候，才可以把事业金钱完全交给他，当身体有正知正念时，这时补多少受多少。我们见过太多了，吃点补药有精神，然后又纵欲去了，不仅白补，还倒亏了一把。世人须知八珍者，有八珍重：少言珍气，戒久视珍血，去燥珍津，早睡珍液，不忧劳思虑珍五脏，饮食清淡珍六腑，勤劳身体珍经络，远色戒淫珍精神。识此八珍，方可尽终天年，度百岁乃去。

133 肾炎血尿怎么治疗？

问：肾炎血尿怎么治啊？

答：从七情上讲，恐伤肾，持久的惊恐害怕，则肾功能严重受损。肾主封藏，脾主统摄，脾肾亏虚，精华流失。所以通过蛋白尿、血尿的方式，让身体变虚。中医是培土为主，加以固肾，稍佐以透热外出。

同时血尿或蛋白尿是精华漏失的现象。要反思自己有哪些方面在浪费资源、浪费生命，或浪费时间。

比如水龙头开了，忘了关；灯打开了，彻夜开着，没有关；电视打开在那里，人走了也不管。中医讲，司外揣内，有什么外在的行为，相对应会有什么内在的生理变化。就像外在大手大脚惯的人，内在气血也耗得快。

就拿开水龙头来说，有人习惯一下子开到最大，不留余地，水龙头很容易被拧坏；就像开车，一下子死踩油门加速，所以他身体也很容易呈现拼命三郎式的透支，这是很危险的。心肌梗塞猝死病人越来越多，都是无休止的透支惹出来的。

所以节俭不单是省钱的需要，也是身心健康的需要。一个懂得节省的人，表面上他是节省那点水电，实际上他是在节省自己的精气神啊！

134 盆腔积液怎么办？

问：老师，盆腔积液怎么办？

答：积者，气不行，液者，水不留，气液水积，当令大气一转，百病乃散。普通的盆腔积液，老师用一味小茴香，效果非常好。一味小茴香10克或20克，煎水服用。

小茴香是种子类药，也是厨房常备的药食同源之品。种子类药有个特点，善于下降，叫诸子皆降。所以它能降到肚腹周围。

同时小茴香是香类药，香能行气，气行则水行，气滞则水停。积液就是一团停水，气机一行通，这团水就蒸发气化了。

同时芳香又能醒脾，能让脾悦，脾功能加强，脾主湿，湿气就少了。

而小茴香还有一个重要特点，它性是温的。《黄帝内经》讲："诸病水液，澄澈清冷，皆属于寒"。各种水液清冷的是寒凉所致。治寒以温药，小茴香能温阳化气，使少腹阳化气功能加强。当阳化气力量足时，阴成形的积液积水就少了。

常有些盆腔积液的妇人，还经常腹痛，治疗非常简单，用张仲景的当归芍药散，"妇人腹中诸疾痛，当归芍药散主之。"

当归、川芎、白芍活血，令血行水不能停，解开血不利则为水的僵局。茯苓、泽泻、白术利水健脾，令脾主运化功能加强，则水液在身体停留不住。再加个小茴香进去，一行气又引药到少腹，对于各种积液囊肿、子宫糜烂等疾患，都有不错的效果。

135 运动养阳，寡欲养气

问：老师，气虚懒言，消化不良，不能吃生冷，吃不胖怎么办？另外对照书籍感觉有阳虚。

说全面一点吧，自己也看了不少中医书，任之堂和两位老师的书都看过。对照看过的一系列医书感觉自己有气虚加阳虚。表现为少气懒言，感觉常常全身乏力，贪睡，对工作提不起兴趣，吃煮得硬的面条、过多肉食、凉的东西都感觉肚子不舒服，感觉食物一直在胃里，没消化，还会反酸。吃韭菜等难以消化的东西大便后可看到没消化，常年吃不胖。曾因以上情况吃中药没效果，后自己根据所学买附子理中丸吃后改善。最近每年冬季都要吃，吃了就好多了。另外不耐寒冷。感觉自己是气虚加阳虚，请两位老师给予指点，拜谢了！

答：人逢喜事精神爽，开心悦志，食物好消化，食欲也大。中医认为木疏土，畅情志可令消化能力变强大。有位八十多岁行动自如的寿者，皇帝都向他请教养生之道。这位寿者讲了一句话，这句话足以把我们的身体搞得相当棒。

寿者说："吾不以脾胃暖冷物，熟生物，不以元气佐喜怒。"

这是说，我不会傻到让我的脾气来加温这些生冷凉饮之物，我不会笨到把我的元气白白送给暴喜暴怒的脾气。

现在好多人只看到寒凉的食物会伤人阳气，不知道焦躁的脾气伤人元气更厉害。生一次小气比十杯冰饮伤人阳气还厉害。

所以当大家都在防冰饮，都在服用姜桂附的时候，千万别漏了防这脾气啊！为什么脾胃会没元气把食物消化好呢？

那脾胃的阳气都哪去了呢？已经很注意饮食了，怎么还吃不壮，消化还不好？那是因为饮食之道是有瓶颈的，必须靠运动之道，跟心性之道来提升。

如果饮食能让人长胖，那么我们这时代，也不会有瘦人了。但为什么吃不胖呢？心宽体胖，心纠结，身体就会没精神；心平气和，心坦然，身体就会强壮。

像少气懒言，不消化，没劲疲倦，是明显气阳两虚，可气阳从哪里来？参附可以补气啊！但是不能老是借高利贷，借久了你会没钱还的。真正养气阳的是什么？运动养阳，寡欲养气！运动少者消化弱，欲望多者身体差。

当我们在崇山峻岭穿越以后，手脚冰凉的妇人用冷水洗菜都不凉了。吃凉水就拉肚子的孩子，畅饮山泉水都没事。所以不是形寒饮冷伤阳气，而是你运动锻炼少了。

吃冰饮不可怕，可怕的是你每天连一个小时的运动锻炼时间都挤不出来。姜桂附参芪理中丸，即使你十个胃肠虚冷的病人，你用出去都帮他们减轻了病症。但没有让他们养成运动锻炼的习惯，他们照样懒洋洋地躺在沙发上，把阳气耗在电视跟手机里，那么你照样在做无用功。

如果能够以身作则，用运动法门、心性法门将身心搞得强壮，影响他人，那这比布施三千大千世界的姜桂附功德还大啊！为什么呢？因为理念不转，你会依赖药物一辈子；理念一转，你就断奶了，也断药物了，真正健康成长了。

136 定课不断，安详可成

问：老师您好！我是指甲发白、月经量大那个患者，您说的好，我佩服您！我忘了告诉您我有子宫内膜异位症，就是腺肌症。以前月经黑色大块，而且很疼，结婚生孩子后好多了，但是就是月经量大，怎么治？我天生脾气急，思虑过多，杂念多。我记性特别不好，脑袋上长白头发，我还想问三慢，怎么才能做到？我应该怎么修行？我打算上佛学院，跟着修行，而且我也在练习武国忠老师的站桩，不知道怎么样？

答：喜乐的心是疗伤圣药！不管练什么功法，上哪所学院，做什么事情，要能够长久持续地做好，必须守住两关：

第一关，不要让自己血液体质酸化。酸化后身体容易长包块癌瘤，像鱼、蛋、奶、肉食之物，体质很容易酸化。体质一酸化，人就懒动疲倦。所以这些食物叫惰性食物。

而五谷杂粮、蔬菜，偏弱碱性。吃后人头脑轻灵，称之为灵性食物，能够让血脉灵通；而且人服用后，人的耐力也会比较强，心也不容易浮躁，绿色植物是给肝减轻压力。

而葱、蒜、韭菜呢？属于中间状态。正念的人用它们来造福，邪念的人吃了造脾气纵欲，就造业。所以是中性食物。大家要正面看待壮阳的食物，壮阳来延寿命是好事，壮阳来纵欲，那胜利果实就被欲望盗走。

第二关，不可以让自己处于缺氧状态，缺氧状态是癌细胞最喜欢的。所以人一旦缺氧，马上要徒步或跑山。师父在江西云居山修炼期间，感触最大的是上座大和尚很重视跑香。这些学生们一旦昏沉困倦，身体就处于缺氧状态，这时马上要小跑，不跑身体很容易就懒惰多痰湿。所以大山是很呵护这些学子的，但大山也很欺负这些学子。

为什么？你在山里没有真功夫，你就很容易得风湿病，山中清冷，一旦懒惰身体缺氧，阳气不足，马上风寒湿入体。天天吃姜枣茶都没益，必须要跑山。

身体越差的人，越要动起来，越不动越没希望。所以像阿甘那样跑起来，即使你跑得像老阿婆那么慢，坚持一百天，都会有惊人的效果。

在奔跑之中，妄念杂念会逐渐被磨掉。所以当师父看我们写完作后出去，笑笑跟我们说，你们要把八成的时间用在锻炼身体上，用两成时间来读书做事，不要拼短期的工作时间长，要比长久的工作效率高。

如果人精气神不充满，做的事情不是乱糟糟，就是虎头蛇尾。

三慢就是吃慢、话慢、走慢，这都是降伏躁急的行为修炼方法。让自己紧张浮躁的气缓下来，降得浮躁之气定，乃修学第一功夫，也是养生第一功夫。

最后三慢都会归到心念上去，心念如果没有安详下来，吃慢、话慢、走慢，心里头却是开运动会，貌合而神离也没有用的。所以长久熏修定课很重要，这些定课是把三慢落实的关键，是获得安详的功夫。

137 愿之不同，成即不同

问：两位老师好！给老师拜个晚年。你们辛苦了。本来还想发短信问问老师，什么时候把以前的微信，也能再复习一下，想了两个月就看到了春节期间发的贺岁大礼包：中医十万个为什么。真是太好了。实现了自己的愿望。有很多以前看过的但又记不清楚了，通过大礼包能随时查找，很方便。

我十年的病痛折磨，听了余老师逆耳的忠言、接连不断看余老师和两位老师的微信，终于明白了自己的得病原因，从此改变了生活方式，家里我是第一个吃全素的。在我的带动下，全家人开始吃素，老妈原来每天吃降压药，现在血压正常，每天听经、读经、学习中华传统文化。二十多种身体的不适症状，如烦躁不安、失眠易醒、口苦口辣、耳鸣、梅核气、胸腹胀满、大便干硬、腰酸腿沉、怕冷怕风等等，日渐消失。

我从2015.5.1就下定决心要学十年，一门深入，长期熏修。像蚂蚁啃骨头一样。我相信读书百遍其意自现，到那时用自己的实践和知识，就能帮助身边的人摆脱病痛了。现在只能做好自己，还没有说服别人的能力。但用所有老师的中医理念，在自己身上实践过无数次，切身体会到中医博大精深理论的伟大。感恩余老师！感恩两位老师！今生有缘相识是我最大的福分。谢谢！谢谢！

答：但自无心于万物，何妨万物常围绕。人能专修于书卷义理，敬字如师，自有百邪渐退之殊胜结果。人皆畏惧多病，吾独畏惧不敬。夫敬胜百邪，人能恒敬，何邪敢犯。素食是以身转心，运动习劳也是身转心，读经是心转身，做定课也是心转身，这几样同时做，身心同时转。曾公在语录中讲到，治心在治身，理不必太多，知不必太杂。关键在于明理切用，即知即行。为何好多学经典的学子，刚开始几个月或一两年转变大，进步快。可这种极好的进步势头，没能长久保持，很快就到瓶颈。因为没有即知即行，行动上只要慢一点，所知都是负担，这叫所知障。

像吃素、运动、读经，还有做定课，虽然能够很快速地减少烦恼病苦，但这只是稍安初安而已。想要久安长安大安，还是要在愿力跟慈悲上面用功。

同样吃素，有人是怕得三高，有人则处于慈心不杀；同样运动，有人想养颜美容，有人则为了身体健康，更好地弘法利生；同样读经典，有人为了装点门面，有人则为了教育弟子；同样做定课，有人怕自己落后了，有人则希望自己能带动更多人上道。发心决定了你最终到位哪里。所以成就与否，成就大与小，都关发心立愿，这发心立愿是千古常新的话题。

所以碰到人生瓶颈的时候，其实瓶颈在哪里？都在责任心不够，慈悲心不够。一个人慈悲心够的话，他是不怕改变一切，也能够改变一切。

三藏十二部佛门经典，最后就是直指这本心而已，都是不用立文字，教外别传的。

138 积善断漏

问：血糖高、血脂高背后是修炼的问题——米熟与竹竿子。

两位老师好，我有个朋友患有子宫内膜息肉，月经有点拖尾。医生建议她动手术，想问问老师她应该注意什么，中医对她有帮助吗？

问一下，血糖高、血脂高是怎么回事？脂肪肝怎么调？

答：心主血脉，脾主脂肪、肌肉，血脂宜调心脾，戒思伤心脾乃第一步。气行则血行，气滞则水停，水停则诸邪生焉。所以身体这些瘤结、包块、息肉，都是气血不活的表现。我们看张仲景《伤寒论》上，治疗这些包块结节的汤方里头，大都是用活血利湿，助于固本培元之品。

比如大黄蟅虫丸、无比山药丸，可是药勇猛人不勇猛，何勇猛之有？补元气不惜元气，何元气之有？现在好多人身体长包块，都走上手术之路，手术后就配合营养调理，术后照样还是我行我素，睡懒觉不运动，熬夜迷手机，把精神搞憔悴。

结果呢？包块又以另外一种形式长出来。所以不怕你手术刀快，就怕你包块长得更快。所以好多包块都不是动不动手术、用中医还是用西医的问题，而是你有没有明白觉悟的问题。

人要是不明白，好多苦难都要反复地挨受，一个勇猛而又爱惜自己元气的人，他断然不会得这些乱七八糟的病。

为何呢？勇者气则已，元气足则病气退。所以治病有两个方面，一方面勇于锻炼运动，另一方面要爱惜自己的元气。不要把元气消耗到欲望那里去。在古医籍中记载，当一个人元气充满时，身体自动都会燃烧掉本不属于自己身体的东西。比如高血糖、高血脂、脓肿积液痰浊、脂肪瘤、包块。好像高压锅，我们那天煮饭的时候，虽然插了电，但没有把塞子放好，然后出去干活，回来后发现，米居然没熟，原来高压锅漏气了。按照平常，只要通了电，高压锅的塞子盖牢，不漏气很快锅内加热，气越来越足，食物很快就熟了，炼化了。

所以对于人体来说，你只要身体元气够足，然后不漏，那你身体的渣滓很快就被炼化。故古代的大德高僧，怎样教这些学生了烦恼除疾苦的呢？

一个是不断地习劳跑香、练功，这是在充电。然后不让弟子轻易讲话，为何？开口神气散，意动火工寒。人一开口，好像电饭锅那塞子打开来一样，老是打开，不盖上去，你的米就不熟了。所以现在的人，吃饭讲话、工作讲话、干活讲话，讲个不停，结果血糖也炼不化、血脂也炼不化、血尿酸也炼不化，最后还落得个短气乏力。疲倦失眠、身心憔悴。

败就败在那张嘴。故在内观禅中心修习时，不要说是一个讲话，连一个眼神交流都不可有。禅堂里必挂止语牌，你出来后，精力有种翻倍之感。大家想想这是为何？高压锅这么快就把食物压熟，因为它不开口讲话。

所以越重的病，越要严持口戒。脾开窍于口，多一句没必要的话，都是在加重病机。这就是为何好多癌瘤病人，在跟疾病拔河中输掉的原因。甚至好多病刚有起色，你就偷着乐，把禁忌注意抛在脑后，马上胜利果实又被疾病窃取回去。

《道德经》的老子看到这点，感慨地说，多言数穷，不如守中。赵州老和尚看到学生世智聪辩，笑笑说，喝茶去。言下之意，是叫你静默少思。《易经》上讲："无思也，无为也，肖然不动，感而遂通天下之变也。"

所以我们读经，真明白了，根本不会去怕这些疑难杂症，也不会去怕这些手术放化疗。怕的是什么？怕你不觉悟，怕你不惜元气，服药无益。怕你不知守口，手术白做。

如果口中还是那么多是非，身体里头绝对有不少是非包块。所以十年研修班、龙象班这些学员，都是明理后才能进山来。古人讲："不到重关不闭关，不到三关不住山"。名利欲这三关没放下，住不了山，放下了，要在山林泉下长养圣胎。说白了就是让人心性更灵敏、更慈悲、更仁爱。那么圣贤的胚胎渐渐就养成了。

要反复问自己，今天我有没有运动充电呢？今天我有没有将高压锅塞子打开没及时盖上，漏掉太多气呢？一天食物没熟，一天你的功夫就用不够，漏洞就太多。

古代的大德禅师啊，一见面就知道你的功夫，再聊几句就知道你见道不见道。就像五祖大师问六祖一样，直接问他，你熟了没有？这就是修学的暗语。

大德禅师问，竹竿子通了没有？

明了的人或行家一听，就知道那是指人那条中脉。

这就好比电线有没有拉通，拉通了，点灯就亮了。没拉通，有电有好的灯泡都没有用。

所以修道就三个条件：能量电量足不足、电线管道通不通、灯泡身体有没有问题。

你这米熟了，有两个条件：一是下面火力足，二是上面盖得住。如果火力不足，或盖不住，再好的电饭锅，米还是夹生的吃不了。再好的身体跟营养，一样产生血糖血脂、食积痰饮。即使你电力足，但是你塞子盖子没盖好，熬干了水，米照样不熟。

可见血糖高、血脂高，背后不是简单的吃饭忌嘴问题，更有深刻的修炼意义在里面。现代研究发现，人在吃饭时，细嚼慢咽不说话，同样吃那么多饭，平均血糖低一两点。可见好的修炼会带来好的人生健康。

你想想一个吃饭，注意修炼，身体就棒一点。然后运动、睡眠、心性、家庭教育，各方面言行举止都重视一点点。那么各方面都进步一点点，你不就很快健康吗？

所以不要有漏啊，修行断病，都是积善断恶同时进行。积善是充电，断恶是止漏，两方面同时下手，米很快就熟。所以禅师问，你熟了没有？就是看你功夫做得够不够啊！

139 遗尿之解

问：老师，新年好！看过您的书籍和文章，获益不少。在新的一年，祝愿中医普及学堂越办越好，让更多的人懂得健康生活！身体素质越来越好！社会更和谐！

请问老师，遗尿的有关中医治疗？

答：点按膀胱反射区（右足下）乃治遗尿必杀之技。在新的一年里，也祝愿大家每天好吃、好睡、好心情。将一个健康计划好好制订，每天运动一小时。选择在好的环境，对任何事情都抱一颗好的心，那么就会有好的命了。

关于遗尿的问题，不要关注疾病，要关注健康的生活方式——五招解脱遗尿。中医也是从脏腑来论治的，有五招可以从遗尿中解脱出来。

第一招，尿窍属于九窍之一，九窍不利，法当治脾。而掌管排尿的括约肌，属于肌肉，归脾统领。所以孩子脾伤后，尿会失灵。

有个父母向我们反映，他的孩子平平常常吃喝就没事，一旦逢年过节，或家里来客人，大吃大喝了，当天晚上孩子就遗尿，问我们这是怎么回事？

我们说："饮食自倍，肠胃乃伤"，这是《黄帝内经》上说的。九窍不利，肠胃之所由生也。九窍的开合、肌肉的收缩舒张灵不灵敏，都看脾胃。

人吃伤了不仅得脾胃病，九窍都会失灵。所以古人看到这点，孙思邈《千金方》上叫"夜饭莫过饱"，像开大餐大吃大喝，都是在制造疾病。

第二招，肾主水液，肾虚后，水液是兜不住、封藏不住、气化不了，所以对于常规遗尿、尿清稀的，直接用水陆二仙丹，金樱子配芡实，固精缩尿，助肾封藏，很快就好了。

如果还嫌力道不够，像缩泉丸里面有益智、乌药、山药，都可以加进去。

去年有几例老人遗尿，都是用这思路治的。所以别小看这金樱子、芡实，单方用大剂量，这些都是保健养生之品，一固精缩尿，遗尿就减少。

第三招，尿是要靠中气去升腾气化的，阴随阳升啊。言多伤中气，要注意寡言养中气啊！《黄帝内经》又讲，中气不足，大小便都会失常。所以对于顽固遗尿的老人，一般是补中益气汤跟金匮肾气丸联用，晚上夜尿都会减少。这样的老人一般舌淡苔白，手脚怕冷。走路中气不够，短气，重用黄芪，升阳湿化，尿不下流。

第四招，最难治的遗尿就是情志遗尿。什么叫情志遗尿？就是孩子经常过于紧张，看各种惊悚片，这叫恐则气下。有些气弱的孩子，父母还不知道，常常吓孩子，给孩子讲鬼故事，这遗尿就别想好。怯懦者应当鼓舞之，如果还吓他，那就是落井下石了。有个俗语叫，吓得屁滚尿流，《黄帝内经》叫恐伤肾。

所以一些买股票输钱的人，输得手脚发凉，输得尿都收不住，输得垂头丧气，不仅遗尿还遗精，这是受到打击，惊恐不安，好像惊弓之鸟，听到弓弦声都被吓掉了。

千万别轻易去吓人，也不要去赌博、看惊悚片。去玩那些刺激精神的活动，那不过是在折自己阳气阳寿而已，用一句俗话说，就是嫌自己命长了。

第五招，诸湿肿满，皆属于脾。《黄帝内经》病机十九条讲到这点，如果遗尿遗很多的，一般要治肾；遗一点点，一般要治脾。脾运化功能加强，水湿会气化，就像夏天你运动多，水湿蒸腾上来，尿就少，冬天天一冷，运动少，尿反而多了。所以要多运动，运动健脾啊！脾主健运，要脾健康，就得快乐地运动。

白天多运动，晚上就少问题，白天运动量不够，晚上问题就多。能量没有疏通，气血没有周流，憋在身体里面，不是失眠就是打妄想遗精，要么就睡不沉，所以哪有什么病，都是运动缺乏啊！

所以我们下午运动量足够时，晚上一觉到天亮，手脚还暖洋洋，处于气化状态。那些运动量不够的，半夜还老起床，手也冰凉，明显就是手不能提，肩不能挑，运动太少。

这五方面下去，遗尿问题都难以再出现了。现在大家都在害怕疾病，其实只要把害怕疾病的能量用来寻找病因，修养身体，不要关注疾病，要关注健康的生活方式，那么你根本不会有那么多的问题。

140 眩晕的病机及治疗

问：老师，高血压引起的眩晕症该怎么调养？

答：《内经》云，恬淡虚无，真气从之，精神内守，病安从来！在《医学三字经》中讲到，眩晕症，皆属肝。肝风木，相火干，这是指眩晕最常见的病机是风火干扰。大家别小看一个眩晕，这是一个症状，各种病机都会引起眩晕。

第一，《黄帝内经》讲，诸风掉眩，皆属于肝；风胜则动，无风不作眩。人体大怒或饮酒后，导致气机败坏，上攻巅顶，导致眩晕。所以精神情志上的剧烈变化，常为眩晕的诱因。

第二，瘦人眩晕，多血虚有火，火之象为红赤，舌红面赤。两年前有一眩晕的老人，体瘦，因喝酒后眩晕加重，我们叫他用凉膈散，平肝降火，眩晕消失。

第三，无痰不作眩。痰饮变动不居，随气升降，像老年人很多有气管炎、支气管炎的，胸肺有停痰留饮，上泛巅顶，发为眩晕。这时只需要集中注意治痰，痰去则眩平，所以常用苓桂术甘汤或二陈汤加味，或白术泽泻汤、半夏白术天麻汤。然后按照饮食之道，远离肥肉、黏腻之物。按照《医学六要》中讲的，摒除一切膏粱厚味，酒肉肥甘生痰动火之物，这样无痰湿不作眩。

第四，有跌打损伤的病人，血脉不通畅常眩晕，为何呢？张仲景讲："血不利则为水"。所以问诊上要注意，病人常有交通意外，车祸过后老是眩晕的，这时要注意活血化瘀，使血气周流，眩晕得平。脑部的瘀血用通窍活血汤，胸胁的瘀血用血府逐瘀汤，这是无瘀不作眩。

第五，还有一种眩晕是熬夜伤精后加重的。即《黄帝内经》讲："精虚则眩"。又讲："肾虚则头重高摇，髓海不足，则脑转耳鸣"。这样眩晕的病人，按照《薛氏医案》上讲，要戒七情，远房劳，不然的话，日久会中风的。

朱丹溪也讲："眩晕乃中风之渐"。中年以后，或大病初愈，必须严戒酒色，远房劳，不然就很容易中风。我们这时代，为什么中风的病人越来越多，因为大家都把古圣先贤、重要的防病保健经验抛在一边。

所以对于脉象空虚的，多用益气填精之品，比如地黄丸，精足气充，眩晕可平。

中医看待一个眩晕，都是全方位的。所以不管是高血压引起的，还是其他原因引起的，要找到根本原因，治理起来，就有的放矢，好办了。

141 鼻炎该怎么调理？

问：鼻炎该怎么调理？

答：十个手指有井穴，用按摩棒点按，气息有井喷之象，鼻塞复通气郁自行。炎症在中医看来就是一团痰热，这团痰热随气升降，为何会升到鼻子上来呢？我们看《争斗病象图》，争时气往上走，让时气往下行。所以争斗时，痰热浊气都往头面上聚。故面红目赤，咬牙切齿，呼吸粗重。这些浊气聚到哪哪出问题，你哪个环节薄弱，哪个环节就受损。这在《黄帝内经》上叫“至虚之处，便是容邪之所。”

所以我们分析一个病，要从病的来源、诱因跟去路下手。明白来龙去脉，你对疾病就不再恐惧。那么这些痰热从哪里来？从脾胃中来，脾胃为生痰之源。所以绝大多数鼻炎的患者，他都有损伤脾胃在前，或者一直脾胃都在损伤没有恢复。那么鼻子里的痰浊，就源源不断从脾胃中来。《黄帝内经》说：“此皆聚于肺，关于胃。”

肺又开窍于鼻，所以明白“养胃五点，保脾十条”，就是在断疾病的根源。如斩毒树，只斩其根。这些痰饮为何会冲到头面口鼻来？这需要一个助缘，助缘就是争斗愤怒发脾气，发脾气又叫什么？叫上气了。所以大家去观察过敏性鼻炎的患者，他们有不少都存在这样一个特点——心胸气量不大。所以鼻孔吞吐量不够大，容易跟人计较，一较劲气就往上冲，上冲的气包裹着痰湿，就往鼻子去了。

这些痰湿如果往颈部脑部去，那问题就大了。经常会眩晕，老了还容易中风、血管硬化、颈椎僵硬。所以大家看俗话说，气得僵了，整个人就像僵尸一样，脸色发青，硬硬的。所以没有这争斗之气，痰湿也不会往鼻子上聚，它只会往下面沉，沉到肚子就肥胖，沉到腰腿就拖泥带水，重滞啊！

那这些痰湿的去路在哪里？在肠胃百川归海，整个头面都属于阳明胃肠经所主，健胃通肠，痰饮就会下行。肺又与大肠相表里，鼻子里的炎症痰热，要通过脏邪还腑，浊阴出下窍，排出体外。所以鼻炎实者常用二陈汤，加些通腑降浊之品；虚者常用桂枝汤配合玉屏风散，在这汤方基础上还会加些顺气降气之品，因为气降则炎消，气下则痰去。

142 中医学习分科问题

问：纯粹的中医分科吗？

老师，大便有白色黏液，如果冻状，持续一年了，肚子不疼不痒。拉肚子时候会加重。

答：若无愁肠百结，何来拉稀久泻，定有情怀不畅，方显肚腹诸恙。我们大学期间，前面三年学的是四大基础跟四大经典。中基、中诊、中药、方剂是四大基础，伤寒、金匮、内经、温病是四大经典，然后再学中医内科学这些桥梁学科，方便将来上临床。直到大四的时候，才开始分科。有人选骨伤方向，有人选妇科方向，有人选肿瘤科，有人选五官科……我们选的是经典班。所以大四一年研修四大经典，大五才上临床实习。现在的教学模式，是以培养专科医生为主，有句话叫杂以成其大，纯以利其身。想要大成需要很长的时间，而想要掌握一技之长，你只需要集中精力，一段时间内就能够突破。

现代我们很多人耐性不够，所以偏向于走专科医生的路子。曾公在语录中讲到，不管面临什么境地，总要以“耐烦”两个字来勉励自己。

人只要不耐烦了，就切断了自己学习上进的路子。就拿这脾胃科医生来说，最难的不是把脾胃用药、脾胃病的证型搞清楚，也不是把脾胃的药全部背熟，而是明白如何将脾胃保养好。就像上次孙爷爷讲：“到这年纪才知道，以前那么荒唐，把自己脾胃伤了都不知道，也想不到膝盖问题跟脾胃也有关系，连思虑过度着急抱怨都伤脾胃。”

老人家明白了，理通了，身体就好了。理不通瞎用功，最怕不明理，明理不怨人。所以这念头转得像反掌一样快，身体转变也不慢。

中医讲，脾主大腹。像肠子排出的这些黏液，在中医看来不过是痰湿而已。痰湿往嘴巴吐的算是，从肛门里排的也是。这都是在提醒你脾胃不够健运，提醒你运动量不够。健者有力也，运者运动也。多做有力的运动，加大体力活，身体炼化水谷功能会加强。

所以古代的大丛林大道场，绝不是一下子让你躲在藏经阁里看书的。大都是白天习劳干活，晚上打坐听点开示，阅读一下书籍。把锻炼身体的时间放在一半以上，读书的时间就那一点。而这一点，效率就非常高，在保证脾胃身体健康的前提下再学习， 这是很高明的安排。但是对于急功近利、名利心重的人来说，他都办不到啊。办不到，脾胃就老受到伤害折腾。因为急伤脾、怒伤脾、怨伤脾、思伤脾、疑伤脾、大饱伤脾、大饥伤脾、大劳伤脾、大逸伤脾、久坐伤脾，这是十条伤脾最常见的。

把这十条转过来，就是保脾十条。

143 癫痫如何治疗？

问：12岁儿童癫痫，西医治疗吃了三年药，此前检查说好转了，半年后可以考虑停药，今年复查说又严重了，大脑放电异常，请教一下有没有中医的办法？其间又发作了一次，一直在家休养。我真的很想把他的病给看好，所以能不能告诉我你们现在的地址，我想带他去学习你们的养生，改善生活习惯，谢谢老师们！

答：“财物轻，怨何生，言语忍，忿自泯”。要戒纠结郁闷，夫癫痫抽搐，常有怨憎恚，情志动摇，厥阴风木发动，夫大动则倒，小动则眩，故以降伏情志过激为第一要义。前面我们也多次讲到癫痫症的话题。癫痫在中医看来，首先跟肝脾两脏失调分不开关系。四肢抽动，“诸风掉眩，皆属于肝也”！口吐白沫，“诸湿肿满，皆属于脾也”。脾开窍于口，加上小孩子“肝常有余，脾常不足”，木克土现象就会愈加严重。

西方医学研究说，这是大脑缺氧后，神经元异常放电所致。为什么大脑会缺氧？现在的孩子好多都养得肠肥肚满。

而且孩子多动急躁，一急躁肝气就往上拔，然后把肠胃里的浊阴、痰湿通通都转上咽喉脖子大脑上去了。所以断癫痫的后路有两条，一条务必降浊阴，远离一切零食黏腻油炸冰冻之品。否则身体长出像果冻那样的痰浊，黏糊糊的，氧气运动不过去，大脑缺氧就出问题了。

第二条路是想办法让好动急躁的娃子，心性缓下来。这个是所有医生都最容易忽视的，但也是治所有病最重要的。因为心急才有急病，缓则安，急则加剧啊！

所以孩子要远离急躁喧闹的场面跟游戏及打斗的电视。正如《弟子规》讲："斗闹场，绝勿近，邪僻事，绝勿问。"

在张仲景经方里头，有一个叫柴胡加龙骨牡蛎汤，里面就用到大黄来降浊，龙骨、牡蛎来镇定，柴胡解郁使清阳上达，脑子不缺氧。

这几方面考虑得很全面，所以好多治癫痫的老师，他都喜欢在这方上加减变化，临床疗效还不错。如果靠药力让脑子不缺氧，那透过血脑屏障的药太少了，那要靠什么来让脑子不缺氧呢？必须要加强有氧运动。

运动量大，痰湿就会少，阳气会足；运动量小，痰湿就会多，身体就容易缺氧。

144 胀为不通，动则解之

问：老师好！想问一下整天手胀脚胀是怎么回事，热天厉害，有时候能胀得大一个鞋号？

答："诸湿肿满，皆属于脾"，《黄帝内经》十九病机如是说。胀一般有气胀水胀，白天胀得厉害，一般是阳胀气胀。是脾伤后，又容易赌气。气堵则百脉堵，身体就像鼓皮球那样胀。晚上胀得厉害，一般是水胀阴胀，那么冰冷寒凉之物就要远离，包括生冷瓜果，都不可轻易吃。但总而言之，只要有胀存在的，说明气血都有欠疏通。不管是阳胀阴胀，都是要加强脾主健运功能。

有个山民两条腿胀得蹲不下，我们叫她服用五苓散，配合泰山压顶。刚开始是扶着凳子做的，后来自动都能够脱离凳子做。在五苓散里头，我们还加了牛膝、丹参活血之品，为何呢？血不利则为水。一般下肢胀的，偏于水胀，上肢胀的多属气胀。单靠牛膝、丹参活血力度还不够，必须有足够的运动量。人最难的不是去运动，而是找到一种运动方式，自己又喜欢，又能从运动中尝到甜头的。你如果不是积极喜欢上运动，运动的效果会大打折扣。

145 恒顺众生

问：老师好！又来打扰了，昨晚问有关月经失调的问题，我想补充一下，经过多次经历，我觉得每次经期要脱掉内膜血才能自动停止。有时内膜不能顺利脱落，出血就一直不止。请教内膜为什么不能顺利脱落，我又能怎么做让它顺利脱落呢？还在出血，盼能较快看到回复，感恩！

答：水到渠成，瓜熟蒂落，一切须气血饱满，精液充沛，脾胃开，情志达，则月经调，身体安。常言道不识字不要紧，千万不要不识人，不识人不要紧，千万不要不认识自己啊！现代医学研究这心跟身是相互影响的，心理变化跟生理变化息息相关。

像这样月经不能顺畅地排下，从身体气血入手，开一些顺经汤，气降则瘀血出，气为血之帅。可顺经汤不能够让你的念头随顺，那么你的经血也不可能每个月都那么随顺。

在《普贤十大愿王》里头讲到一条“恒顺众生”，恒顺众生，不是众生的需要，是我们自己的需要。也就是说在你的工作或家庭之中，只要有一个人，你跟他较劲拧巴顶撞，你都不会很顺，特别是子宫跟父母上一辈有关，它是先天。所以妇人顶撞父母、公公婆婆，子宫容易出问题。因为气血上逆，不往下走。

特别是顶撞得越凶，气血浊阴往上冲得越厉害，所以班昭在千年前看到这种现象，做了《女诫》。开篇讲到，女孩子生下来三日，家里人干三件事，第一卧之床下，第二弄之砖瓦，第三斋告祖先。

卧之床下，是表示谦卑；弄之砖瓦，是表示要习劳苦；斋告祖先，是表示礼敬。有本有末，有源有流。这三条一辈子做足，贤妻良母就出来了。

这三条没做好，一辈子各种问题疾病像万花筒那样没完没了。所以说顺经汤好开，恒顺众生难修，顺经汤是一时顺月经，恒顺众生是一辈子气血顺畅。

146 思虑过度，神经衰弱怎么办？

问：一天到晚控制不住胡思乱想，神经衰弱，大便溏泄。好容易睡觉了梦特别多，醒来眼皮浮肿，舌体胖大，有齿痕，人特别乏力不想动，情绪低落。

答：木克土，勇胜思。当断不断纠结之人，要勇敢地去跑步干事，自然思想单纯，气血流畅。现在好多病为何叫疑难杂症？因为根本超出了药物治疗的范围，是心病精神病。按照古代来说，这叫禅病，要放在大道场里练一练，才能把病炼化。

进山里来的没有哪个不是思虑过度过来的，好多人都经历过想太多，把身体想坏的日子。这样该怎么做呢？古代的祖师给我们开出药方——两条路。

一条是止语，所以赵州老和尚老叫学僧喝茶去，禅门宜默不宜喧啊。禅堂又叫止语堂，止语是一种方式，借助止语来止念头。嘴巴漏跟心念漏是精气神跑掉的重要关口，这关口守得越严，身体好得越快，这就是电饭锅上的那个塞子，塞子没盖好，你的米熟不了。

所以好闲聊、谈是论非辩驳的人，没有哪个身体真正好的。你相不相信，多言多话的人，血糖、血脂、血尿酸也会增高。因为阳气从嘴巴漏掉，身体营养水谷就腐熟不够，熟了就是营养气血，不熟就是血糖血脂。可是好多人通过打内观禅或静坐，也寡欲少话，但为何身体还那么怕冷，食物还消化不够好，照样便溏？

那是因为他把塞子塞住了，但还没有充电。所以在云居山这些古道场，包括东华寺这些新道场，上座大和尚，会让你去出坡或跑山跑香。跑山跑香，让自己身体发热，就是在充电。跑山是一种享受，不是辛苦。一般百日筑基，三个月跑下来，身体哪有不好的，睡觉哪会不沉，走路哪会没力。

养生锻炼，别想着一下子就搞高层建筑，降伏其心，先扎扎实实降伏两条腿再说。要想身体好，腿脚要常跑：或在阳台上来回跑，花园里来回跑，或早上跑，或下午跑。那时再吃饭，你每顿多吃一碗，都是觉得是七分饱还不够。

七分饱不是叫你越吃越少，而是通过运动锻炼把容量加大，你即使多吃点，都消受得了，都是七分饱。所以心意识静不下来的，上座大和尚立马拿禅板追着你去打。跑慢了还不行，跑习惯了还要负重跑，冲刺跑。这哪里是仅把健康跑出来，简直是跑出了思维敏捷，跑出了功夫高强。

所以我们跑山，就要唱《跑山歌》，大声一字一字地唱：跑！跑！跑！一跑没烦恼，跑到平原心胸阔，跑上山坡境界高。苦也跑，乐也跑，苦乐跑没了，万法本静人自恼。跑是不老丹，跑是延年药，双腿不停，跑！跑！跑！

147 利他五层次

问：今天学习到老师讲解的《小儿语》说："欲断烦恼须无我"，超越命运不是超越别人，而是超越自我。嫉妒别人还是因为有我，而且还是自我、小我。

王凤仪先生说："人心一死，道心自生。"

袁了凡先生又说："人不能无我，终为阴阳所缚。"

只有把这个自我小我之心变成大我无我之心，才能彻底断绝怨恨恼怒烦。

现在想想，如果真把自己当成复兴中华文化、实现民族道德复兴的工具，哪会嫉妒别人呢？耕地种田，铁犁有铁犁的作用，锄头、镰刀也都它们不同的作用，一台机器其组成和正常的运转离不开许许多多螺丝钉，很难说哪个螺丝钉的作用更大。

而且从长远来看，很多真正的社会贡献并不是立马显现，“大音希声，大象无形，道隐无名”，甚至自己一生都看不到。

老子说：“不自见，故明；不自是，故彰；不自伐，故有功；不自矜，故长。”

想想很多名医大家，在世时其学术思想并未为当世所接受，但并没有改变他们济世救人的情怀，其学术思想在后世仍被发扬光大啊！

“理可顿悟，事须渐修”。老师说：“除非你没有志向理想，没有目标方向，那么就要找到有理想目标的人，跟他一起奋斗。”此生就跟定中医普及学堂做定课了！再次感恩！

答：修身岂为名传世，做事唯思利及人。就像志向有大小之别，利他也有层次之分。

第一，微利他。就像运动有普通层次，微利他就像路上看到有乞丐，自己又有钱，随手就给顿饭钱，这种物质上帮人，帮一时的，属微利他。

助人为乐你会觉得帮后心中有快乐感，但这种快乐感，也是有实效的，会随着你没有坚持利他而变得渐渐淡化，烦恼习气起来后，就把这些快乐感冲淡。

所以做一个有恻隐之心的人是微利他。

第二，小利他。在单位或学校里头，凡力所能及的事，都努力随手做之，同事同学有烦恼问题，自己能帮都尽力帮别人。

这样的人只问耕耘，不问收获，在外面人缘很好，事业很顺。叫出外靠朋友，其实还是靠自己去利他，朋友就逐渐增多。

所以做一个勤劳的人是小利他。

第三，中利他。在家里和颜悦色，少发脾气。现在好多人在外面奋斗，勤勤恳恳，一回到家就把最难听的语言、最丑陋的面容留给家里人，这是人生最大的错误。

所以中利他的人，必须已经是家道圆满了，在家中处于欢喜布施状态，家人都能感受到欢喜跟快乐。在日本、韩国，不少传统的大企业、大组织，他们在选择重要人才时，先去看这人才的家人。按照中国的说法叫微服私访，看这家里的人，幸福感、快乐感有多强。如果幸福感、快乐感不强，那么这样的人再能干，都不轻易用，用了会很危险。

这在经典上叫“近处未能感动，未有能及于远者”。为何好多企业和传统文化中心做不远做不及，就在这里。

本身的义工老师员工，都还感受不到幸福快乐，那么这样是走不远的。

中利他如果没有做好，不能欢喜布施，那么你失败在哪里都不知道。我们好多人抱怨四处碰壁，一生抑郁不得志，他们都不知道问题出现在没有利他上。

所以欢喜布施就是中利他。

第四，大利他。授人以鱼只饱一餐，授人以渔终生受惠。这时代改变衣食住行不如改变观念，给人以物质上的帮助，不如让人精神上开悟。

所以大利他的人，一定是处处帮人破迷开悟，转变观念，脱离烦恼痛苦。《菜根谭》讲：“人生之福祸境区，皆在于念想”。念转一切转，在念头上没有转变过来，所有的帮助终将归零。

就像好多扶贫单位，最后扶出扶不起的阿斗来。为什么那么多钱捐进去，那么多人力、物力投入进去，人还是没能自强不息，还是像一团烂泥？因为你用钱财助长的只是他的欲望，没有用教育文化点亮他的心灯。

故立足于文化教育，那是大利他。人生最重要的是改变自己命运，而不是赚取多少物质，与其去拼命捞钱，不如让自己变得更值钱。为何古人说“读书须用意，一字值千金”？不是说写一个字就值一千块，而是一字悟透，身价立马翻千百倍。能把大利他这几个字悟透，你的身价会没完没了地翻上去。

第五，极利他。利他做到极处是什么？万物一体，同体大悲，我得到的东西，希望所有人也得到，我感悟到的自由幸福快乐，希望所有见过我面、听过我声音、看过我书的人，都能很快得到幸福快乐健康自在。

那么如何实现这极利他，把利他做到极处是怎样一个境界？就是在培养师资，复制一批批的真传弟子。为什么要画《孔子行教图》？为什么要看《孔孟老庄传》？为何佛陀一生只干一件事，讲经说法四十九年？培养后继接班人。

所以极利他就是干一件事，不断地借助经典来成就经典人生，制造出新时代的一个又一个的经典人物。

极利他只有教学能够办到，所以到最后，孔孟老庄，耶稣、穆罕默德、佛陀，他们都在做什么？带弟子，留下著作。凭借这些著作经典，后世会出现一批又一批的大利他、小利他的人物，每五百年又会出现一个极利他的人物。

明白了这个利他的层次之分，你就知道为何有些人做好事，得到好报并不大，因为他只停留在好行小慧上面，不能真正帮到人，解决问题啊！

你能够帮到人，解决小问题，所得到的只是小利益。能够利他解决大问题，所得到的绝对不是小利益。

我们这时代，需要更多能不断做小利他、微利他的人，见到有人倒下，去扶起他，但更需要一批能在家道圆满的人出来，能长行欢喜布施，宝船嘴待人。同时最需要一批大利他、极利他的龙象人物，能帮人树立正知正见，破迷开悟，并且培养师资，这才是利他的最高境界。

明白了利他的这五个层次，你就知道一个人的命运是如何一步步变好的。

148 奶水少的调理

问：两位老师好！产后七天了，母乳很少，只有一点点，恳求老师指点，万分感谢！

答： 人身有井穴（在肢端）与原穴（在腕踝），多点按，精水乳汁能如泉涌而出。奶水乃是血气所化，靠经络去疏通。奶水充足两大条件，一是充足的气血，二是通畅的经络。我们这时代，家家户户都不至于缺衣少食，听上一辈的人说，他们那年代坐月子，哪有天天大鱼大肉，十天能吃上一回鸡都挺不错，但为何那时代养的孩子多，乳汁也不少？这里跟大家分享一个童养媳的故事。

以前的人家家里穷，很难找到媳妇，所以有些家庭，父母就提前捡些孩子来养，这些孩子或三五岁，或八岁十岁。这样养大后，就同他家的儿子结婚。

而童养媳其实比较苦，因为干的是最苦的活，吃的却是最次等的食物，当然有些家庭比较好心，不会区别对待。

这位童养媳经常吃公公婆婆剩下的，如果剩得少，她就饿肚子，就连粥水，公公婆婆也吃到米粒多的剩下清汤寡水给她吃，看起来好刻薄啊！

本身童养媳家庭都不是很好，好的家庭不会轻易把孩子送出去。但奇怪这童养媳，就吃这些汤汤水水，时常连菜都没有，却养得白白胖胖，气色很好，大家都奇怪，家里公婆对童养媳如此刻薄，可身体并没有瘦弱的样子，道理在哪里呢？

有人久研究说，因为米汤水还有菜汤渣里头也有大量营养，所以多喝汤水，奶水也多，可好多人去模仿，也达不到那效果，为什么？食物要能够变为充足的气血，需要有三个环节。

第一，食物得有充足的营养。这是饮食之道，而且你不能吃撑，一顿吃伤，十顿喝汤。吃撑了，再好营养，也吸收不了。

第二，你得要运动。童养媳吃的少，但活却没有少干。一天到晚忙干活，干活当补药，干活气血活，童养媳很少有机会吃撑。加上又有充足的活干，一点营养都没有漏掉，通通转为气血。

所以以前皇宫或富贵人家，要找奶妈到哪里找？到贫寒之家，发现这妇人吃得劳苦，脾气又没有的，这样的妇人，奶水相当足，而且养的孩子非常健康。要奶水足，绝不是简单的吃点王不留行、穿山甲就有用。

你没有干活，气血就流行不够畅快。不干活的女孩子，肺活量小，奶水也会少。干活的女孩子，鼻孔呼吸，吞吐量都会变大，奶水也会变足。

然后才是第三条，存感恩之心。

一般能够找到童养媳的家庭，家境都要相对比另一家要好。这时你心存感恩，身体就很好，有人不知足，所谓欲壑难填，贪得无厌。那么再多营养下去，都会被贪念较量掉，变不了气血。

知足感恩，让气血不内耗掉，适当的营养，不吃撑，让气血生化有源。勤于锻炼，让气血通畅有路。一方面没内耗掉，另一方面，源源不断，生化流通出来，这便是气血充足奶水旺，经络通畅如涌泉。

149 小孩口臭需减食

问： 未满一周岁吃鸡蛋引起口臭。

答： 吃鸡蛋不会引起口臭，胃吃伤了，或长期饮食不节、过饱过撑，才会使胃失和降而致口臭。一个人到哪里要懂得随顺哪里的环境，而不是叫环境来随顺你。否则天下虽大，却没有你的容身之处。

一个人吃什么，就要随顺食物，不是叫食物来随顺你。否则珍馐虽多，却没有你下箸之地。以前的商纣王，小时候吃东西还很爱惜，等长大后，就变得越来越挑剔，这不好吃，那没味道，珍馐满桌，美味佳肴通通都不好吃。即使用最精美的象牙筷，都嫌不够好，结果很快就被推翻了，是谁推翻了他？是他的欲望。

人要是欲望大，身体渐渐会变差，贪欲重，福报会不断减损。所以当一个孩子吃鸡蛋没味道，面对大鱼大肉还噘嘴，家里父母要小心了，赶紧减食，吃全素，培福报。因为“人不饿不知饭香，不渴不知水甜，不困不知睡眠好”。所以古人通过减衣来增福，减食来增寿，不然很容易就走商纣王的路子。没有人能害得了你，害得了你的都是你的贪欲。所以慈悲而又理智的母亲，她会用饮食来助长孩子身体，而不会助长孩子私欲。

当孩子一旦口臭、尿黄的时候，说明孩子已经到减食的时候了，再不注意，下一步不是食积发炎，就是上火高烧。

所以《菜根谭》讲，贫穷饥饿不可怕，可怕的是不饥不寒，福报太大，在蜜糖罐里头栽了跟斗。

150 以疾病为良师

问：老师好，我四十多岁了，不知是否已进入更年期，近几年总是月经失调，经血太多，已崩漏两次，致贫血。自生孩子失血过多，之后又没调养好，一直比较体弱多病。本想多习劳多徒步，现在经期失调，时而淋漓不尽，时而出血偏多，也不敢乱动了，现在该怎么办呢？谢谢老师！

答：体弱应学水穿石，身损每观刀解牛。为人多病不足羞，一生无病是吾忧。我们观察这样一个现象，人们如果不是得病，不会特别去关注养生。所以早得病，早关注养生，知道节能减排，身体用得好好。

倒是身体强壮的人，肆无忌惮，当挥霍到五六十岁，出问题了，才想到学养生，就显得晚了一些。所以我们有一次去游寺庙，发现文化墙上有句话——以疾病而为良师。

当时怎么想也想不通，疾病怎么是我们的老师，会不会写错了？这可是经典上的话语，怎么可能会错呢？后来慢慢琢磨，发现这句话意味深长。许多大养生家，都是切身跟疾病做斗争过来的。就像孙思邈活到一百多岁，大家不知道他小时候身体有多么差劲，为了治病，他把全家的钱财都用光了，照样体弱多病。

但孙思邈有个很好的品质，就是谦虚拜师，若有一技之长的人，不远千里，孙思邈都会行脚去参访礼拜，向他学习。一个人能够谦虚地向别人学习，是有能量、有自信、有自尊的表现。

一个人看不到别人的长处是没智慧，不能向别人的长处学习是没福报，所以怎么样福慧双修？就是见人长处向他学习，福慧一次性圆满。

所以孙思邈由最差劲的身体，锻炼得让皇帝都震惊，一百多还步履轻健，看不出半点苍老。唐代的皇帝都感慨羡慕地说："这是真人啊！"

我们在写名医传的时候，发现好多名医都不是靠祖传，六成以上的名医都是遇到疾苦后自学成才。然后多读书，多访名师、上医，上天在降给你一分疾苦的时候，那背后就有一分福慧在里面。

就像硬币，反过来就是正面，我们很多人读名医传时，只看到名医的医术多么厉害，却忽略了他们这种百折不挠的大丈夫气概。没有这气概名医传你把它读完都不受用，有这气概，人的自性经藏就出来，那么你读几页都已经大受用了。

151 面部干痒、易过敏

问：龙山书院的老师们好，请问脸上经常反复长红点，皮肤干燥、脱皮，且痒，已经有好多年了。该如何调理好？用化妆品又不适宜，很容易过敏，引起整张脸红。

答：红者为火之色，干者乃火伤阴分，痒者乃风动，风胜则痒，容易过敏、容易紧张也是风动之象。心其华在面，治风先治血，内调方药以清心安神、疏肝解郁为主，像加味逍遥丸或加丹参、菖蒲、郁金。

我们同时要明白相由心生，心能转相。一个人太在意自己的面子，脸面不会很好，要在意什么？在意德行！《弟子规》讲：“唯德学，唯才艺，不如人，当自励。”

《四书五经》上又讲，“充实谓之美”，精气神充足，容貌才会亮丽。精气神是从修德里头来的。

好多人不相信修德可以美容，大家不妨看看这句俗话，叫“富润屋，德润身”，脸上会干痒，缺乏光泽，也是德行有失的表现，找不到德行有失这里来，还不是治病求本。

那如何修德？

古人讲过，三日不读圣贤书，则面目可憎，言语乏味。

我们从这句话可以看出面目保健的一种办法，多读圣贤书。

相反，如果多看杀盗淫妄的东西，心理会扭曲，面目会黯然失色。所以《弟子规》讲：“非圣书，摒勿视，蔽聪明，坏心志。”学如海绵吸水，行如板上钉钉。

所以我们坚持做定课，读圣贤书，心念一点一点转，相好就一点一点地转。在大藏经典上讲，相好庄严从哪里来呢？从恭敬中来，所以毋不敬，单纯修一个敬字，一切皆礼敬。《普贤行愿品》，第一愿就是礼敬一切，人恭敬到极处，命运都为之焕然一新，何况是小小的脸面。

勤学高尚，人间第一美容。

知识闪光，宝中最为耀眼。

152 徒步量变引起质变

问：徒步走很不错，但城市是可走的地方太小。我想步行上班，3公里，可一路都是尘埃、废气。这种步行该坚持不？

答：拜师要有钉子精神，练身更需流水特性。每个月小走千百回，大走一两回，足矣。

我们在中医学院读书时，每周都喜欢去爬半天白云山，当时《广州日报》上面写道："一日云山一日神仙"，确实穿越在山林之中，对很多城市人来说，是比较奢侈的。

但如果你观念转过来，你会觉得一周一两次徒步穿越，也是很平常的，就近的公园，或森林，一般有十公里以上走下来，一周的压力就可以得到释放。

我们体会都很深，多亲近山林，脑子比较灵敏，人本身就是从山林自然中来。如果路上噪音，车水马龙，空气太污浊了，可以选择在小区中进行，或者在家里练泰山压顶。方法灵灵活活，关键每天一小时的运动量要有，量变引起质变，身体体质要变，这个运动量少不了啊！运动能够改造体质，毛泽东早年就有这样的认识，并且终身行之。

153 肩周炎锻炼至关重要

问：老师，肩周炎怎么治疗？

答：习勤能使一身振，人能勤于形，百病不能生。肩周炎又叫冰冻肩，好发于中老年。人家以为肩周炎要消炎、祛风湿，而中医却认为肩周炎要强心通脉，阳气足则关节灵活，阳气不足，关节就僵硬、屈伸不利。

赵献可在写《医贯》的时候，他观察元宵放花灯，还有各种游戏，发现中间那团火足，灯转得就快，火力不足，灯转得就慢，火力停了，灯就熄了。所以，当一个人肌肉粘连展不开时，不是小针刀能完全治好的。

关键要恢复心脏阳气，心主上肢，心脏阳气越弱，上肢双臂越摆不开，就像钟摆那样，大摆则电力足，小摆则电力少，不摆是停电了。

现在流行一种甩手功跟拍掌功，能够明显减轻肩周炎症，疏通手臂经络。而中医主要是通过桂枝汤之类强心阳的药物，配合活血化瘀，使局部通则不痛，温和则柔软，但是功能锻炼至关重要。

有一个动作叫划船动作，能强大肺活量，彻底治愈肩周炎，但要下一番功夫。大家去观察奥运会划船，不用把频率搞得那么快，慢慢地划，十天半个月，就可以看到效果。

154 贫血、痛经修证调理

问：老师好，我有子宫腺肌症，还有子宫内膜增厚到17毫米。月经量大，血块多，痛经，还有月经完了就严重贫血，吃药补上去了，来一次月经又贫血了。我今年40岁，痛经有8年了，请问老师我是因为内膜厚了才导致月经量大、贫血的吗？我还想生个孩子，请问老师，我要怎么调理才能不贫血，需要清子宫吗？

答：做人须学三缄口，处世必备一技长。守口如瓶，防意如城。我见过一个遗精滑精最厉害的，每天晚上都会犯。几年下来，身体像枯柴那样，贫血、缺钙，什么都有。怎么补都补不住那个漏洞啊！

老师讲过，眼耳鼻舌身意，尿道口精窍，凡是窍门有口的地方，都是漏失精华比较厉害的。

这个病人话特别多，不仅遗精，大便还溏泄不成形，他问该怎么办？

我们说："你想聚精会神，你能守口吗？能止语吗？"

他说："为什么要止语，这跟遗精有什么关系？"

常规的医学，你很难把嘴巴讲话跟遗精或崩漏联系起来，但是道医学或者修证医学却可以。医学有三大体系，临证医学、修证医学跟教学医学，三大体系都不可荒废。

有些临证用药解决不了的，要靠修证来解决。有很多人想不明白，为什么话多的女人白带量多，话多的男人精液容易漏掉？而古代道家修炼之人，他们在上厕所时都在修炼，都是叩齿跟十根脚趾头抓地。

现在大家没有这个传承了，也不重视这些“身口意”的修养，所以病魔横起。在中医面相学上，有种说法，下巴口角对应的就是人的生殖器，所以口中话多，下焦精漏失得多。大家可以去观察，有不少打过内观禅的朋友，他们短期内好多疾病都减轻了，为什么呢？因为内观禅不仅是止语的，连眼神交流都没有，这样闭口养气，闭目养神，精气神养足后，疾病就起不来。可打完内观禅，如果还是那习惯，讲话滔滔不绝，好辩是非，好出风头，那么你内观禅的效果顶多只能维持几周，好一点的会有几个月，所以修行是一辈子的事。

省思虑寡言语可以养精神。这位病人，按照止语，不看手机电视，然后服药调理，就是简单的金锁固精丸，半个月不到，遗精问题就基本解决了。

可见古代的高僧大德，他们立这些戒律规矩，好像条框，其实是为人生的健康长寿保驾护航。大家看那些母鸡孵小鸡时有没有叫个不停，如果叫个不停，精气神从嘴巴漏掉了，小鸡就孵不成了。所以创造生命奇迹，在于专一，一句无关紧要，不是正能量的念头都不要。

现在不是说补血、补钙药不行，是修证功夫没上去，你很难想象嘴巴到处讲别人是非，自己的精华正在大量的漏出，所以沉默是一种很高的修行。但不是闷葫芦，不是沉闷，而是不是正知正见的话都不轻易讲。

155 掉头发怎么办——时代焦虑人群，如何发落重生？

问：斑秃要怎么治疗？

问一下血脂高、脂溢性脱发的原理？

答：练习道家秘传——握固功，则脱落之症可固。叶落者根枯也，发脱者精失也。精华丢失就会枯槁，万物生长靠供养，失去供养不生长。头发的供养源于五脏，五脏气足，圆通周流，毛发亮泽。五脏气少，圆通滞塞，发脱色败。

我们这时代，掉发的人群越来越多，焦虑的人群越来越多，那如何让发落重生、精枯复润、华暗再明呢？我们需要从五脏角度来看。

第一，肺主皮毛，辛辣走肺。大量吃辛辣之物的人，本身又焦虑、压力大，会将身体的痰湿往头面肌表发。比如脸面流油，发根受到腐蚀就会凋落，所以饮食要清淡。

而中医用外洗方，枇杷叶、侧柏叶、桑叶熬水，治疗这样肺气上亢的脱发，有效。

第二，心主血脉，发为血之余。老年人心衰后发脱，年轻人心力憔悴，头发会长得稀疏焦黄，故头发乃心脏的反映。

过于焦虑之人，气血在心胸中暗耗，供养不上大脑，万物失水则枯，头发失去血水便容易掉落。所以这时用养心血、安心神、缓焦虑之药，比如枣仁、白芍、郁金、丹参，令神安气静，能睡好觉，头发会长好。

许多掉发之人，晚上觉都睡不好，越是睡不好，在床上翻来覆去煎熬，头发越是长不好。《黄帝内经》讲："阴成形”，在田地里也是晚上黑夜的时候，禾苗正在积极地生长。如果黑夜人静不了，阴成形力量不够，人就容易消瘦发落。

第三，肝主生发。脂肪肝或肝硬化的患者，到后来头发都难以长好。如果头发长不好，枯槁的话，这病就比较难治，因为生机不足。

肝对应的是春天之气，通的是筋，藏的是血，开窍的是眼。所以平时拉筋少，晚上不睡早，还持续对着手机与电脑，眼睛就会模糊不好，气血在眼部被消耗掉，供应头发就减少，气血供应不足头发纷纷就要掉。

我们在大学时碰到大考的时候，有些同学过度用眼，刻苦过度，读书读到脱发，这就是很明显的案例。

等大考一完，没吃什么药，人轻松了，书也暂时放一边，头发成片掉的地方又长起来。可见过度用眼，它会让上供头面的气血在眼睛消耗掉，人体上供头面的清阳，每天都是有限的，你用在眼睛、嘴巴多了，它分给皮肤、毛发就少了。

所以我们的眼睛跟嘴巴，经常在抢夺头发的营养，这是很少人有深入研究的，所以少用眼可以养头发。曾公讲：“视必垂帘”，包括看书也不要殚精竭虑过度。

第四，脾主肌肉为土壤。万物生长于土，皮肤长在肉上，毛发长在皮上，毛发的营养还得靠肉中来。我们最常治疗脱发掉发的思路就是健脾和胃。

中医讲，脾病则九窍不利，九窍的九字是阳数之极，不仅指上七窍、下二窍、浑身毛孔、微细之口，亦是人体灵敏之窍也，这些八万四千窍都归脾所主。

我们发现大鱼大肉，将脾升降堵住，好多人脸面流油，很快头发脱落，可见过度营养化等于没营养。为什么？你吸收不了，如同庄稼少肥是保命汤，多肥就赛砒霜。

我们在山里种的猪菜，那天微微雨，以为给它多泼一桶尿会长得好一点，结果泼完后第二天，猪菜叶子就枯掉了。看来过度的营养不是爱，而是害。

大家都知道薄施多次，是施肥之道，但一不谨慎小心，常常又背离此道。

我们有几个同学，以前大学时，压力那么大，都没有脱发，可一到社会，工作安稳，小肚子一吃起来，肥头厚脸，双下巴，头发就开始掉。难道会营养不好？都是营养过度，烧伤了发根啊！

所以中医用山楂、荷叶、神曲、麦芽这些消食化积、降浊升清之物，把身体的油脂往下刮，头发就会慢慢长起来。

我们有时用保和丸来治脱发，对于那种血脂高、血黏度偏高、脸面流油的病人或脂肪肝效果不错。他们很不理解，这些治消化的药，怎么能治头发？

中医不传之秘就在于理啊，理通则方要圆融。所以用保和丸治脱发，临床上有实效，放在科研里头又是一个不小的课题，也是古方新用的很好案例。

第五，肾主骨生髓。肾藏精，头发为黑色，肾色黑，所以肾其华在发，年轻人肾气足，发黑浓密，老年人肾气少，发少枯槁发白。

故碰到虚劳患者，久病及肾，多用肾气丸，或补中益气丸，固住脾肾大根大本，由下往上，像荷叶杆子那样，把精华往头面上送。

只有肾精满，脾气足，心肝肺血气旺，一层层往上充满，才会使精华由里向外溢出来。这叫内壮则外华，里面精气壮实，外面就会很有亮泽，这叫精神。

所以要想头发黑，不可常熬夜，晚上夜卧就是身体在造化气血，生长黑色素的时候，这时不让身体睡觉，身体就不会让你脏腑毛发长好！所以“早睡以养肝肾，熬夜则伤头发。”

同样纵欲伤精的掉发，是很难治，人体正常的是肾精满，然后透过中脉、脊髓、足太阳膀胱经、督脉，往头面上灌溉。好像荷花杆子那样，从荷池里吸满精华，往荷花苞上供养灌溉，这荷花苞就会很有光彩。

可你如果拿个小刀，把荷花杆子下面轻轻划一个口，这杆子口马上流出汁液，本来精华要往花苞上送的，结果下面划了口后，纷纷就往下漏，溢出来，不久荷花苞就枯萎掉了，最后会凋落。

人体伤精后脱发、面焦、头不灵光、记忆减退，就是这个道理。所以道家修养认为，“纵欲不止沧海竭”，就是说你纵欲伤精，你有沧海那么多的精水，也会漏光。

一个人要养生好简单，一个镜子就够了，你往镜子前一站，如果没用任何化妆品，好像清水芙蓉，肌肤自然有光泽透出来，你身体是棒的；如果现出疲累憔悴的样子，那么赶紧跟熬夜说拜拜，跟纵欲伤精划清界限。

这样不用一个月，你的精神很快就会恢复得不错。所以检查身体就一面镜子足矣，没精神的话，吃什么的药都是骗人；有精神的话，吃得不怎么对的药，居然也对了。

我们山下有个老爷子，一直耳鸣眼花，吃了几年药都没吃好，有一次他胃痛，就吃了普通的胃药。

他儿子在外面做生意，找到了一个好的店铺，很快兴旺起来，把多年亏损的负债还清了。老爷子听后很开心，这胃药吃下去，胃好了，耳鸣眼花也好了。那些耳鸣的病号老人群、眼花的病号老人群，都找老爷子问，你吃什么药治好的？老爷子就拿着这张平胃散加减的处方，说吃这药好，但其他人吃了效果都不理想。

所以说这是假药治了真病，为什么？因为老爷子心乐了，精神足，精神一足，七窍生光辉啊，这叫“乐是神治病，气是鬼索命”。以前老板着脸，闷着气，郁郁寡欢，所以精神憔悴，眼也看不明，耳也听不清，还闷出胃病。

现在儿子一成功，无债一身轻，人神一放松，清阳都往头脑上行，一扫头脑老毛病。所以看到这个案例，我们就很感慨，在药房里面千般研究，在脉诊指下万种思索，那种效果居然没有老爷子儿子生意兴隆那么好。这叫“子孝父心宽”，子是父的药啊，孩子问题减少，老人病症也在减少，真是同气连枝，一荣俱荣，一损俱损啊！

大家明白这个道理，就知道很多疾病不是没法治，是你没找到方法。以前人们常以为中医治病必求于本，以为病症是标，脏腑是本，不知道脏腑是标，阴阳是本，更不知道阴阳是标，一气是本，也不知道一气是标，情思欲望乃本。

果能寡欲精神爽，避免思多气血伤，世间哪有难治之病，天下哪有不救之人？

156 理事圆融

问：老师们好！我月经老是提前，这个月还离来月经十几天就开始双乳酸胀疼，肚子、胃胀，特别是膻中穴旁边的两块骨头疼。感到有一团在胸中上不来下不去，下降受阻，逆气也上冲。请问用什么方子好？我想请教具体药方。我一直看你们的文章，说实话心情一直不错啊，没什么生气最近。就是因为带孩子睡觉，晚上总睡不着。还有，上次月经期淋浴，热水一下变冷，头上身上都淋了冷水，有没有关系？

答：胆怯郁闷，洗手皆伤寒，有勇开心，漂流一身湿，也无问题。人的身体没那么脆弱，精神是必须的，但是害怕是伤自己免疫力的。我们发现啊，历史上以少胜多、以弱胜强的案例很多，他们凭什么胜利呢？勇气啊！

《黄帝内经》讲“勇者气行则已”，我们现在好多妇人容易气郁为什么？为什么容易肝郁呢？缺乏一股干事做事的勇气。肝主勇，行军打仗为何要干两件事，一件是穿的衣服后面写一个勇字，以文字来助威也；二是为何要击鼓，鼓者以助东方肝胆之气也。

用木槌来击鼓，用铁锤是鸣金收兵，所以击鼓可以震荡肝勇之气。

曾公发现凡士兵，你不操练勇气，越多兵就越多压力，如果常操练勇气，即使兵少也会变得勇猛强悍。用兵之道在于练兵，兵不练就无用，用身体之道也在于练身体。我们现在的人你去看，手不能提肩不能挑的娇柔之人，他们大都缺乏一股担当的大丈夫勇气。没有这股勇气，你的正气神气会大为降低，最后就一个月经综合征、更年期问题、感冒、鼻炎都折腾得你够呛。

现在我们好多人，宁愿把精力耗在手机电脑上，也不愿意把身体放在野外或运动场上去挥洒，如果你看到国家军队的兵都在卧室里玩手机，你会怎么想？

同时理身如理国，我们身体每个细胞就是我们的兵，这些兵要靠练啊，不靠吃跟玩乐啊！所以每年制订什么计划最重要？制订一个练身计划最重要。

没有把身体练好，你的大部分精力跟时间都会花在修复身体故障上。大家跟着看微信，其实好多道理都明白，好多疾病都不可怕，可怕的是什么？是我们没有即知即行。

什么叫即知即行？就像禅宗说的人要活在当下，说白了就是当下马上现在就做，《大藏经》上讲，佛陀是今现在说法，今是现在之意，现在也是今之意，都是在强调当下的重要。

在病人看来，病很难消除，《道德经》讲“难易相成”，难是难在不能勤而行之，易是易在即知即行，我们听到大家病痛的问题占了大多数，而真正制订锻炼计划，并且去行的少之又少。也就是说大家只停留在理上通，事相上还没有圆融，严重缺乏事相上的精进。

大家每天看微信，是理上的精进，理上的精进是万里长征第一步，事相上的精进才是全部。理上的精进是你有信心走完长征，也知道方法，事相上的精进，就是你彻底落实。每天晨起就要练功半小时，没有借口，每天晚上也要温和地压压腿，不疲劳不上床，一觉到天亮，身体没有不很快变好的。

157 劳逸结合治腹泻

请问老师，老年腹泻如何调理？

答：古人治泻有九法，但总不离湿，无湿不作泻。张锡纯医籍里头提到，一味山药治腹泻有奇效，尤其是慢性久泻多属脾虚、湿盛，山药乃补脾第一品，而且药食同源，非常安全。

好多慢性久病都可以从调脾入手，这里跟大家讲一个运动疗腹泻的案例。有个读书人，困于大便不成形，刚开始用苍术、陈皮来泡水，有些效果，但不喝又打回原形。

《黄帝内经》讲："清气在下，则生飧泻"，人体清阳之气升不上来，就表现为腹胀拉肚子，这时用苍术、陈皮、羌活，可以升脾胃清阳，所以有效，但为何停药后又反复呢？

以平时少发汗故也，发汗是最大的升阳，所以这读书人养成每天一小时的运动，让身体微汗后，腹泻就彻底根除了。从中可见，不是身体有什么顽固的病，只是水液分布不均而已，通过运动把肠管里的水液提取上来，以毛孔发汗的形式排出体外，马上肠管干爽，大便成形。

所以药物没法治好不爱运动的腹泻患者，没有一个长寿健康者是懒汉。对于老年人来说，也是这样，大活可少干，小活不停干，常保微微汗，腹肠自能安。

同时运动还有一个作用，它让你思则气结，思虑过度的问题解除。所以脑力劳动者，如果没有通过运动去化解，看电视、手机过多的人，没有通过运动去转换，久了就一定会生病，劳逸结合，文武兼修，才是长久。

158 环境与心念的生长收藏

问：老师，我想请教您一个问题：我们中国一年是有四季的，但像那些泰国、越南等热带国家是只有夏天的，那么他们是如何进行秋收冬藏的？

答：静在夏季人收藏，燥居冬日体内耗。所以温带地区的人有福报啊，我们是身在东方之国，中土难生，应该惜福，大家在这么好的环境条件下，如果身体还出问题，那就说不过去了。

大家可以看更恶劣的南北极或赤道区，极寒极热，就知道我们活在中国是多么的幸福。当然热带地区不是说没有收藏，每天也有四季，白天属春夏，晚上归秋冬，万物动则春夏，静则秋冬，动则生发，静则收藏。

还有念头上也有生灭动静，一念妄动即浮躁，一念静定即安宁。大家看，为什么好多长寿的人在高山，浮躁的少，静定的多，诸葛亮讲："宁静以致远。"

静得下来，生命寿年才长远，但热带地区也有高寿者，这些高寿者都属于静定的人。大家看新加坡的许哲女士，一百多岁，还照顾七八十岁的老人几十个，为何人家寿命长，而且欢喜呢？心很少妄动啊！

心不妄动，生命能量就消耗得很少，命数就延长，寿命还不是看你活在哪种地方，也不看你处在什么环境，最关键是这个心有没有妄动。如果你在温带地区，四季如春，照样熬夜打麻将，心动荡不止，你照样没有好脸色。因为你没收藏好，所以这时代研究环境的生长收藏，不如研究心念的生长收藏对人帮助大。

159 薏仁治癌瘤的养生之道

问：老师，现在肺癌肠癌的病人很多，您说薏米特别擅长把肺肠的息肉包块分化掉，请问用量大概是多少，和哪些中药搭配，多谢！

抱歉，阅读不仔细，是和山药搭配，如果正气足，薏米可以用到多少克（广东地区）？

答：郁伤肺，纠结思虑伤肠，只要有绵绵不断的情绪纠葛，便有肺肠包块癌瘤不止。薏仁是药食同源之品，广东人用半斤来煲汤，全家人喝，也很自然。

对于不同体质之人的肺部痈肿，或肠道积滞，需要搭配不同的引药，肺部的引药是桔梗、芦根，肠道的引药是鸡矢藤、山楂等，但不可以纯粹地去消积，还得扶正。

古代的医家，最后都会认识到这个问题，正胜则积自除，山药是在扶正，好多老慢病到后期，都要用到平和的健脾之品，所以药膳至关重要。

我们讲到薏仁时，提到的是一种淡泊的生活观念，端正一种生活习惯，就是在端正疾病，修正一种观念，就是在修正病疾，这是我们在《药性赋白话讲记》里的借药来讲养生之道最重要的核心思想。所以药淡泊人不淡泊，又怎么能将病邪淡渗走?

用薏仁之秘诀，不在于在比拼谁用的剂量大，在于什么？在于谁能将生活淡泊下来，万病之毒莫毒于浓。浓于饮食，肥甘厚腻，得三高病；浓于名利，急功近利，得心脑病；浓于酒色，纵欲无度，得肝肾病。浓之为病，唯一字可解之，曰淡而已。

一生淡泊养心机啊!

我们在山里研究得出结果，药物食疗要配合行为跟心念，这几个力量同时往一处使，把病推出去的速度就像箭一样快。

就像拔河一样，每个力量往一处使，一下就拔过来了。如果药物把邪气淡渗出来，而你又不忌嘴，肥甘厚腻，管不了自己心念，醉情酒色，这都是药物的阻力。这样用药就等于药物跟不良习气在拔河，它们在拉锯。

人呢，就成为锯子下面的木头，拉来拉去，药源性疾病就越来越多，结果大家不死于疾病，却死于药毒。所以明白这个道理的人，都应该知道药物不可轻用，好像兵法上讲，用兵不可轻用一样。

160 脾胃出血的调理

问：老人肠胃出血，吃不下去东西，内服云南白药，呕吐不吸收，请问老师怎么办？

答：最直接的是肚腹三里留，揉按足三里，有助胃肠吸收。今年过年后，碰到一大批患者都是吃伤后感冒或胃肠炎的，本身过年就兴奋，又连续看电视很损精神，晚上觉还没睡好，结果吃些难消化的，都消化不了，看到食物都不想吃了。

特别是人在缺乏休息的情况下，抵抗力是直线降低的，好多突发病，你去观察，前面病人都有透支身体、劳倦过度，或饱食，脾胃一伤，百病丛生。

这段时间只有清淡米粥，或山药粥调养，不可以掉以轻心，这就是年后、节后疾病综合征。

尤其是熬夜疲劳，又吃了酒肉后不消化，大便一秘结，小便一黄赤，炎症就上来了。所以最近碰到不少不想吃饭的人，这时怎么办？看到食物都想呕吐，小柴胡加芦根、连翘。

总之，人越疲劳，越要吃得少，拼命吃没有不吃伤的，吃伤后不是感冒疲倦，就是多痰咳嗽。

161 运动锻炼之道

问：两位老师，寄出一箱红枣，按照广东省广州市收书

地址发的，不知道有没有揭阳的收货地址，先发一箱请查收。杨欣

吃紧急避孕导致月经不调了怎么办好？会自身恢复正常吗？

老师经常提到要运动，要怎么运动最好呢？

答：德薄一家尽吴越，思深四海皆弟兄。感恩杨老师，大家千万别寄这些食物过来，山里食物都有余了，吃不完，再次感恩杨老师。

杨老师是去年《药性赋》班学得最认真的，十五天内不仅完成温性药的学习大纲，还把《跟师一日一得2》看了。

她说，心脑血管科里，有不少问题中医可以解决，真正的西医不仅不排斥中医，还在取中医之长。

我们笑笑说，将来弘扬中医，有一大部分力量是西医学中医的人才，因为他们在临床上就能够看到中医的优势。

关于身体内分泌失调，可以靠规律的运动锻炼去平衡，我们碰到几例严重内分泌失调患者，靠药物都很难协调过来，结果靠运动锻炼恢复了。

怎么运动锻炼？这里头要讲到运动之道。运动有五个层次，微通、小通、中通、大通、极通，一个徒步可以锻炼五个脏腑，那么怎么锻炼五脏呢？

比如脾脏虚的人，走路宜缓，和缓能养脾。肝脏郁的人，需要适当快步走，才能达到疏肝解郁的效果。像急行军那样，如果体质还可以，需要连续冲刺，但不要过度，提速一百米左右可以歇会儿。反复地冲刺，以自己体力为度，不要搞太累，能耐受就行，解郁比玫瑰花橘叶茶效果还快。

魄力不够大，肺气不足的人，要学习挑山夫，需要负重。

像以前玄奘去印度取经，在出发前，他都经过严格的训练，翻山越岭、负重背包、快速穿越障碍，以及冲刺训练，还有耐饥渴训练。这些都是背后大家很少关注的，不知道成功的取经归来，那里头不仅凭精神意志，还要依靠严密的训练方法。

在山里短气乏力，肺气不足的，先由担空桶开始，按照少林寺练功心法，循序渐进。从挑一勺水，到两勺水，到三勺水，每一周增加一点。结果两桶水挑满，上陡坡脸不红，气不喘，不知不觉，你就告别了肺虚气力不足，没有魄力。

所以我们这时代，既需要能临证开方治病的医生，也需要能够修证的医生，还需要有教学的医生。医学分为三大体系，临床医学、修证医学，还有教学医学，这三大体系都是相互促进的。我们现在更需要一批人站在修证医学的高度上，把身体锻炼得棒棒的，然后出来弘扬中医，弘扬中医的人，自身的身体需要不断提高，身体是革命的本钱。

我们现在好多人忽略了靠锻炼可以治病这条途径，九成以上的人都以为生病只能靠吃药，他们不知道药是一阵子，练是一辈子。但训练不是简单的在跑步机上奔跑，它都是有理论有方法的，有目标，有原理的。

所以接下来要建立运动锻炼体系，这就不是简单的提提“生命在于运动”这健康口号了。是要通过跑山、徒步或负重、穿越，达到切实解决问题的效果，实现“每天锻炼一小时，健康生活一辈子”的伟大目标。

而锻炼过程中，最怕就是三日打鱼，两日晒网；最怕就是操之过急，反伤身体。

那如何锻炼肾呢？肾的运动属于耐久的，所以大穿越是练腰肾的，肾为作强之官，肾气足才能走远。所以通过缓慢、持续走远来提高肾气。

那如何炼心呢？心是利他礼让的，源源不断把血泵出去。所以自私的运动强不了心，无私的利他的公益运动，会让心脏更强有力的活动。

这也是锻炼五脏里头最难的，而且效果也是最彻底、最大的，所以要做利他的运动，真正使运动价值升华。

比如环保、捡垃圾、替地球母亲洗脸，还有布施医药，以及清扫公共场所，举手投足能做到的，都努力做到，这是对心脏最好的锻炼。

所以根据不同脏腑的需要，我们运动会有不同的时间频率、方式、方法，以及心法，这是一整套严密的修炼体系。靠这样修炼出来的人，那可不是简单的身心健康，简直是武功高强。

162 高血压之解

问： 高血压应该吃什么药？

答： 压力大，身体差。心态好，病魔跑。高血压前面多次讲过，利尿可以降压、通便可以降压、疏肝可以降压、重镇平肝可以降压、清热可以降压，甚至补肾也可以降压。有人就很奇怪，补肾怎么降压？肾虚则受纳功能减退，肾充实则受纳加强，气血不往上冲。当然柔肝也可以降压，宁心安神还可以降压，有人失眠后血压波动大，把失眠治好，压力就缓解了。就比如一个天麻钩藤饮，里面既有平肝降压，还有重镇降压、清热降压、补肾降压、安神降压、利尿降压。

去年一个高血压严重、吃了补药后流鼻血的患者，就用天麻钩藤饮加大黄，降压加引气血下行，一百八的血压，三剂药后降为一百三，可见高血压患者不可以轻易用补药啊！要慎重。尤其是体内痰瘀比较多的，一补就堵，一堵压力就增大。

好像我们浇花把水管头一折叠，管口对接那里，水压增大，就脱落开来喷水。所以不少高血压脑溢血的患者，务必保持心情调畅、勤于运动、饮食清淡，不然一个堵塞就脑溢血了，中风就出来了。

同时高血压的患者，在心性上要远离心高气傲，要除掉固执的一面，高傲固执叫硬顶，越是硬顶，血管越硬化，越僵硬，所以没有什么比动气固执升高血压来得快。

人在平时血压是正常的，一斗闹，面红目赤，血压就往上飙。所以戒嗔怒很重要，高血压的人要谦虚谦卑，这叫高者卑之，高下之相倾，保持谦卑，向人学习，随遇而安，各种高血压症状，比如耳鸣、眼胀、头晕，都会相对减轻。

163 因积致虚

问：你好，我有个同事回家过年的时候喉咙发炎，当时说不出话来，她在家就看过两次西医，打了两次针也吃了药，这个礼拜来深圳上班又打了一次针，但是还没好，还是咳嗽。

我奶奶也老是咳嗽，平时也没什么事，但是一咳嗽就咳个不停。请问有什么方法能医？

答：学经络穴经拍打，双肘窝拍打可舒缓肺咳，这叫心肺有邪，共气留于两肘。过年是好事，现在好多人却过出病来，为何？过度了。人家常问，生命要注意什么，要忌什么？《黄帝内经》告诉我们生病起于过用，任何东西都要保持中道，要忌过度。

这个年后，感冒咳嗽的病人真多，好多看到食物都不想吃，甚至呕吐，脾胃已经被你吃伤了。好多孩子吃了大量糖果，这些糖果黏腻像胶一样，粘在肠壁上，肠道既吸收不了，又排不出去，在那里占地方，身体营养就不够，精神就憔悴。

所以这叫因积致虚，虚则百邪来居，这样吹一阵风、淋一场雨就容易生病。为何好多感冒用消炎药连标都治不了？因为炎症只是枝叶，你长期熬夜，休息不好，或舟车劳顿才是根本。过年好多人觉都没睡好，加上大鱼大肉堵在肠胃里，虽然用了消炎，这叫"炉烟虽熄，灰中有火"，没有把这些炉灰清走，它又慢慢再度燃烧起来。

结果一个感冒就变成慢性胃肠炎了。今年碰到好几例都是这样，吃香连丸都没有用，医圣的方子都救不了饮食不节的人。

那该怎么办？宁可食淡茹蔬，使体暂虚而邪易出，乃为愈病延年之术。这个身体没有靠一段时间清淡饮食吃素的话，这些邪气淡化不出来。尤其是感冒期间，油垢吃得越多，堵得越厉害。这都是拿着好营养白白送给敌人病气，在中医上叫做恋邪。黏腻之物，高营养的，比如鸡蛋牛奶、海鲜难消化的，会把邪气绑得严严实实，难以排出身体。

而老年人呢？老年人饮食有三字诀，要"缓、软、暖"，缓慢地吃，这些煮烂柔软的汤粥养胃，要温暖的，热气腾腾的，小口小口地喝，把身体暖起来。

治疗一些老慢咳，我们常用六君子丸打底，培土生金，配合些通宣理肺丸，宣通肺部气机，效果还不错；有些有口苦咽干咳嗽的，用小柴胡汤加枳壳、桔梗、郁金、菖蒲也挺有效果；晚上咳厉害的，加点当归，咳入血分，当归也能润肺，使气更顺，也取其血通利，痰水易出之意。

164 冰冻断人种——不孕不育的隐形杀手

问：老师，多囊卵巢，有什么好的治疗办法？你那有坐诊的中医吗？

老师，请问一下老怀不上孩子是怎么回事？请问您的联系方式？

答：持身每戒珠弹雀，练体还如刀解牛。我们发现现在好多人犯了一个致命的错误，对别人要求很高，对自己要求不高，对医生要求很严格，对自己要求一点都不严格，甚至很随便，这样会出现什么结果呢？

人见人怨，而且到处说是非，有一肚子的怨气跟不满。这样肚子里头怨气积久积多了，什么子宫肌瘤、卵巢囊肿、盆腔积液就都出来了。

这在《大藏经》上叫“念念成形，行皆有识”，《大藏经》上又叫“心外求法，无有是处”。为何在我们父母辈那年代，大家不用全国到处找医生，难道那年代医疗水平比现在还高？

现在我们普通医院的医生开出来的药都非常不错了，为何这样讲呢？因为现在给动物用的药，都比以前给人用的药要好，可不断更新换代的好药，为何治不好层出不穷的病？我们今天就来谈一个简单的冰冻断人种的话头，今天还不谈烧烤毁人容。

在过去没有冰箱，大家脸上很阳光，有了冰箱后，痛经多了，不孕不育多了，咳嗽多了，心肌梗塞多了，为何呢?

本来春夏养阳的，炎炎夏日，大家都喜欢从冰箱里拿出冰水来灌，从咽喉一直凉到肚腹，这些冰气聚在腹部、子宫卵巢，或者睾丸、前列腺。就像跟一座冷库做邻居一样，好像在冷库里头工作，它们产生卵子精子的功能大为下降，就像冬天，树木不肯冒芽那样艰难。同时它们排泄浊物的能力也下降，人越是冰冷，越不想动，这个道理谁都能体验的到。

越喝冰饮的人，越助长懒惰跟自私。现代研究表明，同样喝咖啡，冰咖啡跟热咖啡造就两种反应，喝冰咖啡的人自私，不肯分享，而且懒惰不愿意动；而喝热咖啡的人更热情，不会冷冰冰，而且很积极阳光，更愿意去分享。所以贪凉阴冷，完全不是身体在受害，已经是命运在变坏。这是国外研究得出的结论。

我们看生殖疾患是怎样被制造出来的，《黄帝内经》上面讲，寒气与血液跟水饮相互裹结，积遂成矣。

《黄帝内经》把这些囊肿包块、肌瘤通通看成是一团积，这团积是寒气伤了阳气后，瘀血排不出去，水饮流通不了，通通因受寒被冻在身体里面。越寒，它们留伏得越顽固，这叫沉寒痼冷，所谓“冰冻三尺，非一日之寒”。所以好多人要吃十年八年冰饮，才可以吃出这些包块积聚来。所以你要得癌症包块积聚都不容易，起码要连犯一百种养生误区，甚至每种错误，你最起码要连犯一百次。你看我们的身体多伟大，它已经帮你扛住一百次以上的反复吃伤、劳伤、气伤，可是我们都没有感受到身体的伟大啊!

现在普遍男子精子数量减少，质量下降，活力不高。你看大家都追求速食，一大杯冰饮可乐加个汉堡一餐就解决了，这些冰气留伏在肠胃，你的营养吸收不好，这就是农村常说的寒凉底或冰底。好多孩子长得没阳气，家里什么都有得吃，却养得面黄肌瘦，长期喝冰饮所致啊。孩子像枯枝败叶那样，像这种体质，没改变过来，你即使感冒发烧了，用最好的进口抗生素，都不容易好。严重的心肌炎、骨髓炎都出来了，寒冰一层层，深入脏腑骨髓，里面被冻得停止工作，垃圾浊气代谢不出来，就成大问题了。

有谁能想到一部分骨髓炎，是由长期喝冰饮导致的；有谁能想到小儿心肌炎，有一部分是小孩常年泡在冰水里泡出来的。不是说冰令人寒吗？怎么会产生炎症？原来中医把这种现象叫做寒包火，外面受寒，身体脏腑那些邪热出不来，就像闭门留寇一样，那就天下大乱了。整个身体都是天人交战，一气周流被阻断，正常的浊热代谢不出去，通通变为病邪敌人，所以越喝冰水的人，越容易感冒咳嗽、鼻炎，甚至声音嘶哑。

就连近视眼、偏头痛、脂肪肝、胃肠炎，甚至肾结石，都跟冰水有关系。你看冰冷的天气，你都看不远，冰水下气，身体气化功能减退，阳化气受阻，眼睛就像蒙雾一样，阳光足后雾就散了。所以好多人近视，绝对不是眼镜能解决的，这是假性近视，不将阳化气问题解决，眼镜戴到一千度，眼睛眯成一条线都没用。

现代研究发现，喝冰水成为习惯后，可以引起一百种以上的病症，大家想想，冰冻断人种，冰水伤了脾肾后，那不是百邪蜂起吗？

李东垣《脾胃论》上叫，“脾胃一伤，百病丛生”，我们保脾十条里面，有一条大饥寒伤脾，本来饥饿状态又来一杯冰水，你的脾肾就垮下去。将来腰酸腰痛、尿频尿急、短气乏力，就有得你受了，这叫雪上加霜。

大家别小看保脾十条，每一条拿出来讲，都可以讲一天以上，而且讲明白后，你根本就不会再犯这些低级错误，之所以还会犯，那是因为还没讲明白，大家还是听健康的信息比较少。所以接下来我们答疑解惑答各位同学问，或叫做《中医十万个为什么》，要打造成视频跟音频，只有疑惑少了，健康才会渐渐多起来；只有内求多了，身体才能渐渐外壮起来，这叫“内圣则外王”。

确实当一个人不断往外追求时，他就是在损耗自己慧命，开始往内修时，他就开始提升自己的灵性。

165 我们该如何运动？

问：老师们好，看了老师之前分享的《一个和尚的运动人生》，很受启发。但个人有一个疑问，运动确实很好，但为什么很多运动员或者爱好跑马拉松的人反而一身疾病，而且寿命缩短了呢？还有文章中提到，懒惰散漫时，不要贪睡，立马去运动，一发热一流汗，本来精神还不太好的，立马振作。但为什么有的白领却猝死在健身房、跑步机上？老师们提到的乾道师傅是如何平衡把握运动中的度的呢？

答：动一动，少生一病痛，懒一懒，多喝药一碗。我们讲到运动之道时，提到三点，大家别以为运动就是拼命地跑跑跳跳，这都不是健康的运动。运动之道有三点，第一缓慢，第二持久，第三积极。

就打个比喻，你开车一下子开到一百八，一下子开到五十，甚至干脆停在那里不开，别人一直都保持在一百速，那么谁先到达目的地？谁的车保养得好？谁的安全系数高？毫无疑问，是那个稳泰的，他既不容易疲劳，也不容易激动，更不会太辛苦，或太劳累。这才是真正的老车手，这样才能将车保养得非常好。

我们看现在好多白领，不运动则已，一运动非把自己身体累垮不可。一直在压力下工作学习，十天半个月都没怎么运动出汗，突然心血来潮，想去健身房搞搞，一下子不是扭伤就是摔倒，严重的还把心脏病搞出来，这哪里是在保养身体，简直是在拆身体。

所以不仅饮食要均衡，运动更要均衡。我们打个比方，你试着三天不吃饭，然后一顿把三天的量都吃了，那结果呢？你不是饿病就是撑死，所以均衡两个字，非常重要。

会运动的人不必一下子搞得满身大汗淋漓、气喘吁吁，也不必非得计划周六日一定爬山。而是每天都有属于自己或家人的运动黄金一小时，这一小时跟工作、学习、手机、同事完全无关。就像内观禅那样行禅，不需要给任何人表情，只需要忘我地去行走，即使你在家里做操都有效，把电视音响通通关掉，越专注效果越好。

之所以会有运动伤，是因为疲劳运动，或一下子运动过猛。所以我们主张运动锻炼，要缓慢量力而行，宁可慢，不可急，慢则持久有力，急则心急气败。

所以没有心性之道指导的运动，那都是在瞎折腾。其实做事业也是这样，你看那些容易激动后上健身房猝死的人，都是耗干身体精油，做事容易用猛进的人，透支得很凶的人，不知道事业从持久中做来，身体从有恒中练出。

曾公感慨地说："我一辈子就在'有恒'两个字上做得最不足，最欠缺"。连曾公都认为自己恒心不够，那么世人更不用说了。人而无恒，无事可成，三把火，虎头蛇尾，热情过后，就是冷落，所以运动也要论持久战，不可以操之过急啊！

而乾道师父的运动人生，就是把握这个恒道，每天运动量加一点点，在身体的耐受范围内，这样身体就越来越强大，只要保持不间断，你运动得到的利益会越来越多。

166 阴阳二字

问：您在临床上如何实践理解阴中求阳的？

请问二位老师，如何评价日本汉方，现在研读《伤寒论》，可否借鉴汉方研究，能否推荐一二，敬谢！

答：逆境时要看到曙光，顺境处莫忘了灾殃。明代张景岳讲过："善补阳者，必于阴中求阳，阳得阴助，则生化无穷。善补阴者，必于阳中求阴，阴得阳生，则泉源不竭。"

这医道虽繁，一言以蔽之，曰阴阳而已。

听起来似乎有点费解，放到大自然中去就好理解了。

善于补阳的人，他擅长把阴分转为阳气，就像要让灯盏的阳火通明，就需要往灯壶里添足阴油，这样得阴油的资助，就会明亮不已，生生不息。

故补阳不是光让一个人兴奋，光让人兴奋，就有火尽灯灭、油干灯枯的危险。如同用了桂枝、附子，要加些枣仁，这样不会过于兴奋。

正如要让眼目明亮，需要给肝肾添阴油一样，不是简单的疏风明目，好像枸杞配菊花，菊花疏散风热挑灯火，枸杞子补益肝肾添灯油。

又像肾气丸，于熟地、山药、山萸肉养阴血里头，稍加以桂附壮火补阳之品，使阴油转为阳火。

而善补阴水的人，如同我们秋冬天看到泉水枯竭，冰封了，春天春回大地的时候，泉水得到阳气，源源不绝，又流动出来。就是说在秋冬状态，你往泉井里灌多少水，它都不流，春夏阳气来了，它水位自动上升。

在临床上，我们最常用的就是补中益气汤配合生脉饮，治疗糖尿病口干口渴、短气乏力的，把阳气往上补，津液就能上承口舌，让身体进入春夏状态，身体就不会缺乏津液。

当然前提是病人有阳气亏虚怕冷的症状存在，或免疫力低下、短气乏力，这时出现的皮肤干、口干、眼目干，看起来是阴液亏乏，其实这是假象，阳气不能升举阴液，才是真机。

日本汉方也有不少研究成果可以借鉴，须建立在悟性之门打开的前提下，这样用一方才不会迷一方。

167 勇于利他锻炼

问： 颈肩不通怎么治疗？

我下午去运动了，晚上睡觉好些，可不运动又失眠，是怎么回事？

答： 常运动，一身轻，不运动，一身病。闲刀生锈，闲人生病。颈椎问题，不外乎就是精神疲劳，加上运动少。前几天有位药房的老板，他说看了跟诊日记后，他治颈椎病效果大增，而且找他治疗的人越来越多，因此他特别找到山里来。

我们说，你从中受到什么启发呢？

他说，你们老师用的桂枝汤，加葛根、丹参、川芎，效果很好，但你们葛根用量很大。葛根有分柴葛根跟粉葛根，一般五十克以上，在我们当地用劣等的粉葛根是要拉肚子的。还有白芍剂量用大了，三十五十克，也容易拉肚子，但我自己开的药，我要用柴葛根，这葛根掰开来像木柴片一样。现在不是我们中医的理不行，是你开出去的方，好多时候，老百姓只挑便宜的地方买，好多药店都没办法拿出道地的好药。我自己用这些药，都是用最好的，我就要看到最好的效果。

可见治疗常见的颈肩疾患，不外乎就是让精力恢复，让血脉疏通，像桂枝汤，就是恢复精力第一方，葛根、丹参、川芎三味药就是疏通颈部血脉最经典的药阵，单这八味药的合方，对付常规的颈椎疲劳酸痛、头晕、脑供血不足，都有七八成的把握。

至于运动后睡觉好些，不运动后又翻来覆去，说明你身体需要运动。人不运动，连一碗饭的福报都没有，一个觉的福报都没有。当一个人开始挑食时，或开始失眠时，说明他的福报已经耗到边缘了，通过运动锻炼习劳苦，可以长福，而知足也可以长福。

所以让身体好很简单，一方面要珍惜现有，要知足；另一方面要勇于利他去锻炼。

168 小孩子体力训练——鹰击长空

问：老师小儿麻痹症是怎么来的？麻烦老师给讲一下。

小孩子体力不行怎么办？上体育课老跟不上？

答：但凡神经系统方面的疾患，要归于肝肾管，肾是先天，所以先天胎元不足，小孩子出生就会出现发育不良的现象，这叫肾主生殖。而且稍微成长后，身体也脆弱，容易受外邪感染。故先天恐伤肾，胎受惊或事业人生低潮抑闷时怀子都将种上虚弱之根。

所以孩子的家庭六步教育太重要了，从怀胎前就要进入教育状态。人生在世，没有一件事情可以草率的，每个草率的行为，将来都有一个沉重的代价。有人嗜酒纵欲，结果生出脑瘫儿；有人拼搏事业熬夜，殚精竭虑，生出孩子却烂泥扶不上壁。所以人生在奋斗的时候啊，别忘了保障好身心健康，十分精力用七分，三分留于你儿孙。

孩子体力是训练出来的，没有不够体力的孩子，只有没有训练意识的家庭。我们发现现在社会里好苗子到处都是，但由于疏于训练，好像土不翻，或者肥下过多都搞得病秧秧。

运动需要制订一个运动计划，身体锻炼很简单，就是闻鸡起舞，一个早起而已。早上那个意志力你能扛得住，就像我们刚开始入山，坚持做早课一样，早课一做下来，整天精神都大振，这叫一勤一天勤。如果早课懈怠了，那个早起输给了你的堕习，那就一输一切输，一懒一切懒。

今天才跟小刘老师谈，问他这一个月训练效果怎么样？他说，我身体遗精的问题基本解决了。以前小刘老师因为这问题，严重到不能工作，身心俱疲，在山里仅仅通过一个月训练，就对身体有把握了。

我们说，你是怎么做到的？

小刘老师说，师父教我一定早起，教我要做计划，每天要落实跟检讨，我是定了两个闹钟，一个三点一个三点半，早上我是起得比鸡早，第一个闹钟响了，我就把它关了，第二个闹钟三点半了，我才起来。我在训练的时候，刚开始早上跑十公里，上衣湿了。师父说，你的运动量不够，裤子没湿。后来我又把裤子跑湿了，师父又说，你的运动量还不够，鞋子袜子还没湿，又叫我去练冲刺跟推摩托车，一天最少五个小时以上的修炼，简直就像专业运动员的训练。

我们笑笑说，难怪昨天跟你来场十公里中穿越，快步较量，我们气喘了，你还呼吸平稳，看来不用两个月，你的体力就在我们之上了。

小刘老师哈哈笑说，我是占便宜了，因为我是穿鞋的，你们赤脚啊，而且早上我已经提前跑了十公里山，下午快步走路，对于我来说已经是放松的了。

大家听听看，这像是一个疑难杂病迷茫的人所说的话吗？人生有病是提醒你要锻炼，人生没病不值得骄傲自信，有病也不用自卑。我们通过锻炼，能把破铜烂铁铸成精钢，能把病弱的人变成强悍。告诉大家刚进山时，小刘老师连一根柴都劈不下，精疲力尽到这种程度，一个月循序渐进地训练，心无杂念，居然让普通身强体健的人都自愧不如。

小刘笑笑说，哪里啊，这是师父教导之功，像师父这样教，不强说不过去啊！

所以说体力不足不值得羞愧，生病也不用担忧，让我们像雄鹰那样搏击长空锻炼吧，像鱼儿那样逆水而上吧。

我们原本以为起码百日筑基，才能解决伤精的大问题，想不到一个月就已经解决了。所以我们说，现在摆在小刘老师面前的不是身体病不病的问题，是如何利用这有限的生命，投入到无限的为大众服务中去的问题。

169 让皮肤容光焕发的保脾十条

问：用桔梗、生大黄、蜈蚣打成粉加麻油外贴剖腹产后一年多留下的疤痕可否有效？

答：利刀割体痕易合，恶语伤人恨未消。戒恶语粗口与劳倦伤脾，则肌肉愈合极易！外敷的药有一定效果，但要里应外合，宜内外兼修，皮肤长得好不好，看的是肌肉，肌肉看的是脾胃，脾主肌肉功能加强，肌肉向皮肤长的力量就大，万物生长靠供养，失去供养不生长。

我们常在疤痕的患者身上，加入苍术、茯苓这些寻常的健脾除湿之药，苍术有个特点能散脾精，让脾胃精华往四肢皮肤布散。皮肤得到充足的水谷气，要长正常就有力量，还有好多痘疤、疮疤老好不了的，也是用这思路。总之外治是三分力量，内调是七分，我们看为何孩子这些斑疤容易愈合，但老人很难愈合，关键就在于脾胃，注意看保脾十条。

第一，怨伤脾。一肚子怨气，脾胃精微都出不去。

第二，怒伤脾。木克土，愤怒后，脾胃都是乱的，叫气饱了，胀在那里，运转不过来。

第三，急伤脾。着急后脾胃消化食物不彻底，根本没有足够的能量气血提供到皮肤，所以急性胃溃疡这些胃肠疾患，跟快节奏的生活分不开。

第四，虑伤脾。思虑过度，气血都让大脑抢过去了，没有分布到手脚来，所以少动心脑，多动手脚，脾胃功能才会快快变好。

第五，疑伤脾。生性多疑脾胃虚，老实忠厚的人脾胃好，忠厚的老农，脾胃大都很好；猜疑心重的商人，或狡猾的人，脾胃一般不太好。所以要老实真干。

第六，大饱伤脾。七分饱是健康吃的，十分饱是疾病吃的，吃撑了，脾胃负担吸收不了营养，还会损耗元气。

第七，大饥寒伤脾。没有规律吃饭，经常漏掉早餐，饿的时候如狼似虎，饱的时候，看到食物就摇头，没有规律地进餐，脾胃会很乱。

第八，大劳伤脾。又叫劳倦伤脾。不劳身体会出问题，劳累太过，脾胃搞伤了，你也吃不进东西，这叫累得不想动了，把脾胃都累坏了。

第九，大逸伤脾。张仲景《伤寒论》上讲到尊荣人很容易感冒，什么是尊荣人？安逸、养尊处优的人，现在好多人只知有劳不知有逸，只知道劳累会让身体不好，不知道安逸也会让身体生病。

第十，久坐伤脾。一捧着手机或坐在电脑旁，就是两三小时。所以办公室一族的人群，他们长期不接地气，出入必车马，升降必电梯，工作必桌椅，久坐久卧，脾胃都不想动了，所以消化不好，也容易感冒鼻炎，肤色也不透亮。

这就是让你皮肤容光焕发的保脾十条，您能做到几条呢？

170 舌诊常识；虚寒胃痛的诊治

问：老师能详细讲解一下舌诊的常识吗？另外胃寒胃痛吃什么？

答：见微知著，舌脉也！一个舌头就反映脏腑寒热虚实，舌红赤少苔，热火重，伤阴分；舌淡胖有齿痕，脾虚肝郁湿盛；舌尖红，心火旺，有口疮，必尿黄，用导赤散。舌根部垢腻，对应胱肠不利，通腑排浊。如果舌质紫暗，那就比较危险，心开窍于舌，这是心脑血管危机的前兆，出现这种舌象，一般要尽早放下事务烦劳，安心休养身体。

这些都是基本的舌诊常识，在《中医诊断学》上都有。舌诊的秘诀，就是把人体脏腑放到舌头上，舌头就是一个全息图。

胃虚寒胃痛，明确诊断很重要。一般虚者疲倦乏力也，脉弱，寒者，诸病水液，澄澈清冷，皆属于寒，口泛清水，脾胃开窍于口，所以但见这种胃虚寒痛者，最简单的姜粥养胃，要不然用荜拔粥，也不错。中医还有一个良附丸，用高良姜配香附，寒重厉害，重用高良姜，还有砂仁跟胡椒这些温性药，当成调料，加到食物里头，也有暖胃之效。我们学习《药性赋》热性药、温性药的时候，专门对治的就是这些虚寒类疾患。

虚寒胃，关键还不是找温热药，是要找温热的生活习气，这在养胃五点里头，讲得很详细，大家可以去看，胃是用好的，不是药好的。

人吃的东西总是超过胃消化的范畴，所以吃伤、劳伤，每天都会在一个家庭里头上演，能够保证不吃伤，这个家庭少一半以上病秧，这就是孙思邈观察出来的结果。

他在古代生活还没那么富裕，就看到这点，何况是在我们当今时代，物质生活如此丰富的条件下，那就更厉害了。

所以《千金方》讲："万病横生，年命横夭，皆由饮食之患。"

171 伤脾的表现及对策

问： 怎么联系到你？拜托给予联系方式，我有一堆毛病困扰我很久了……夜不能寐，希望您可以帮帮我。

头皮上会长痘痘，平时熬夜，经常坐电脑前很久，特别怕冷，有时候熬夜嘴巴会有种麻麻的感觉，现在晚上睡觉有时候脚麻。

答： 水能性淡为吾友，竹解心虚乃我师。生活万物皆可师法，淡食心虚乃寿康之法。我们这时代，上热下寒的人为什么那么多？在身体上就养成久坐不动的习惯，久坐伤脾，寒热升降不利。在心神上是养成思虑过度的坏习惯，思则气结，思伤脾，脾气板结，上下不能对流，上热下寒，这样的话，就会造成吃饭时胃口不好，睡觉时质量不高。

再发展下去，四肢不能禀水谷气，就容易麻痹发冷，热火向头面攻冲，不是发为疮痘，就是令人烦躁着急。

如何解决久坐伤脾，跟思伤脾这两个问题？只有一条出路，就是运动健脾、跑山健脾。

为何要有《跑山歌》，不跑起来气就郁了，气郁百病生；不跑起来，思虑就断不了，思则气血伤。所以每天最少要有一小时交给身体健康，身体不是简单吃饱饭睡个觉，它就能给你用个一百年的，你每天没有一两小时交给身体劳动锻炼，那么就会像《黄帝内经》上所讲："年半百而动作皆衰也"，不到半百就老态龙钟，恶病提前，这都是疏于锻炼。

病是药好的，身体是练好的，心是修好的。

172 磨牙需消积减压

问：晚上睡觉磨牙怎么办，我22岁了。

答：磨者，较劲也，牙者，骨之余也。深层次的紧张较劲方有磨牙切齿之举。重用芍药甘草汤可缓解其标。磨牙前面讲过了几次，胃肠开窍于口，肠胃里面有消化不了的东西，有积了或痰热，或食滞，反映到嘴上来，或者有虫积，这时就要清淡饮食了，食淡积亦淡，食少积亦少。

古代有个名方叫五积散，俗话讲"一首五积散，房上不喊房下喊"，形容这首五积散，使用频率之高，对应气血痰湿食积滞，都有药物专门去对治，只要辨证明确，灵活使用，都能消积下气，减少精神情志紧张。

有时考试前夕，孩子们也会出现过度紧张而磨牙，或者玩电子游戏机，看电影过度，神经过于紧张，也会有这些怪异的行为。加上现代的孩子，大都营养过度，身体有痰，而怪病多由痰作祟，所以磨牙、晚上怪叫、踢被子，这都是痰热积滞上扰神志。

所以一个小小磨牙，就要看得出，要给孩子胃肠减压、心灵减压，这压力没减下来，久了伤损的不仅是牙齿、睡眠，对发育脏腑都不利。铁骨铮铮手上摩，心胸空空过太虚。

173 药物剂型各有所长

问：尊师好，是不是只要能打成粉的药都可以打粉，是不是药打粉后吃要比喝汤药效果好一些？请尊师开解。

答：汤方名曰散者，如逍遥散、四逆散、平胃散，治气病、食病，宜急速宣散，用打成药散之品，效果独佳！一些珍贵的药材，比如三七，打成粉后冲服，不浪费药材，也方便体内吸收。还有一些毛毛草草的药材，比如车前草、蒲公英、白花蛇舌草等这些，一般入煎剂。

而有些药物不打成粉，你煎不出里面的药效，比如龙骨、牡蛎、枣仁，还有些药材，你只取其气，像这些解表散风寒的，比如荆芥、紫苏，只需要煎汤到气味大出时，趁热喝下，以热力助药力，比打粉效果更好。所以不是所有药打粉后都比汤药效果好，各有所长也。

还有一些滋腻的药，适合熬制成膏，不适合打粉，比如阿胶、熟地、龙眼肉，这样滋补作用更强。

总之，汤者荡也，散者散也，膏者缓也。膏药可以养其真，如各类补益膏、归元膏。散药可以散其邪，先通气机。汤者荡也，汤药能够荡涤五脏六腑。还有丸者缓也，炼制蜜丸，也取它药力慢慢发挥的道理。

174 雀斑如何调理？

问： 感谢中医普及学堂的人为我们无私奉献中医、养生方面的知识。每天都在坚持看，生活、习性也在慢慢的改变中！让我们受益匪浅！请问老师：我是一个妈妈，脸上有遗传性的雀斑，大概是从小学四五年级的时候开始长的，父系家族同辈姐妹中也大多有雀斑，但兄弟中都没有！现在女儿十岁上四年级，脸颊两侧也开始有针尖状的雀斑冒出，看到女儿清秀的脸，真是于心不忍，却又束手无策！像这样的情况中医有办法调理吗？请老师指教我们该怎么做！

答： 阳光自信，有斑亦乐，消极悲观，无斑堪忧。《幼学琼林》上讲一些奇特圣哲人物，常带些印记，不足为虑，反因他的积极成长而光芒璀璨。中医讲，肺主皮毛，现在我们孩子肺活量严重不足，从上体育课跟运动穿越就可以看得出来，体育课老师的标准不断在下降，标准下降，那意味着什么？意味着孩子们体能、身体素质在下降。人这一辈子没有充足的体力锻炼将胸肺打开，那是做什么事情都不够魄力的，中医讲肺主魄，魄力从哪里来，从肺气足来啊！

所以有一条先让孩子肺活量增大一半，这完全可以靠训练做到，方法就是负重发热流汗，而且是持续地发热流汗，汗流百病休，留汗百邪留。一般半个小时的运动，才达到通的效果，一两个小时以上持续地运动，衣服湿掉了，肌表那层代谢产物排出来后，才达到透的效果。所以运动只达到通还不够，还要透，靠新鲜的气血，把旧气血、汗酸顶出体外去。

如果没有持续的运动给身体加温加热，就达不到这种效果。人很简单，要美容美肤，只需要将运动量加大，要循序渐进地加，皮肤好，也是训练出来的。

小刘老师刚进山来时，脸是灰暗的，上一个坡都气喘，消瘦，劈一根柴都劈不下，现在一个月下来，每天起码坚持十公里以上的跑山，脸变得红扑扑、清亮亮，看不到有什么杂质了。一个月的训练由一个山坡都跑不上，变为跑十几个山坡，而且回来还做俯卧撑、深蹲、仰卧起坐，还有各种体操，有一句话叫“百炼钢成绕指柔”。现在好多人颈肩僵硬、面无表情、脸上暗斑不退化，什么原因呢？

不是病难缠，是炼得少，你只要把身体变成大熔炉，什么杂质不都被炼化成能量气血，好的吸收，不好的排走。所以我们有句口头禅——健康不炼变疾病，疾病炼了成健康。

换脸很简单，就是一天要有一小时以上持续的运动锻炼，不仅换女儿的脸，也换自己的脸，容光焕发，不过是一个月的事情。每天一小时，一个月才三十个小时，用三十个小时，不花钱的，却是你花多少钱都得不到这种效果。

人们如果把纠结在病痛，或找医生，还有买药煎药上的时间用来训练，早就成就了，所谓“天鼎地炉，人居其中”，人生来就是要炼的。

175 止血之法

问：消化道出血，禁食，可以用中药止血吗？用什么中药能止血效果好？

真是好文章！坚持读，谢谢老师们的辛苦教导，每天一篇，润物细无声！一定会有很多散落的种子得到滋养，让我中华瑰宝继续流传下去！

答：挥断教鞭，答疑焉肯罢手，磨光纸笔，解惑决不止息！止血不是简单的把血堵住，如同大禹治水，不是说哪里崩堤堵哪里就能解决问题。

如果你是撞伤跌伤出血，这要化瘀止血，如三七、血竭等伤科圣药。

如果你是郁怒出血，得疏肝止血，如小柴胡加乌梅。

如果你是疲累后出血，劳倦伤脾，脾不统血，连刷牙也容易流血，这要健脾止血，归脾汤主之。

如果你是年老气阳两虚，得补气阳以摄血，比如黄土汤、当归补血汤。

在辨证的基础上，配合这治标的止血药，如乌贼骨、血余炭等。

人不能够太相信自己，连《大藏经》上都讲要“以法为师，以戒为师”。你看这些疾病，基本上都是破坏了使用身体之法，屡犯饮食禁忌、养生戒条，身体的能耐很大，但也经不住多番折腾，吃伤一次它会恢复，吃伤百千次，暴饮暴食，它就下垂、出血给你看了。所以好了疮疤莫忘痛啊，病好了，更要持戒学法，持养生戒条，如不饱食、不贪食；学修心正法，如存正念，行好事，这样人生不仅没什么病痛，还会很充实精彩。

176 孕妇肾炎——五脏使用手册之保肾六少

问：老师你好，我老婆37岁，前几天因为怀孕了做检查，显示有肾炎，请问第一，我们这个孩子还能要吗？第二，肾炎如何调理？

答：请看《达生编》。我们想要保养五脏，首先要知道五脏的使用手册，好比买一台机器，先要看使用说明书，熟悉使用说明书，你的机器可以好用许多年，少了许多操作失误引起的障碍。

人们向来习惯于外求，买一个小小电器，都会仔细阅读说明书，但对于这个无价之宝的身体，却疏于调理，也没有去寻找五脏的使用说明书。

像养胃五点、保脾十条，这都是脾胃的使用说明书，能够很好地将脾胃保养好。

我们再来看腰肾的使用说明书，养肾六少，保养肾有六样要减少的。

第一，伤精少点。肾藏精，要靠精来养，《素书》讲："悲莫悲于精散"，人的精油散掉，就像草木失水而干枯，容易着火一样。

我们看一个莲花苞，把它的根蒂划伤，精油流出来，上面的花苞很快就枯萎了。

人体大脑就是肾开出来的一朵花苞，青年人纵欲，智慧降低，发育不良，面容憔悴。中老年人纵欲，老得快，记忆力减退，容易痴呆。所以说纵欲伤精，是自断莲花杆的行为。

精伤得越多，火就越容易起，这叫水亏则火旺，所以炎症不请自来。

我们有个《伤精病象图》，像各种鼻炎咽炎，乃至于胃炎、肝炎、肾炎，跟伤精都有很大的关系，大家别以为房劳过度，或手淫就是伤精，没完没了地用眼睛或讲话也是伤精，这点应该警惕。

第二，恨意少点。仇恨的心理，表面上看是对别人不客气，其实是在折腾自己的身体，跟谁较劲都是跟自己过不去。恨意先伤心，再伤肾，最严重的它会伤到骨，有个词语叫“恨之入骨”，恨得咬牙切齿，说明仇恨可以把疾病由表皮带到骨髓去，这多厉害。

世界上有绵绵不断的仇恨，才会有绵绵不断的疾病。你看好多严重的骨癌，你一了解，他们居然有不共戴天的仇人。

那恨意该怎么化解？用原谅，不原谅这个僵局解不开啊。有一个武术老师，他背伤厉害，一直都恨他的对手，后来他原谅了对手，背伤也就好了，这是心药方啊。

所以恨人是“亲者痛，仇者快”的心理，苏东坡为何能在屡次流放之中挺过来呢？在《水调歌头》里头讲到四个字而已——不应有恨。

仇恨的怒火，可以直接烧到最深层次的骨髓里头去，所以在佛门里最深层的地狱，是嗔恚所主。官场有不少牢狱之灾的人，他们都有很强的恨意，不恨不会做出非法之事。

第三，冰冻少一点。形寒饮冷看似伤肺，其实直接伤肾，为何现在肾炎、子宫肌瘤、妇科炎症那么多？一方面寒从嘴巴往肚腹下压，另一方面寒从脚底往腰肾上冲，所以穿着短裙，又喝着冷饮，这是在玩命。为何年轻一代，不孕不育越来越多？冰冻断人种啊，嘴巴吃着冰，身体冻在空调房，你有多少阳气来挥霍啊！

所以没有正知正见，身体再好，也是暂时的，那不过是拿着年轻的本钱、祖宗的福报在造业而已。佛门讲：“惑业苦”，这是个循环。人因为迷惑就会做错、造业，因为做错造业就会受苦，只要一朝不开悟明白，一朝这个苦就没法断，这叫“苦海无涯，苦无尽时。”

严重的冰饮，可以让肾的功能动不了，肾没法气化，小便出不来，尿毒就来了。那些灼热排泄不出去，留在里面会造反发炎。所以你看是冰冻，吃了感冒鼻炎，在我们看来，感冒鼻炎，那只是小惩而已，后面的肾炎骨髓炎才是大戒，才是大害。

现代研究发现，吃冰冻的人，精虫活力降低，卵泡生长发育会畸形，其实这不用研究我们都想得到，天地温和则花草繁衍，天寒地冻则虫鱼冻伤。

第四，熬夜少点。肾主夜晚，心主白天，白天运动强心，晚上早睡养肾，心肾两极调好，便无大碍，所以熬夜你不过就是在熬伤肾中精液而已，是把你后半辈子的本钱拿出来挥霍。

故夜生活频繁的人脸色很差，里面脏腑精油都不够了，外面肤色就很差，有个词语叫殚精竭虑，又叫精尽人亡，精伤人病。

大家别以为房劳过度才是伤精，长时间熬夜，超过十一点睡觉，就像你的油库长时间在漏油，漏尽则亡，所以大家看打麻将的人、赌钱的人，有哪个腰肾好的。赌着赌着就赌到坟墓里了，把整个家业都赌散了。

故曾公修身十二课最后一课，好多人都忽视了，不知道这最后一课，却是前面十一课的本钱，最后一课是什么？夜不出户啊！

晚上出家去，很少干好事的，所以一个家庭，孩子养成晚上外出的习惯，这孩子就完了，有家教的人家，会严格管理孩子晚上睡觉的时间。

当时我们在县重点中学读书时还有出清华北大的，为何老校长经常巡视宿舍，九点后必定关灯？学生们想要挑灯夜战读书，都被老校长喝止。苟有恒，何必三更灯火五更鸡；最无益，莫过一日曝之十日寒。

人生是一场马拉松，有人刚开始跑很快，跑到中途就倒下了。有人慢慢走，脚不停，走到终点还意犹未尽，还有脚力，所以能欢喜善终。

所以不可以把身体充电的时间都用来干活，电筒手机没电了用不了，人晚上睡觉就是生命在充电，充不饱满，灾难病痛就会很多。所以我们不轻易给屡教不改的人开中药，特别是熬夜这恶习不改，用药无效，这是林则徐先生讲的，不惜元气，服药无效，而熬夜熬的就是你生命中的元气。

第五，恐惧少点。《黄帝内经》讲恐是伤肾的，好多人喜欢看惊悚片，觉得很刺激，不知道这是在耗肾气，还有些人喜欢背后吓人，不知道这也是在伤肾气。

《黄帝内经》讲“恐则气下”，为何中老年人尿频急越来越容易，甚至还有遗尿或遗精？恐则气下啊，气下则精华流失，所以有个俗话叫“吓得屁滚尿流”。还有好多买股票的人，心理素质不是很好，经常吓得手抖遗尿，更有赌六合彩的人，只要沉迷进赌博，患得患失的心一起，你的肾气就亏了。所以赌场没赢家，久赌鬼神输。

大家看，为什么叫患者，患病的人就是害怕了，害怕伤肾了，你看害怕的人，脸都是煞白的，气血都上不来，通通都被刷下去。

当你患得患失的时候，你就准备做患者了。《论语》里面有句话谁都会念，好多人做不到，“君子坦荡荡，小人常戚戚”，坦荡荡的人叫君子乐得做君子，常戚戚的人叫小人冤枉做小人。

要想不恐惧，还是需要有一定正知正见的，如果私心很重，那买个菜，讨价还价都是在恐惧伤肾，患得患失。如果公心重，没有得失之心，在干苦活，也是在补肾。所以吝啬的人，肾更虚，大方的人精更足。

故《心经》教人养生，四个字——心无挂碍。挂碍越多，精气神耗得越多。又是孩子读书、报学习班，又是升职，又是买房车，没有一样不担忧恐惧，结果失眠的人越来越多。

你即使不纵欲伤精，你也在伤精，年长日久，你都没那能力纵欲，这就是长期的恐惧伤肾。所以孔夫子在《论语》上说：“少年要戒色，中年要戒斗，老年要戒得”，老年得失之心越重，越容易担忧恐惧，结果风湿骨性关节炎、肾炎就越多。

故有一项研究发现，老年骨性关节炎，八九成以上都跟忧伤的情绪有关。忧伤肺，肺主治节，其实为什么会忧伤，患得患失啊！所以还是忧伤亏空了肾精，故《圣经》上讲：“忧伤的灵能令骨枯槁。”

第六，傲慢少一点。肾的性德是谦虚，怎么说呢？肾处于五脏最低位，《黄帝内经》讲：“肾者受五脏六腑之精而藏之”，所以傲慢是伤肾的，谦卑是养肾；傲慢是拔肾水，谦卑是收肾水；傲慢是泄气，谦卑是藏精。

为何《易经》六十四卦唯谦卦六爻皆吉？因为谦卦把自己位置摆到最低，低处有道啊，高处有险。有部世界名著叫《傲慢与偏见》，人越傲慢，偏离正知正见就越厉害，所以“傲慢使人落后，谦虚使进步。”

很多女强人表面风光，身体为何多病秧，吃亏就吃亏在一个傲字，傲气越重，脸上的肉越横，脊柱越僵硬。人不可以有傲气，但不可无傲骨，谦虚的人有傲骨，骄傲的人都是傲气，所以讲傲慢，人一骄傲，进步就慢了。

大家看是不是啊，目中无人的人，他的气血都往外发，往上窜，很难往下纳，往内收，结果外强中干比较多。故曰“理不通瞎用功”，这个道理没有搞通，你都不知道傲慢伤人有多凶，故明理不傲慢，明理要谦虚，你真明理后，根本傲慢不起来，多听经闻法，做定课后，就会越来越谦虚。因为你本身就是谦虚的受益者，越谦虚精神越足，肾气越足。

我们有体会，如果一天讲多傲慢过头的话，人很容易累，如果念念谦虚，那么一天到晚讲课，也不觉得累。

因为你干活也是在补肾，讲课也是在补肾，大家看有人干完活，身体疲累像散架一样，他一定着急不情愿或者傲慢地干；有人干完活后精神焕发，意犹未尽，他一定是谦虚情愿专注地干。所以同样的事，有人做了补肾，有人做了伤肾，为何？用心不同。

三藏十二部都是在讲一个话题——云何降伏其心？答案也只有一个——善用其心。

什么是善？什么是恶？谦虚是善，傲慢是恶，上善若什么？《道德经》讲，上善若水啊。水有什么特点，水往低处流，百川归入海。所以把心摆得像水一样，随缘向下，你会有用不完的精力。所以，保肾最重要的就是一个谦虚，而且念念谦虚。

什么是念念谦虚？天底下只有一个弟子，那就是自己，有这份谦恭的态度，你真的不愁肾虚腰酸了。

谁把地位摆低，谁的精神就充足，像禾苗空壳的头扬得高，饱满的，都是低垂，因为饱满符合肾主封藏之道，符合向下谦卑之道。

这里面讲的都是保肾最重要的六点，六点逐渐减少，身体就逐渐变好，所以医道通天道通人道，钻研医理，你所做的不仅是将疾病治愈，更会获得一个幸福美满的人生。

177 鸡眼的治疗及上寒下热的导引

问：老师，鸡眼有什么好的办法？总是反复，谢谢，敬祝元宵节快乐。

老师希望您可以仔细地讲下上热下寒的原理，现代人很多这种现象，这类情况怎样去调整？

答：最直接之法，用艾条灸，火一烤则阴性物质自脱落掉。鸡眼是死肉赘肉，脾脏没办法把它炼化掉，所以要提高脾脏炼化功能，用鸡眼膏这些外治法，大都是治标，必须要把脾脏功能修复好，保脾十条要一条条修好。

在《神农本草经》上面记载“白术疗死肌”，这给我们一个启发，把脾健运好，它就能够以生肌代死肌，所以要从肌肉里头把气血往皮肤外面治，层层推出。

当今时代，上热下寒病人越来越多，归根结底，就是四个字而已——好吃懒做。任何一种强壮的身体，健康的体魄，都是不贪着，加上能勤劳养成的；任何一种弊病，都是贪吃贪睡，贪安逸，散漫，由这些不良习气长期养成的。

曾公看到这点，在语录上讲：“百种弊病，皆生于懒。”我们《戒懒歌》上面讲：“猫懒鼠不走，狗懒盗不疑，人懒没药医，家懒穷到底，身懒多病疾，心懒好运离……”

在普通人看来，上热下寒，就是咽炎、口腔溃疡，但手脚又凉，腰又冷，胃又寒，不知道从何下手。在明眼人看来，这些上热的炎火，都是一团很好的能量，只是你没用好，白白在那里烧掉。正如柴堆的火，你把它放在灶下，就能煮成富有营养的饭，如果你把它放在屋上，它就会把房梁都烧塌了。

所以天底下哪有什么病，只是能量放错了地方而已。张仲景很明白这个道理，在《伤寒论》上他早就讲到，用导引吐纳，令气血通调，就可以远离医药。可世人听不明白这句话，张仲景不得已而引导，才写出《伤寒论》。

用药物把能量搬运，可以平衡气血，你用导引，更能达到这效果。所以中国传统的养生功法，里头最厉害的莫过于马王堆出土的导引图，这是上古人们导引修真养生悟道的动作。你气血升不上来，就有升阳的托天动作，这叫散寒须把清阳升；你热火降不下去，就有弯腰按地动作，这叫除热先把浊阴降。

老师讲到：寒热久疴疗不愈，皆因气血不周济，散寒须把清阳升，除热先将浊阴降。通身无处不能量，寒热对流无病秧，若人悟得此中道，不是神仙也寿高。

178 年轻人白发的运动之道

问：我22岁了，在读大学，可是白头发却是越来越多？

答：吴子胥过韶关，一夜急白了头。发为血之余，人长期焦虑紧张不安，则发落早白，即俗云焦头烂额。年轻人精神要好，简单，手机电脑用的时间要减少，用电脑时间少，精神自动会变好。但是长期对着电脑手机，很损精神怎么办？

人觉得很疲劳，这时你在那里打坐睡觉都没有用，人疲劳后，通过发热流汗、推陈出新才可以去掉，没有第二种更好的方法，这是反复实践出来的。

我们经常一天要对半天电脑，自己深受其苦，才摸索出一些办法来平衡。所以诸多养生招法，制订道门，都是在跟疾病近距离搏击切磋得来的，可以说是好多大养生家，其实都是真正大病，或得过疑难病的。就像近年来流行的拍手健康治百病，流行的甩手功，这些功夫都很管用，都是创造功法者自身运用这些功法，解除了疾苦问题，才向大众推广的。

现在好多人分不出时间来运动锻炼，这是错的，他们不是没时间，是没认识到运动的利益，也没有人带领，没计划没步骤的训练，当然没有理想的效果。

运动之道，是很需要智慧的，它是有原理、有方法、有计划、有步骤、有志向、有套路、有招式的，不是简单的在健身房里头跑跑跳跳而已。人不是机械的人，他是需要全方位系统的、科学的训练，这是一个比基因工程更伟大的工程，可以说是全民寿康工程。

所以我们准备把这提升全民体质的七大工程详细研究体证，然后将成果贡献给大家，接下来大家从这七大工程里头，都可以找到自己的需要。

179 高血压头晕，大便黏腻的调理

问：老师好，我给高血压引起头晕的母亲开了一个方

子，川芎3g、葛根10g、柴胡3g。不知道可不可行？

请问，对于大便黏腻补脾，补了很久，但效果不佳，能否吃桂附地黄丸，或者吃六味地黄丸，通过补肾阳来补脾？

答：未晓汤药法，先学按摩道。点点按按，病去一半。真关爱父母，当努力习得按摩导引之术，报恩父母。大便黏腻，都不是什么难调的问题，根本用不着那么急着去找药，把淮山多吃健脾，加上早睡就是补肾，重要的是下午那一个小时运动，要持续地发热发汗，间断都不算，一个小时缺一分一秒都不够。

我们在山里养狗就好有经验，四五条土狗，平时素素淡淡，大便干爽不臭，逢年过节，或山民们拜祖聚餐，就会搞得很丰盛，狗吃后大便黏腻，粘肛门，体臭都加重，养它几天胃口都不够好。不仅如此，而且那狗脾气特坏，平时随叫随到，吃撑营养过剩，大便黏腻后，狗的精神都疲倦，叫都不够灵敏。

看来万物都是这个理，营养过度不是有福啊，是没福。有福的人，一辈子清淡，一辈子平安；没福的人，突然享洪福，突然就大病，一次性就把福耗尽，所以饮食运动要细水长流。

曾公讲，饮食一直以简朴为要，有客人来略丰就可以，太丰就不行，这是深谙养生之道的饮食习惯啊！

至于高血压用通脉的办法有效果，如管子折叠把它捋顺，压力就减轻，但也要考虑到是什么原因导致管子不顺，这个根结没有解开，一捋顺后，它又会打结回去。

现在高血压那么多，最大的问题就是饱食后久坐，饱吃本来就是壅堵，久坐后气脉更难通，你用小小的柴胡、葛根、川芎或麦芽、山楂、钩藤来疏通，力量实为有限，就像要拿火柴棒去撬大石一样，也就是说不良生活习惯，才是三高的大山，铲除它才可以真正缓解人生的压力。

所以健康的人，吃不会撑到，坐不会过久，能管住嘴能迈开腿。

180　耐心不够，一切白废

问：老师好，一直有个疑问，人冷的时候会起鸡皮疙瘩，为什么有些人一直有鸡皮疙瘩，而且冬天还加重。

答：冷为打颤，害怕也会，人恐则骨颤身摇，鸡皮疙瘩顿起，如猫遇劲敌。天地之间是这样，春夏的时候，枝条丰满，秋冬的时候就皱皱的。生活中也是这样，冷馒头放在桌上皱巴巴、硬邦邦，像是鸡皮疙瘩那样，一旦把它放到锅里一蒸，持续地加温加热，馒头一吸饱满水蒸气跟热量，就开始软化蓬松饱满，最后表面那些皱痕疙瘩通通化开来了，大家看新出炉的馒头，就清楚了，光洁圆满，香飘四野。

明白这个道理，你皮肤皱纹、硬块疤痕暗斑，治疗的思路都明白了，无非就是制阳气。可好多人说，我也制阳气啊，姜枣茶我喝了好多，附子硫磺我都尝过，咋就没效果？

这是没耐心，不是没效果，有耐心就有效果。现在人吃几次药就想病好，把赚钱的急功近利带到医病调身体里来，所以问题很多。他不明白身体的呵护是长时间持续的，就像蒸馒头一样，你把火点着，水烧热了，馒头是不是蒸好了？还没有，因为你还没彻底加热，蒸透，时间还不够，所谓热久功深，功到自然成。

这个功夫没到，理不通，瞎用功；功夫到，滞塞通。通了这个理，再把这个功夫做上去，阳气持续充满，人就会逐渐丰满。师父只能教你理论，功夫要你自己去做。又像给自行车打气，打个几下，它有气，但轮胎你还没打饱满，还是皱的，必须持续地打几十下，才会气满圆顺。人体的肺就像五脏的轮胎，肺活量要足，气要鼓，皮肤才会丰润饱满。

可怎么样使五脏阳气充满？必须持续地耐力运动，而且要止语、专注，要有不怕累、不怕苦、不怕脏的精神，没有这几条精神去灌注，你的阳气势必不能彻底充满。

现在好多人只运动锻炼半小时，就气喘吁吁不干了，才刚进入状态就放弃，效果刚刚出来而已，没有持续长久地坚持，阳气怎么会持续长久地累积呢？

这个不间断功夫是秘诀来的，所以想想蒸馒头，给自行车打气吧，看看这些持续不间断功夫的重要，我们就知道身体每天保持一小时发热流汗的重要了。

181 把运动当成人生必修课

问：两位老师好！由于工作需要久坐小板凳，现在觉得身体有点腰肌劳损，应该怎样恢复，注意哪些生活细节，聆听你们的教诲，谢谢！

老师好，怎么制订健康的运动计划呢？

答：比久坐伤腰，更厉害的是恐伤腰肾。带着担惊受怕心工作，腰肾扛不了多久。制订每天运动计划，这是身体的需要，无规矩不成方圆，无计划出不了健康，要改变身体状态，唯有一种方法——苦中求。

一看到自己走路拖泥带水，上楼梯喘气都不对劲了，不想拖到腰肌劳损、背驼颈弯，这时就要立马抓紧训练了，一个人灵敏度减退时，免疫力正在下降，有人说运动计划怎么制订呢?

好简单，要因人而异，但总的大原则是，要搞到自己持续地喘气微汗，每天起码有微汗半小时，没有这半小时，你吃米谷日久了都会得三高。

同时一定要少用电脑，电脑耗肾很厉害，工作或学习需要可以看看，可长时间沉溺于网游、浏览各种消息，人容易殚精竭虑，陷进去，就像陷进淤泥，拔都拔不出来。一个人一时的吃苦耐劳不算什么，一定要长久地吃苦耐劳，这都是身体的需要。

这句话很重要，苦活是长命人做的，想长命，多从苦活中炼，所以要有系统、有计划地训练，不然没办法把身体长久保持在健康的最佳状态。

如果有志同道合的运动朋友，或者有运动团队，那就更好，大家可以在团队里互相交流，每天汇报运动有没有达标，今天没达标，明天就要努力。

把运动当成生命必修课，而且是每天必修课，不用多久，你的问题都不再是你的问题了。

人最坏的一个习惯，最容易被人忽视的，就是凳子上泡茶闲聊，谈天论地，就闲聊个几小时，这很耗能量也耗福报，人只要把闲谈的时间用于运动，不会有那么多病苦。

所以不是病苦难改变，是闲谈讲是论非这习惯难以改变。

在经典上讲“若要佛法兴，除非僧赞僧”，任何一个行业法门都一样，你想要它兴盛，要相互赞叹，所以赞叹是兴旺相，诽谤讲是论非是衰相，如何转衰相为兴旺相？好简单，就是不闲聊，不论是非，专心搞个人修持。

你不妨立一个最简单的训练计划，每天坚持做二十个俯卧撑，加上两百个深蹲，一个练胸廓，一个练腰腿，一般城市疲劳的人群，做这两个动作越慢越好。

俯卧撑你用慢动作做一个顶得上平常的五个到十个，因为慢为补，快为泻，不通的要疏泄，虚弱的要补益，这是我们从《中医针灸学》用针心法里头悟出来的运动之法。

急速地用针是在泄气，慢慢地捻转是在补益，而绝大部分城市人，工作群都有透支身心的现象存在，都处于疲劳状态，所以对于城市人来说，运动干活要用慢节奏。

刚开始像老阿婆那样做，做到身体发热，进入状态后，可以稍微提速加快，所以有计划、有方法，还有心法，哪有练不好的身子。

182 燥与躁

问：尊师好，有一段文字我不知道怎么改，好像有错误，如下：

“所谓的干燥啊，其实是假象，着急才是真机，为什么？我们看古人造字好高明，好有智慧，古人讲急躁急躁，一急就躁，一急一气周流就破坏，马上干燥。”

问题是躁与燥不同意，这样说法是不是有点牵强。

答：习来千卷少，悟透半句多。勤改更要妙悟，寻流还须探源。字面上理解是有些牵强，我们当时讲时，只是谐音讲，没有注意到这个足字旁跟火字旁的燥，而从人体内证角度来看，急忙慌张的时候，容易口干舌燥，所以就想喝水，借水来解渴缓急，饮水来救火。从五行看来，急躁又叫急火，就是五行中火象，又叫燥火，又叫燥干，所以都是耗水的行为，都是伤津液的动作，所以急得直跺脚，是足字旁的躁；心急火燎，急后口中缺水口干目赤，容易发火，这是火字旁的燥。

常有患者问，为何我血液浓稠，黏度高，我说你一定是个急性子，并且吃饭快，心易烦，他惊讶点头如捣蒜。

183 疾病以减食为汤药

问：你好，我妈好几年了经常一会发烧，一会发冷，夜里睡觉冬天也常常觉得很热，脚要伸到被子外面。经常感冒，咳嗽，喉咙哑。一感冒也发烧。我想带她做个检查，应该针对什么方面做呢？

答：详细的检查，只需要到医院里咨询医生就可以有很好的答案。情志多变如六月天，身体疾患似孩子脸！

我们主张把病交给医生，把健康交给自己，所以病人经常过来问，这个病怎么样，那个病怎么样？

我们常笑笑说，这些都是让医生去劳神费力吧，你就安心地养着练着。

指挥的事情，那是上头将军的，苦练那是士兵每天都要干的，人能吃得苦，他就能吃病苦，人吃不了苦，就被病苦吃。

所以刘老师改变很大，说，这都是师父教导的。师父说，有明师指导只是理论上指导，修得好不好，还是你自己，是你自己的功劳。

所以一个病好与不好要看医生，同时也要看自己，看医生是看医生明不明白，有没有好的指导思想；看自己是看自己能不能即知即行，就像我们今年年后，有许多感冒头晕的病人，稍微好点，就暴饮暴食，又发作了。身体怕冷没精神。为何呢？没修炼。

人生就两条路，上坡路跟下坡路，不是说你到了五六十岁才走下坡路，你要是不锻炼，二三十岁就可能走下坡路了，精钢都开始生锈变废铁了，所以懒惰腐蚀人身体，就像水湿腐蚀钢铁那样厉害。

这个春节后，这么多感冒的病人怎么办？好简单，我们就用两招：一招是糖粥疗法，第二招是运动燃烧。有个粮油店的老阿婆，她感冒身体酸重，正常人早就到处找药，或卧病在床了，老阿婆拿锄头到田里干了半个多小时，出身汗，药还没吃就好了，随后糖粥养胃，巩固疗效。

本身身体病后或虚劳疲累后，脾胃消化食物力量就减弱，这时你煮点淮山粥，或搞点咸菜榨菜来拌粥喝是最好的。在以前大丛林那些活到九十多上百的老修行，他们根本不知道药是什么味道，那病了怎么办？就在寮房里，米粥加咸菜，吃段时间就好了。清淡的力量是很强大的，清淡后，人休息质量提高，因为身体没有太多杂质，身就会很安，休息质量好，免疫力就高。所以现在人们生病了，老想到要做加法，要加些什么药，加些什么营养，不知道做减法更重要。

减法是直接减病气，不给病粮草，这场仗就没法打，不用打了，所以千百年的丛林清规，得出一条重要的治病养生之道，当正邪交争剧烈的时候，你千万不要给身体再丢过多的粮草跟弹药，丢得越多，像鸡鸭鱼肉、蛋奶，丢得越丰富，正邪相争打得越凶。

这是大德祖师们拿身体去体验得出来的，所以叫做疾病以减食为汤药，一般只知道这句话是一个结论，不知道这个结论靠内证推导出来的过程是多么地复杂。

但这个结论，我们直接可以拿来用，因此演变出“减衣增福，减食增寿”的俗谚。

184 耳鸣的对治及修炼

问：两位老师，您们好！又来打扰您们了。我父亲右耳十几年前晚上嗡嗡响，去年开始24小时都响，而且双耳听力严重下降，肾年轻的时候干活受过伤了，现在十几年了，耳鸣的症状怎样才能改善呢？

老师，炼精化气，怎么理解啊？

答：《病因赋》曰，耳鸣者，肾虚之故。中老年人为何容易耳鸣？一种是肾虚耳鸣，空虚后鸣叫，因为肾开窍于耳，像这种纯虚的病症比较少见，真碰到了，尺脉无力，舌象干净，就用六味地黄丸加减变化，加些菖蒲通耳窍气机的，很快就好转过来。

第二种是痰实壅堵的，这种人一般有暴饮暴食的习惯，大鱼大肉产生的痰湿蒙在脾胃里，脾胃主散精，脾胃把精华送到九窍去时，这些精华会带着没完全消化的痰湿，一起敷布到孔窍，精华用完后，痰湿留在那里，痰湿黏滞，排泄不利，阻住清窍，不平则鸣。所以这种耳鸣，要先通过清淡饮食，釜底抽薪，配合升阳益胃汤，或补中益气汤，把脾胃清气升上头面，稍借以菖蒲、柴胡这些耳窍引药，把耳窍通开，就不鸣了。

还有第三种，里面饮食不节，喜欢肥甘厚腻，外面感风寒，风寒之气能够让孔窍收缩，孔窍一收缩，痰浊流通不利，就被绑在那里。这时就要用到王清任的通气散，痰浊被绑在那里，人就烦躁生气，一气痰浊更往头面上聚，所以面红目赤耳鸣，伴有高血压的，我们常用天麻钩藤饮，配合些柴胡、川芎、香附，令两耳少阳气机通转，其病乃散。

这些在药物层面上都很容易将思路理顺，唯独修炼不容易，人不修炼，谁都帮不了你，万贯家财都不受益，如果钱财能解决问题，有钱人就不会得病。不是医生无能，药物不行，是你没修行。

修行不是少数人的权利，而是所有人的必需。什么是修行？就是修正自己的言行，按照八正道来正精进。像这种耳鸣，纯虚纯实的很少，大都是虚中夹实，气机一气周流受阻，少阳之气不通。我们看人体经络图知道，偏头耳窍周围，紧密环绕着少阳胆经，少阳主半表半里，为何少阳胆经会堵塞？我们以前治往来寒热，病时好时坏，用小柴胡汤有效果，口苦咽干现象基本上是一剂知二剂已，但现在发现效果没那么好了，为什么？

原来现在人们吃得更多更丰富，而运动得更少。去年一个最小的耳鸣小伙子，才二十岁，走两百米路他就发火不想走，为什么呢？是疾病让他发火，是交通工具取代了他的步行能力，长期的丰衣足食，使得他吹阵风就打喷嚏，多吃一点就堵住，这时用小柴胡汤力量还不够，还得加进保和丸，化他中焦的痰湿，这人体半表半里间有一层筋膜，包裹着不少痰湿，这些痰湿没有炼化干净，就容易阻塞得病，一旦暴饮暴食，消化不彻底的营养就储藏在半表半里，成为人体肺痈的负担。

这一层痰浊，你用白芥子力量还不够，加些皂角刺，量用多了，还怕伤到身体，用些丝瓜络也是平平淡淡，用半夏、天南星，也只能一段时间仰仗而已。

如果久不清除，癌变长包块，那也是很容易的，所以一个人只要常吐痰，他半表半里间就蒙了像乌云那样的痰浊，身体就像不见天日那样，手脚都会冰凉，如果这层痰浊越蒙越厚，疾病就越来越多。

那燃烧这层痰浊最好的方法是什么？只有一条，不是盘腿静坐，也不是吃药按摩，而是靠长时间持续地发热发汗，刚开始半小时的发汗，只能很表浅地把第一层的皮肌上的酸浊发出体外，你要燃烧到半表半里中间那层痰浊，要靠一小时以上的慢性持久耐力运动，而且要闭嘴止语。就像一个春节，你即使戒口了，稍微多吃些鸡蛋牛奶，这些黏腻之物，就像黏在玻璃杯上的垢一样，会在人体半表半里间形成障蔽，让人表里不通，上下不通。

所以节后我们防风通圣丸用得多，故有病无病，防风通圣，内通外通，身心轻松，上通下通，无病无痛。

因为防风通圣丸同时具备发汗通便之功，但有人吃了效果也没那么好，为何？只用药力，没有尽人力，好像马陷在淤泥里，只拼命打马，却没在后面使劲推车，人药不能合一，人马力量不能往一处使，马车也很难从淤泥里爬出去。

要把这些鱼蛋奶产生的痰浊，蒙蔽在少阳里，彻底燃烧发出体外，这就需要一定的勇气跟耐力，必须要有一两个小时的运动锻炼，要持续性发热。为何这个春节后，我们带人爬山，大家有几个没劲的，腿脚沉重的，不想爬的，爬到一小时后，越爬越精神，我们哈哈笑说，垃圾燃烧产生能量变宝啊。所以试验结果证明，人不运动就像营养垃圾堆在那里，发臭，人难受；一运动，身体的痰浊营养就开始燃烧，燃烧后会产生热量能量，而人体的精神就源自于这些热量能量。

这样运动后，精神越足，而垃圾越少，身体就越好。所以吃饱了就睡，那是在养病，真把病养出来了，吃到七分饱就去练，那是在养命，真把命养长了。

养病养命分水岭就在这里，所以在一个家庭里，你去观察那些吃得不是很饱，又很勤劳的，都是高寿的。那些吃最好，最着急，最贪嘴的，谈到干活就噘嘴，闪开一边的，都是短命相，多病相。所以，好吃懒做是衰相，勤劳干活是兴旺相。

人体少阳半表半里，只要没有痰浊堵塞黏腻，那身体根本不会有大问题，所以张仲景才把少阳定为人体的枢机，把小柴胡汤看成是调百病的良方，枢机不利了，就像门枢没法关了，进出入受阻就麻烦。

每个关节都是一个枢机，和解枢机的锻炼方法，就是转关节，把力送到关节上去，不断地转，像石磨磨豆浆那样，身体的阴云密布痰浊，就会被逐渐研碎，为我所用，这就是道家常讲的“炼精化气”。如何把水谷精微、痰浊这些东西变为我们人体的元气？就这炼精化气四个字，都要修炼一辈子，每天都不可少，至于炼气化神，那是更高层次了，在炼精化气这层次上都已经把病断了，在炼气化神这层次，那已经不是解决疾病的问题了。

185 《黄帝内经》病机十九条之五脏病机

问：尊敬的两位老师，过年好。长期以来，跟随两位老师的微信内容，收获良多。与此同时，总是在中医的阴、阳、气、血这4个概念上，不能分别得很究竟，相互的关系也不能理得很清楚。还有就是《黄帝内经》上老师们常提到的病机十九条。由于我天资愚钝，能不能恳请两位老师，在百忙当中给予详解。末学刘英在这里拜谢了。

答：改习气要如抹布揩桌，进学问须似海绵吸水。病机十九条是《黄帝内经》里头有关病机概括的高度体现，是后世医家辨证论治、治病求本的指南，但这病机十九条不是死板的，是活灵活现的。

比如第一条“诸风掉眩，皆属于肝”。大家知道肝阳上亢，会头晕目眩，用平肝潜阳的石决明，可以减轻高血压眩晕。肝风内动，手脚会抽动，用钩藤平息肝风，配合芍药、阿胶养肝血，风动就会得到平息。这就是古人常讲的“风胜则动，风平自息”的道理。

可并非所有眩晕都治肝，比如我们最常治疗一种耳鸣的病人，舌苔水滑的，吃凉冷的就加重，这时用苓桂术甘汤，重用茯苓、白术，往往一剂知二剂已，病人喝下汤药，就感到疾病在减轻，这在西医学上叫做美尼尔综合征。这从脾论治，脾虚则九窍不利。

再说第二条病机，“诸寒收引，皆属于肾”。天寒地冻，大家会干什么？冷得打哆嗦，特别是冬天。天冷加重的病，比如风湿关节痛，你祛风湿还不够，根源在于肾阳不足，命门火弱，阳化气不够，寒邪就会兜收，令经脉拘急僵硬，不通则痛。

所以老年人晚上抽筋尿频，用肾气丸，加淫羊藿、小伸筋草，年老体衰，筋缩了，腿都弯不下，也拉不直，这就是一个收引之象，用黄芪桂枝五物汤，配合些补肾壮阳之品巴戟天，既能够补肾，又能够祛风湿，可以让关节屈伸的范围更大。

当然不是所有受寒都要一下子治肾，比如吃了冷饮，又吹了空调，咳痰水，打了吊瓶还好不了，痰水一口一口地出，白色清稀的，这时你用姜辛味效果就很好，这是治肺，干姜、细辛、五味子，把胸肺部的痰饮发出来，所以常用小青龙汤。

第三条，“诸气膹郁，皆属于肺”。肺主整个胸廓，大家以为麻黄汤只用来治疗寒邪伤肺表，其实它通宣理肺，既可以治疗风湿痹症，因为肺主治节，也可以治疗在空调房下日久，人郁闷，小剂量的用药，起到微通上焦之效。这样上焦得通，津液得下，胃气因和，身濈然汗出而解，所以有麻黄解郁，妙在宣肺的说法。

但并非胸气郁皆治肺，五脏是相关的，只是说郁闷从肺立论，但五脏都会影响到肺。有人是情怀不畅的，这时就用逍遥散治肝，达到解胸闷的效果；有人是饮食堵塞郁闷的，用保和丸治脾胃，达到解郁的效果，这都灵灵活活。

第四条，“诸湿肿满，皆属于脾”。四肢肿胀沉重，治疗肯定离不开健脾的，脾主四肢也。所以中老年人腿脚沉重，人们常用补肾药，收效甚微，我们从肾着汤入手，用白术、茯苓、干姜、甘草，一派治脾的药，解除腰肾被水湿蒙着的困扰，服用后尿量增加，腿脚轻松。

还有肥胖的病人，走起路来赘肉一晃一晃，像一圈水那样，这时你用山楂消肉，莱菔子去油，麦芽消谷，三棱、莪术破积，发现脾胃没气了，肥还减不下去。反而你用六君子汤这种治痰湿的方子，因为肥人多痰湿，肥人多气虚，反而平平和和，人吃了药后有精神运动，肿满之象慢慢减下去，这也是王道无近功。

还有孩子鼻子老流清涕咳嗽，反复感冒，你怎么用消炎药抗生素那消不了炎，中医好简单，玉屏风散加桂枝汤，调脾胃，鼻子流湿水的现象就消失了，脾主湿功能加强，一个喷嚏都不打。

第五条，“诸痛痒疮，皆属于心”。各种痛症瘙痒，或疮疡，要看到心血脉的通畅与否，不通则局部疼痛，局部鼓包。就拿跌倒损伤疼痛来说，常用四物汤加减变化，活血化瘀，使血脉循环变好，痛症得消。所以说会用四物汤，就会治跌打伤。

还有经常面对电脑手机，那是对着辐射的热火，人很容易眼干痒，甚至身体烦痒，这时但见舌尖红，用银翘散加丹参、郁金、菖蒲、忍冬藤，疏解掉风热，令血液循环恢复正常，很快就缓解过来。这种思路对于急性荨麻疹，属于血热风动的，也有挺好的效果。

至于痤疮，有个民间郎中重用丹参治疗痤疮，还有其他背疮，以及无名肿毒，效果非常好。其实就一句话——诸痛痒疮，皆属于心，这种疮，疮头要是高出皮肤，色红的。

这是五脏的五条病机，还有上下病机，寒湿风火热病机，后世刘完素先生补入燥的病机，根据“燥者润之”的思路，使《内经》病机学说更完善。

我们经常临证上都会用到这些基本的概念原理去分析疾病，大家需要熟读深思，在大学的《内经》课程里头，十九病机是需要背得滚瓜烂熟的。

186 时代焦虑抑郁怎么化解？

问题1：你能招架得开郁闷的乱箭？时代焦虑抑郁怎么

化解？

问题2：有才华的青少年自杀现象，老师怎么看？

问题3：学习工作压力大，郁闷了怎么办？

答：寡欲精神爽，思多气血伤。世事静方知，人情淡味长。刚好芳芳老师昨天发来一封邮件，我们在山里很少关注网上的天下大事，不知道现在年轻人轻生抑郁，甚至自杀都已经不是很新鲜的事了。

一个天才少年怎么会由长期抑郁，走向令人痛惜的不归路呢？

不是说逍遥散能解郁吗？在《寿世青编》上面第一篇就讲勿药须知，就是说用药前，先要明白有些病已经超出药物治疗范围了。

就比如情志抑郁引起大病缠身，而有形的药物只能治疗抑郁所伤损的气血，不能治疗抑郁这种情执根源。

大家看旅游能不能解郁呢？有人游山玩水的时候，暂时心胸开解，回来后又郁闷回去了，好像把水缸那些表层破败物拨开来，暂清一会儿，随后又蒙回去了。

我们在大学的时候，同窗好友郁闷了会去购物、会去逛街，我们就去白云山背水。发现去背水一次走山路，有两三个小时的游山玩水可以让身体一个星期都有精神，所以到白云山背水，成为我们大三以后解郁的一种方式，但也只是稍安而已。

有人说，吃素可以解郁，但好多吃素的人，也有一大堆问题，即使素到极致，还有解不开的郁结。我们山林班里头，就有不少是有吃素习惯的学员老师，他们有解不开的郁，要到山林里头来。

可吃素相比以前吃肉的时候郁闷减少了，脾气也发少了，只能证明清斋淡饭，能让人少嗔怒而已，但不能够断嗔怒，素食能够让人少躁郁而已，不能绝躁郁。

有人说唱歌跳舞可以解郁，种花花草草可以解郁，七情之病，看花解郁，听曲消愁，似乎有胜于服药。当时我们在任之堂学习的时候，就有一位阿姨，她的歌声在整个十堰都是难找的，她一唱歌，广场里头会围一圈羡慕者。但她说，我不能够用唱歌来缓解我的抑郁，我来听你们讲课，能解我的抑郁。所以唱歌跳舞，解郁也只是稍解，而不能大解。

有人说，某某针灸医生好厉害，某某推拿师手法很好，经他治疗后，病人容光焕发身体好，针灸按摩能解郁，所以民间按摩店，还有养生馆遍地开花，可养生馆周围小区抑郁的病人还是有增无减。

听说心理医生开导能解郁，某某心理医生资历高，还出了书，很有名望，不少人去看了心理医生后发现也不是很高兴。一个不是真心快乐的人，他没法把快乐带给别人，一个不是真正健康的人，他好难将健康普及开来。

有人说听经闻法能解郁，听大和尚开示，能破迷开悟，于是天天八小时沉迷在碟片世界里。在我们看的病人里头，就有一些资质很不错，也很有高学识的，他们甚至因此精神都学出问题来了，生活的常识都丢掉了，只剩下每天看碟的能力，怎么听经闻法也没解决问题啊！

有人说参加传统文化班，参加这些公益的活动能够解郁，于是全国哪里有办班消息就飞哪里，结果风尘仆仆归来，舟车劳顿，满脸疲倦，心中还烦躁，给家里人照样没有好脸色。而且还说这个老师长，那个老师短。

有人说，读书能解郁，于是家里请了一大批圣贤书，书屋里头四面都做了书架，人泡在书里头，想靠读书来医愚，读书来养心，可几个月下来，读得睡不着觉，吃不了饭。

这在《慎柔五书》《理虚元鉴》这些治疗虚劳的疾病里头就有讲到，那些沉迷知识书海的人群，如果用急功近利的心读书，不仅得不到书中利益，还会因心力交瘁读出虚劳抑郁症来。怎么办呢？起于文艺者，抛书啊！抑郁从痴迷书籍中来的，要先把书抛掉啊！

所以写《福寿真经》这部传家宝的清代怪杰石成金先生，他可深有体会，他曾经以为自己鲁钝就拼命读书，没有几个月因为殚精竭虑，就把身体读成虚劳，用了一年多才调回来，差点就一命呜呼。

他在写读书心法时，告诫世人说，读书者常常读出病来，就是因为急功近利。人一急功近利，福报就会耗得很凶，精气神会燃烧得很快。

俗话讲“福尽则病，禄尽则亡”，所谓福禄寿就是人体的精气神在支撑。

人精气神耗损得越厉害，越快乐不起来，因为人胸中膻中就是气海，气不足了，人就忧，忧郁下去，就容易有轻生的念头。

《黄帝内经》讲：“膻中者，喜乐出焉”。

膻中气足，人就会快乐，快乐生命就有质量，就有力量想帮人，所以读书心法不对，努力白费，反而吃亏。

去年讲十五天《药性赋》班的时候，我们每堂课前，必先讲读书心法，因为心法没掌握好，不是开卷有益，而是开卷有害，以后我们要专门拿出一个课题来跟大家研修读书之法。

没有掌握方法，就拼命读书，拼得越厉害，死得越快，特别是拼出一点小成就来，那少年得志大不幸，后面精气神跟不上，就更危险了。

就像将军打仗，打到边疆去，一路都是胜利，你发现没子弹粮草，只要一次败，你就一败涂地，回不来了，所以读书要谨记“十分精力用七分，三分留于你儿孙。”

你的儿孙就是你的精子骨髓，你的精气神，你的肉身。

又有人说放生可以延生，祈福拜佛可以延寿，可好多人说，我怎么做了好几次都没看到效果？照样心中闷闷不乐？

有人说，喝酒可以解千愁，看喜剧片可以解郁，看武打片可以疏肝，可大家发现没有，郁闷最多的就是这些常喝酒，看喜剧片、武打片的人，他们一不喝酒，一不看这些喜剧武打片来转移麻痹，马上累得像病猫，这些东西不过是换一种形式的精神鸦片而已。

谁在迷谁呢？谁在骗谁呢？

有人说专门研究学问，制心一处，可以不理俗务，解闷消愁，可大家却看到研究生也开始跳楼，压力大得你没法躲。钻到纸堆里，把自己搞得貌悴神枯，像这种相貌憔悴、神志枯萎的学员，又能帮到谁，近处未能感动，未有能及于远者啊，己身未能受益，焉有能利益他人？

有人说参禅打佛七可以解郁，去内观禅中心可以疗伤，结果花了好几个月终于报了名，果然打禅期间身心轻安，再回到俗世中来，前几天精神状态还挺好，再过几天后老毛病照犯，还是躁郁不安。

有人说去大山林里头，完全生活在没电的环境里，在那里露营，生活一段时间能行，可有几个经常骑自行车到各地露营的小伙子，满面沧桑忧苦，悬针纹都出来，怎么心花还没开，郁闷还没解？难道找的地方还不够与世隔绝，难道骑车万里还不够？

有人说习劳农耕自然农法，回归田园，能够得到快乐，大家看陶渊明真快乐吗？李白真潇洒吗？山民里头每天习劳农耕，有多少身体搞垮，搞得脚肿，为什么好山好水，还养不出好身体？如果运动劳动能解郁，那老百姓也都没病了，那山民们都不用看病了。

有人说练书法画画可以解郁，有几个书法爱好者，他们身体的病不小，还有书法家一检查是癌症，人家看不出平时心平气静的，怎么一下子得大病？怎么王羲之这条笔保不了命？

他们稍微写不好字，就把纸一揉丢掉，明眼人都看到出来，杀纸也是杀生的一种行为，有杀念，已经在减损自己的精气神。

还有学员反映说，参加山林班可以解郁，而且认为参加后改变很多，告诉大家心里话，改变都是暂时的，都是稍安而已，因为连我们自己也有眉头紧锁的难解之事。在大山里头写作读书办班，也只不过是稍安一时，皆非长久之计。

有位律师朋友，笑笑跟我们说，你们做什么事情都好，关键是有没有发现这个月比上个月更快乐，今年比去年更快乐？如果没有的话，你们的路子都错了，都很难持续走好。

我们听后恍然大悟，也大吃一惊，是啊，帮人者，是否自身真的快乐，一个人只有自心真乐自受用，其他一切事业、工作、学习都是为别人做的。包括你的洋楼别墅、车子、工作室、电台、医馆、养生馆、山庄、开心农场、书院，表面上看是自己在经营，是自己的，其实都是别人的，是天地的，一旦乐不起来，马上这些东西通通又换了主人。

为什么呢？《黄帝内经》讲："心主神明，心在志为乐"，你乐了你就主宰，你不乐了，今天这身子都不是你的，今天这日子也不是为你而过，车子也不是你在开，房子也不是你在住。

莫待老来方学道，孤坟多是少年人。

看看他人死，我心热如火。

非是热他人，何日轮到我。

我们问老师说，我们刚进山时有天大的抱负要普及中医。

老师说，抱负也是欲望，道高一尺，魔高一丈，知识能力增长一尺，欲望就增长一丈，你永远有不够用的精气神。

所以表面上有理想、志向、大抱负的人，看起来生龙活虎，龙精虎猛。

老师笑笑说，其实他里面都是空壳子。

外面一条龙，里面一条虫。

为什么？背道而驰，把精气神送给欲望，是人生最大的错误。

那怎么办？天底下能找到的方法，我们都找过，能读到的书，我们都尽力去读，怎么面还是焦了，人还是瘦了，闷还没解开呢？

一个人能力不上去的时候，愁眉苦脸；能力上去的时候，欲望膨胀，还是愁眉苦脸。所以追求能力的人，注定是孤苦的，顶峰之上注定是高寒的，寒了身体不要紧，不要寒了心，这些该怎么办呢？

建国君民，教学为先啊！

教学要趁早，蒙以养正，圣功也。

当小铁丝变成大钢条时，除了重新炼制，基本上你是掰不过来的。

当小洞不补时，大洞一尺五，基本上是补不过来的。

教学的宗旨目的是什么？

让无能者变得有能，让有能者变得慈悲。

无能者变得有能，是在升清阳；有能者变得慈悲，能降浊阴。

在《寿世青编》上讲："医不治刑官之疾，药不疗不仁之病。"

上天有好生之德，不是不去治，是治不了，抑郁的人就像秋天凋零的落叶一样，没有生机如何发芽，除了慈悲仁爱的春天，能让生命重新复苏外，没有其他更好的办法。

我们这时代，我们的人生，大家回想一下，还剩下多少慈悲，长寿从慈悲中来，短命从杀生中来，大家以为拿刀捅进去杀害一个生命就是杀生，不知道仇恨怨怒的心念，一秒不到，就把自己的细胞毁杀千千万万。

为何素食戒杀者，还不能得大利益？念头还充满杀机啊！大家想过没有，一句脏话、一个瞪人的眼神、一个咬牙切齿的动作、一个冷漠的表情，不知道秒杀了多少生灵，这些都不比任何看得见的嗜杀要轻啊！

为何放生还没解决问题？放生只是形式，我们有没有放过身边每一个人，有没有放过自己？

为什么看武打片、喜剧片还不能喜乐、快意，因为你看到正义人惩罚邪恶人时，把邪恶人杀掉，你还露出快意，而不是慈悲，这就是嗜杀。

看到嘲弄别人，你还自鸣得意，哈哈大笑，把自己的快乐建立在别人的尴尬上，这瞧不起人的念头，其实已经深深瞧不起你的脏腑了，这时你的脏腑怎么可能快乐地为你工作？

君视臣如草芥，臣视君为仇寇。所以好多喜剧演员，甚至武打巨星，家庭教育照样搞不好，生命一样乐不起来。

一个人还没能力自己解郁解脱时，是没有能力真正帮到别人的，所以我们还要继续学习，继续成长，万里长征才迈开第一步而已。

在这里不是否定任何法，而是跟大家讲，任何法门都不能执着。

圆人看法，无法不圆。

上天把眼睛设计得很圆，是在告诉我们，我们在用眼睛去看一切时，没有不圆的。

听到鸟语，闻到花香，你就回归到童年最快乐的日子。

看到车水马龙，你就回到最辛勤创业、最精进读书的时候，风风火火也是一种美。

端着圆圆的碗，吃着圆圆的米粒，你都能够感受到大自然的恩泽。

睡着七尺普通木床，像是回归在婴孩时期母亲的摇篮，是那么地平静安详。

在任何时，任何处，别忘了发现美、感受美、创造美的是我们这颗心！

187 治贫血——补是一阵子，练是一辈子

问：你好，我想问一下我贫血很厉害，我看你说过五红汤是补气血最快的，我就天天喝，但对我好像没有什么效果。

答：血的生成，要经过不伤精，肾的发源，消化好脾胃的补充，以及不抑郁肺的宣发，说白了，就是好睡眠，好胃口，加好心情，则血虽贫必富，反之，则血虽富必贫。小刘老师刚进山来时，消瘦无力，脸色灰暗，贫血头晕，蹲下去起来都心慌短气，他家里人根本都不太寄希望于他工作赚钱，只希望他能平安身体好。

这可怎么办？山里并没有给他提供特殊的照顾，想要吃到大枣枸杞，那都是一种奢侈，只有清斋淡饭，饿了就多滴两点油。

一个月训练下来，面红扑扑，消瘦的身体长了四斤，他狂喜地说道，我都不知道我这肉是怎么长起来的。

我们笑笑说，天底下最好的五红汤都输给你的运动锻炼健身方啊！

一整天最少五小时的运动锻炼，这简直是专业的训练，结果刘老师力量比刚进山来时，力量大了一倍都不止，一个月就变化这么大，凭什么？

早上三点要求起来锻炼，刘老师还偷睡了半个小时，三点半才起来，不然这个月不会只改变这么小。吃完饭后，也要徒步数公里，时常刘老师偷懒，只走两三公里，按师父要求，上午运动锻炼必须从头练到脚，衣服都湿透，刘老师经常偷懒，只把上衣练湿了，下衣还没练湿。

师父摇摇头说，你这样是不合格了。

但刘老师笑笑说，我已经达到效果了。

师父说，锻炼是很辛苦的，需要超常人的意志力。不怕死，却偏偏不会死，像你这样没有这精神，干不出大效果。人有柔弱的一面，自己身体都没把握，柔弱两个字是身心健康最严重的绊脚石，你现在还没结婚，就这种体质，要成为人上人，还差远呢！

人啊，没有一定高标准、高要求，就不会有高质量、高能量，人家都说“妄念难止，恶习难除”，那是因为他没有见到真正的师父，荆棘再多挡路，碰到锋利的镰刀，也会通通让路。

所以说年轻人贫血，贫的不是血，而是你的意志力，大家问，师父怎么不吃姜枣茶来补血啊？

师父哈哈笑说，我的气血就是太足了，用都用不完，你们不练的，才经常气血不足。

确实靠天地万物给，那不是跟别人借钱差不多吗？你要是不会赚钱，借多少钱都没用啊！你要是会赚钱，用得着老借钱吗？

五红汤是借给你的，它可以救急但不救贫，你想依靠借钱过日子，只会变得无能，会搞垮自己，所以我们饮食之道，最后升华就一句话——补是一阵子，练是一辈子。靠别人是一时，靠自己是一世，我们不要把自己一世的英明，都毁在向天地万物外界上面去了。

188 关于小孩子养护的问题

问题1：老师你好，新生儿出生13天了，一直用湿巾擦屁股，今天发现屁眼都破皮了好多，该如何处理能让皮肤恢复正常，还发现小孩小便的时候会有少量大便，该怎么办？求教！

问题2：孩子发高烧后的咳嗽非常麻烦，特别是干咳，请问老师有什么好办法吗？高烧的整个过程及护理要点？

问题3：老师您好，小孩子容易感冒拉肚子要怎么保养？

答：养生何必到老年，婴儿养护最为先。关于小孩子养护的问题，推荐大家看两本书，是罗大伦老师写的，一本叫《让孩子不发烧不咳嗽不积食》，另一本叫《脾虚的孩子不长个胃口差爱感冒》。

小孩子生理有个特点，叫“肝常有余，脾常不足”，各种疾病，都在这里容易发作加重，那如何疏导有余之肝气，补益不足的胃脾呢？有办法。

第一，孩子跑跑跳跳很正常，也很重要。现在好多孩子营养都过剩，如果不通过跑跑跳跳消耗掉，他就憋在身体发热长病秧。所以现在的孩子很容易烦躁，脾气大，无名火多，这就需要靠运动去疏导，把有余之肝气化掉。

如果靠玩游戏机、电脑，就会伤身将元气耗，现在郁躁的娃子不少，既郁闷又烦躁，身体老是好不了，一气周流转不顺，而家里人也很少有健康的登山或小跑习惯，其实健康计划应该是全家的，不是某个人的，制订一个健康计划，比制订任何一个学习计划都重要，别只知道充电，电池坏了，都不知道修复。

再一个就是脾虚，脾胃虚则百病来居，除了运动健脾，还要多用米粥养胃，孩子都喜欢吃香脆煎炸的一些零食，这些东西耗身体津液很厉害，一旦胃肠津液耗干，很快便秘、食积、感冒、咳嗽就随之而来。所以不是等孩子病了，才知道孩子生病了，看孩子那嘴没停，尽把零食往肚子里丢，就知道已经在制造疾病了。

有些家长说，没有零食不行啊，孩子会闹啊？

这不是没有零食，而是没有圣贤教育，有教育就有免疫力。真药是对细菌病毒有免疫力，而蒙学圣贤教育是对欲望恶习有免疫力。现在好多家长与其在苦叹网络时代邪气重，不如勤修这些富有戒定慧的圣贤经典，提升自己思想的免疫力才是王道，这样理胜欲则吉，而不会变成欲胜理则凶。

所以从孩子牙牙学语的时候，这些四书五经、性理学问，就需要常让孩子听读，当孩子把注意力凝聚在运动锻炼跟读圣贤书上，他哪有那么多精力分神去吃零食、玩电子游戏呢？

所有的恶习形成，只有一个道理，就是你让孩子闲了，没有忙起来，没有忙在圣贤教育上。俗话说“小人闲居为不善”，小孩子一清闲下来，他就想搞搞玩乐，一旦过度了就叫玩物丧志，就搞破坏了。

教孩子是一个大的学问，我们会在接下来修学里头跟大家一起学习、一起成长。

189 如何养成好习惯，缓解黑眼圈、眼袋？

问：今天读了老师们的养脾十条，真是受益匪浅！每天仔细地阅读老师的心血结晶，就是最大的虔诚了吧。我这里有一个问题，同样是关于美容的，黑眼圈从小就不轻，如何从内去缓解黑眼圈的问题呢？我从接触中医以来，开始养成早睡早起的习惯，远离形寒饮冷，希望老师们指点一下如何进一步养成好习惯，缓解黑眼圈、眼袋？

答：人世间勤劳为贵，青春期好学当先。肾色黑，脾主眼睑周围的肌肉，一个要远离熬夜伤精损肾，把这些能量用到运动健脾中去。刚进山时，刘老师皮肤脸色是灰暗的，不要说是黑眼眶了，这个气色都不佳，肩颈也疲倦。他自己说，我都感到自己有些驼背，经过一个月的加强睡眠跟运动锻炼，结果长了四斤。刘老师说，我觉得肩背好多了，再一照镜子，脸相如新。

为什么改变这么快，脸上的灰暗像风吹云散那样，因为全身心锻炼，心无旁骛。大家想想，纯粹靠休息跟运动锻炼就有这效果，还没有融入严格的修心法门，现在好多黑眼眶的人们都有失眠睡不着觉，或者睡眠质量差的现象，不能够攻克睡眠问题，脸色没法缓过来。

可睡眠问题怎么攻克呢？小刘老师现在达到了碰到床就入睡的效果，这是练出来的，怎么练？强大的体力锻炼，师父下了一条命令，不疲劳不睡觉。

这样小刘老师晚上自动都不敢吃撑吃饱，下午要有充足的体能训练，经常一个深蹲就两三百下，踢腿几百下不在话下，俯卧撑从两三个做到二三十个，没有一天不是在增长体能的。

结果每一天都相当期待休息，这简直是回归到大生产时代，或军训时代。我们记得在军训时间，那吃东西简直可以用如狼似虎来形容，睡觉可以用雷打不动来形容，所以现在很多人都不想运动，都说运动辛苦，运动哪会辛苦，跟真正的长征比起来，那不叫辛苦，那叫享受，吃得苦中苦，方为人上人啊！

人生在世，你除了修身炼性是为自己在做的外，其他的事业工作，都是为别人做的，所谓“千年田地，八百主，田是主人，人是客”，这句《增广贤文》告诉我们，没必要去贪着任何东西，把自己心性身体练好，在这方面多花时间，那自己一生中才是受用的。

所以对于每天腾不出一两小时来锻炼的人来说，这是很可怜，甚至可悲、可怕的。

190 怎样区别阳虚和阴虚体质？

问：怎样区别阳虚和阴虚体质？

如何静坐？

答：体弱每将劳力炼，质虚还宜思虑减。阳虚则外寒，阴虚则内热。阳虚的人能量不够怕冷，而且阳虚容易生湿气，所以肥人多气阳两虚，湿气重。而阴虚身体就容易烦躁，阴虚则火旺，就像干柴碰到火星都容易烧着，所以阴虚容易上火，瘦人多虚火，也是这样来的。

阳虚的人要远寒凉，阴虚的人要少熬夜，阳虚的人要多晒太阳，阴虚的人要多喝些汤水。但总的来说，不管阴虚阳虚，怕凉怕热都是不正常的，身体气脉真通的人，夏不怕热，冬不怕凉，那如何拥有冬不炉，夏不扇的体质呢？

阴阳都是假象，身体这团气机有没有炼化，一气周流有没有转起来才是真机。我们体验过，夏天烦热的时候，靠运动锻炼出汗，汗出后人反而清凉了；冬天凉冷的时候，也是挥锄头干活，或小跑劳其筋骨，很快就发热，不怕冷。可见对于阴虚者，通过运动锻炼可以补阴；阳虚者，通过运动锻炼可以生阳，运动是平衡阴阳最重要的方式之一。

但现在好多人动则气喘，就不想动了，不知道气喘的时候，正是身体开始燃烧杂质的时候，保持运动量，微喘可以，大喘就要远离，为何呢？《黄帝内经》很注重运动的度，它里面讲“少火生气，壮火食气”，也就是说微微地喘，发汗状态，身体能燃烧杂质变为气血能量，而你一下子剧烈运动，把身体搞到大喘大疲劳，那就是在泻元气伤身体。

运动不难在发热出汗，难在起码坚持一小时以上发热出汗，像以前放农忙节那样，在大生产队里头农忙起来。

忙完后你会发现，筋骨手脚松软，这时再盘个腿，静个坐，两小时都小意思。小刘老师高兴地说，以前盘腿没那么久的，现在可以盘很久都不累，为什么呢？

《清静经》讲："动者静之基"，你训练运动到足够时，筋骨是非常柔软的，这时双腿一坐在那里，很快就平静下来。

所以打坐入定的功夫，在于你运动量足够，一个能把跑香跑腿功夫练到极处，他静坐功夫绝对不会差，所以要练静定功夫，先要培养体能，没有高强度的体能训练、长期的训练，那么你想调伏心神烦躁是很难的。

所以在山里如果没有半天的干活、半天的训练，一方面达不到身体的需要，另一方面你也得不到读书做功课的身心轻安之效，所以这半天习劳不可少，不能讨价还价，不能偷工减料。习勤能使一身振，好学可让此心安。

191 运动＋营养＝推陈出新

问：想知道能在哪里看到《药性赋》和《名医传》？

可以直接用当归煲鸡血藤吗，我妈说要放块鸡肉下去煲，不放不可以吗？

答：好书难逢胜高官，得一好书，心喜可知。《名医传》跟《药性赋白话讲记》在当当网上可以直接买到。我们得到一本名医画像的书籍，这是个珍本，让我们震惊，原来还有这么多名医没有写，真是想什么来什么，写什么有什么，我们现在的创作，素未谋面的远方善友们，都知道我们需要什么，他们寄来一批非常宝贵的书籍，为《名医传》的继续进行，充足了电，加够了油。

像张锡纯、黄元御、王清任、孙思邈、唐容川等这些名医高手，都需要一个一个接一个地写下去。

超伦每效名医行，是这些名医的精神点亮着我们医学路上的灯。

得力全仗古经典，是这些古籍给我们灯壶里加满了油。

有位很有心的善友，居然寄来上百本医学名著，都是最精典的古籍，这里无限地感恩，接下来这些古籍的力量都会用到中医普及中去。

当归、鸡血藤是补血的，但血无气不生，气非血不载，血虚者多伴有气不足，所以用补血之品来补血时靠固到人体的阳气，而党参、黄芪就能补气阳，当归、鸡血藤、大枣能养阴血。气阳不够的，短气，自汗，腿脚沉重，疲劳，黄芪可以加多点；阴血不够的，唇白色淡，贫血，那鸡血藤、当归可以加多点，甚至枸杞子、龙眼肉，这些都可以上。

一个普通调气血的方，很容易开，但你没有足够的运动，气血是很难彻底生化起来的，运动加营养，才能推陈出新，单靠营养还不行。

所以没有发热流汗，就不要轻易吃很多补药，不然一补就堵就壅，不是多痰就是上火。

体宜常动，身宜常劳，五谷即强身灵药。神因多扰，气因多耗，参芪非养生秘宝。

192 身体的赘肉怎么消——风风火火将脂肪磨掉

问题1：曾老师，您好！我妈妈肚脐周围总长多肉将肚脐填满，割了后过段时间还长，她说是当时动了切胆手术的后遗症，请问病源在哪，该怎么反省？

问题2：老师你好，小肚子怎么消？

答：寿星秘诀——好吃不多吃！要言不繁，一针见血。这个现象，正好跟我们近来研究的心得相合，人体在表的邪气，一汗乃散，在里的积滞通利胱肠可排去，唯独在半表半里少阳这里藏的脂肪痰湿比较难清，好像门外面的灰尘易扫干净，门里面的灰尘易扫干净，就是门枢那里堵住的杂质不容易清理。西方医学认为肝胆分泌的汁液，能够将脂肪食物消融掉，中医认为肝主疏泄，木能疏土，这是在讲一个道理，所以肝胆经伤到后，食物消化功能会减退。

人体长期郁怒，谋虑过度，消化系统功能会变差，这叫木克土太厉害了，还有跌打损伤也会引起消化不良，以及手术伤、意外交通事故伤，只要损伤到肝胆少阳之气，那么消化功能就会大为减退。

消化不了的食物，通通容易以食积，或赘肉痰湿成分存在于身体，那该如何恢复生机呢？

第一，要节谷少食，给脏腑放放假，让它们轻松。

第二，要将肝胆勇气恢复。脾胃勤劳重建，肝胆是主勇敢的，脾胃是勤劳的，勇敢的人叫肝胆相照，侠义心肠，这侠义心肠叫好心肠，所以勇敢的心肠胃好，因为勇敢的心肝疏泄功能强大。

有了勇敢的心，还要有勤劳的脾胃，勤劳很重要，我们发现不勤劳，吃高营养，也在打哆嗦发冷，勤劳后，吃不到以前的1/3，照样手脚暖洋洋，精神焕发。

勤劳像一把火，长久地勤劳，就像慢火，慢火能将赘肉炼化，所以要像磨豆腐那样，把大块粒的豆磨成细粉。

有些人说，我每天起早贪黑，照样很勤劳，怎么得不到运动之效？我们一看，所谓的勤劳还不够精进，干干停停，没有持续地勤劳，干活要拿出风风火火的气势，善用兵者用势，善运动者也要把这气势练出来。所以那时代没有现在便利，但那时人们身体绝对比现在人要棒，因为平均劳动量要大，每个人干的皮肤光亮，白里透红，干得热火朝天。

人体的阳气从哪里来，如果你只认为靠喝点姜枣茶，晒点太阳，那都是不究竟的，俗语已经告诉我们了，你热火朝天了吗？你有没有风风火火？

不是脂肪赘肉多，是你运动不够火，下面火力够，就算是钢铁，我也要把你煲成粥，大家有多少人体会过热火朝天、风风火火地干活场景？

我们在山里就是要重新拾回这种干活的气场，这种气场会让你身体彪悍强大得惊人，所以哪有什么赘肉，哪有什么懒惰，哪有什么脂肪肝、肥胖，都是练不够啊，都是不够火。

前几天我们又开了几片小荒地，刚开始用小火，那些野草、竹头，还有草皮都烧得不彻底，后来索性搞更多的枯枝败叶来，再次燃起熊熊烈火，把草皮泥土彻底烧透，山里的老人经过说，这些烧透的火灰泥土好肥啊，这个拿来种菜，能种出好菜。

大家看，你火力不够，这些荒草草皮烧不透，想要种好庄稼都不容易。你火力够，把这些泥块土坯彻底烧透，烧得很粉，一洒在庄稼蔬菜上面，它立马吸收成长。

这就是开荒种地的秘诀，也是锻炼身体的诀窍，人只要一两个月没有像这样大穿越、大习劳运动，将身体熊熊的阳气炼化出来，那么他的精神就会逐渐萎缩，人会变得疲倦，只能靠些咖啡、姜茶或烟酒来提神刺激，成为外物的奴隶。

对于自强不息的人来说是不屑于这样做，哪里需要姜枣茶、需要温热的酒呢？我们随时就可以让自己阳气足够，就看你能否勇敢地勤劳。

193 如何解决便秘、长痘的烦恼？

问：你好！我是一个做文职工作的人，长时间坐于电脑前，个人性格也是比较宅，不喜欢外出，一个星期只出来一两次，其余时间都是在办公室或者宿舍，慢慢的就得了便秘，刚开始以为是饭堂的伙食问题，后来才知道是我个人身体原因，我是一个18岁的小女孩，最近皮肤老化的也特别快，痘痘消了又长，而且痘痘都只长在T区，经常也有月经不调的现象，我想请问有没有什么方法能够快速地解决这个烦恼？调理好我的身体，以后该注意什么？我由衷的感谢！

答：一块拉筋板，卧牛之地可炼出强壮身躯。中医认为肺主皮毛，肺与大肠相表里。尤其是年轻人，这肺的魄力好重要，三十岁之前，肺活量都可以再提高，怎么提高肺活量？直接发热流汗，而且要持久地耐力训练，还要长时间坚持。所谓的脸上长痘、肠中便秘、月经不调，在中医看来都是一个问题，汗出不透啊！特别是人越不动越不想动，越懒就越不能动，结果一懒一切懒，本来还可以像蜗牛一样到外面走走，最后像铁钉一样钉在家里。

有个病人，他也是二十多岁，都是标准宅男了，他创下三个月不出门的记录，以前大儒陈白沙是广东真正的大儒，他为了避免外界干扰，为了能潜心读书，亲自铸造春阳台，在楼阁子里头经年累月不下来，在干什么呢？长学问啊！

一下来后，就被人惊为真儒复出，所以人家闭关是在练真功夫，而现在好多年轻人宅在家里干什么？玩游戏，看小说，耗自己的精气神，把十八岁的身体耗成像八十岁老头的肺活量，哪能不郁闷，哪能不便秘，哪能不长疮，月经哪能调和？

老年人没有足够运动，一顿饭吃不香，一个觉都睡不好，年轻人不运动好的话，身体能量气血没有疏导，就会很烦躁，脾气很大，到处乱开火，伤到家人朋友。

这时怎么办？打开肺活量，你可以不用到很远的地方爬山，家里只要有楼梯就行，给自己定个计划，保准你十天半个月，便秘问题、痤疮问题，彻底搞定。

这都是小问题，什么计划呢？把自己两条腿爬楼梯爬酸，如果有阿叔大妈有东西要扛上楼去，你都去帮忙，来回跑上跑下，每天都在增加楼梯的层数，最少要有一个小时，有这一个小时的爬坡训练，肺活量很快就打开来。

这一小时将为你一辈子免掉无数的医药跟药物的副作用，还有病苦，痤疮、便秘、腰痛、颈椎病，靠提高身体魄力、耐力、体能、肺活量，是能最快速消除的。

这些所有亚健康的病象，只有一个办法，就是提高自己精气神，精气神不饱满，好像车没油、轮胎没气那样，跑不动很吃力。出现各种问题，一通过睡觉加油，运动锻炼，提高肺活量，给经络充气，十几二十天下来，你脸色红扑扑，非常透亮，化妆品都让你丢掉了。

别人看到你都会向你请教如何美容，你心中就明了，有这个秘诀，只要肯吃苦，肯训练，容貌完全可以焕然一新。为什么选择在下午运动锻炼？因为那时必须要把身体内衣汗湿了，持续出汗，然后再补充水分，汗湿了衣服，大概需要一个多小时，回来后刚好可以洗澡，把湿衣服换掉。

但运动的强度要保住，太弱了，如隔靴挠痒没用；太强了，你坚持不久，走两天就走不下去。不强不弱，不卑不亢，每天就这一小时，你能够真正把耐力练出来，把健康练出来，健康不是靠药出来的，是靠练出来的，疾病不是靠药赶跑的，是靠发热流汗蒸发掉的。

194 改变命运，苦中求

问：老师请教一下，我只是中医爱好者，我的孩子医院说皮炎用外用药好了，但它串，现在尾骨那也有了，长的都是在关节部位，晚上一脱衣服就抓，白天不挠，爱吃肉。吃了点逍遥丸，有所减轻。怎么才能治好呢？

答：动一动，少生一病痛，懒一懒，多喝药一碗。皮肤病不外乎就是饮食混浊，空气混浊，加上少出汗，所以饮食上要清下来，然后要多运动出汗，汗出病乃散，汗酸不出，病邪留。

现在孩子有三多：零食多，肉食多，懒惰多。这三多就是疾病三多。

我们要通过训练把这三多减少，那要怎么训练呢？人不能够仅仅只求健康，这样要求太小了，既要求健康，更要求长寿富贵，还要求强壮聪明智慧，要取法上，这样才能严格，才能得到真正生命的好东西。

要想将来孩子成为上上人，从小就要从下下苦中求。

改变命运重建身体，就三个字——苦中求，尤其是孩子从小家中有训练氛围，孩子可以训练成上等人才，上等的苗子训练不好，结果不如下等的苗子训练好。

所以家教没有融入身体锻炼，都是不成功的，这身体锻炼修炼，比上大学还要有大成就，人的体质最后会决定他的一切。

有很多人都在喊“心有余力不足”，好多事情可以做得更大更成功，但是身心跟不上啊。而身心要跟上，从小最重要的就是养成一辈子的运动习惯。人十年一下子就过去了，而这十年你如果养成一个站桩、跑山的小习惯，不用十年，两三年你就身轻如燕，爬山像别人走平地那么轻松，有这种体能，你还会担心生病吗？

我们在街上一走过，不需要特别去看每个人的脸色，单看他行走的姿势、步调就知道他的健康程度。

走路拖泥带水的，不是湿重就是痰多、脂肪高；走路声音很大的，一般脾气大、烦躁；走路很轻盈，按南师的说法叫抬起腿来像猴，落下掌像虎，这样的人百中难找一两个，这是有功夫、对身体有把握的。

师父走路像风一样，十多公里的山路，他走起来，轻盈，大步流星，稳健。他讲，对于跑惯山的我来说，走路简直就是放松休息，可见平时有锻炼，上坡都是放松，平时没锻炼，走平地都辛苦啊！

小孩子有什么病？就是练得少，就是苦活干得少，苦活干少了是没有福报的，气力不出来，人会变得越没气力。现在好多人都有个弱点，就是怕死，稍微跑步气喘出点汗，就说累得死去活来。人只要有这种怕死、怕苦、怕脏、怕累的精神，就像荷花离开了淤泥，大树离开了沃土，没有生命力啊！

在《四十二章经》上面讲：“弃命必死难”。你真有勇气不要命了，你想死还死不了呢？所以锻炼要有不怕死的精神。

我们在崇山峻岭中穿越，草丛高过人，被草割得手脚甚至脸上都出血了，两条腿像灌铅那样沉重，常人都以为这是苦到极处，但我们立马观想，以前部队穿越崇山峻岭，那还要带上枪支、弹药、棉被，负重四五十斤，我们现在空身算得了什么，那简直是在享受啊！

这样跟更苦的比，我们这点苦就好多了，很快精神就提起来，你如果跟不苦的比，跟坐在办公室里乘凉、休息的比，那么你的体能永远练不上去，这病夫弱者就挂在自己额头上了。所以长痛不如短痛，与其终身常得病，不如一生常吃苦，吃苦了去病苦，享福安逸却消福气。

所以可不可以看电影、看电视啊，可以，要多看一些有勇气的电影电视，而且要可反复看这一集，就像特种兵的训练，活着干，死了算。

结果每个人都炼成精钢。所以当我们精神意志力不够强时怎么办？就要懂得去观想这些更强者，把长征过草地、翻雪山的场景提取出来，那时有根皮带吃，都是天大的福气，现在穿越还给你带饼干，哪有什么辛苦，简直就是天大的享受。任何一个堂堂男子汉、中国人，都可以做到。

所以人要真敢见贤思齐，多看这些名人传、烈士传、圣贤传，看他们英勇的一面，果敢的一面，你得到的营养，不亚于任何医院名医开出来的灵丹妙药。

195 怎样养出健康强壮的胎儿——怀胎孕妇知多少

问题1： 两位老师你们好！有你们的中医知识普及，受益良多，适逢国家开放二胎，首先是孕妇问题值得大众期待了！我请教两个问题，请老师分开说说,问题1：孕妇饮食已经是少荤多素了，还是便秘怎么办？问题2：请谈谈孕妇饮食的食物禁忌，最禁忌哪些食物，最有益孕妇的哪些食物？有劳老师,多谢啦！期待、聆听！

问题2：老师，孕妇的一小时运动要如何安排比较好？

问题3：胎教有什么好的建议？急盼！

答：世间好语书说尽，好法好方，尽载于书。前面我们讲过几次便秘的原理，总不离阴阳二字，阴是阴液不足，阳是阳气动力不够，脾肠要把糟粕推出体外，正如我们要把地面打扫干净一样，有两个条件。

一个条件是往地面冲水，这是滋阴。另一个条件是再用扫把不断地连水带灰尘扫出外面去，这叫温阳，阳主动，凡一切运动锻炼，只要有节奏、让人心平气和的，都能够升阳，所以让肠燥津枯变为润肠通便好简单。

一是多服用红薯稀粥、山药粥，或芝麻糊，既能补脾肾，也能润津液。

二是喝完这些食疗米粥后，就要动作升阳了，像圆运动养生功法，是老少皆宜的，当津液充满后，人在运动就像河流水满再开船那样快意。

那些真爱运动的人，是没有便秘的，肠道的气一通过整体运动，马上疏通，要知道局部的腹肠它是服从整体的身体，老是久坐不动，就不升阳，对着手机电脑，就耗阴液，这样你吃素也难有润通的肠腑啊！

第二个问题是孕妇营养的问题，万物生长靠供养，失去供养不生长。营养是很重要的，但炼不炼得化更重要，一个种子是如何长成参天大树的，这里头啊，我们需要去参究。

现在保健养生为何出现那么多问题？理不通，瞎用功，大家都不按自然之道来，只有以自然之道，才能养出自然之身。

什么是自然之道？任何一个生命，他的成长都是五行之气圆满的，缺一不可。

第一，木之气。就拿木气来说，木主生发，没有生发之气，你施再多肥都无益。正如秋冬凋零之时，如果你还去施肥，盼着树木长叶，那会让人笑话，所以人在郁闷之时，有一团肃杀之气，如秋冬，这股肃杀之气不除，吃营养都不利。

人在助人布施的时候，处于喜乐状态，就有一股条达生机，这股条达生机，对应的就是木气。现在我们小孩子得肝病的越来越多，中医治肝炎不治炎，而治肝木，治这股生发之气。同样两个肝炎的病人，一个乐于助人好治；一个吝啬自私，跟人较劲，老板着面孔，难医。所以想方设法，让自己身体常处于生发状态、条达状态、春天状态，那么什么养分下来，都能为万物所吸收，为细胞脏腑胎儿所用。

孕妇在生气郁闷时，胎儿是享受不到充分的营养的，他享受到的是母体的郁闷，为何？气得一肚子闷气，一肚子怨气，这样生出来的孩子，都是跟你作对的。

第二，火之气。火不是燥火烈火，而是温暖的阳光。《黄帝内经》讲："亢为害，承乃制"，温和的阳光让万物生长，所以有句俗话叫"万物生长靠太阳"。

大家看为什么说向阳花木易逢春？阳主生发，阳生阴长，有白天的阳生才有晚上的阴长。有白天植物吸饱满阳气，才有晚上植物尽情地长枝叶。有白天阳光的晒，才有晚上骨髓里造血将钙沉淀进去。所以现代医学研究说，孩子缺钙治疗好简单，不在于吃多少钙，最重要的是要多在太阳下晒。

人久不见太阳就会缺钙，像久不见阳光的植物会长得肉脆易断一样，豆芽就是不见阳光的豆苗。这也印证了中医《黄帝内经》讲的："阳生阴长，阳主固密"，所以想让胎儿筋骨固密，母亲不能够少晒太阳。

温室里头养不出耐寒红梅，花盆里种不出参天巨木，到大自然中去徒步晒太阳，骨髓才会坚固，气血才会流通。我们发现，在采桑葚的季节，同样一棵桑树，向东南面吸满阳光的桑葚甜到心里头，在叶子底下阴暗处、不容易见阳光的，就甜得不透，可见吸饱阳气是多么重要。想能够长出甜蜜的果实，想得到甜蜜的果实吗？那就要按《黄帝内经》讲的四个字——不厌于日，不要讨厌太阳啊！

第三，土之气。脾胃属土，营养从这里吸收，然后从这里运出去，张仲景讲："万物生于土"，很重视这个脾胃。

脾胃要养好，一个饮食不可饱，营养刚刚好。

第二个吸收进来后靠的是胃来受纳，可运送出去靠的却是脾来健运，故曰："运动健脾，安逸伤脾。"《伤寒论》上讲到有种养尊处优的人，不耐风寒，容易感冒得风湿，这该怎么办？要健脾啊！补气健脾，何病不愈。

像山药、莲子这些都是补脾健脾妙品，可以作为食疗之物，大枣为脾之果，核桃油脂多，坚固能补肾精油，味香能入脾，这些都是很好的营养。

靠不断加强营养的时代已经过去了，我们这时代，要靠的是如何去转化、炼化营养，所以从准备怀胎的时候就要有运动计划了。运动是在提高你的脾胃吸收能力，不运动了，你一碗饭都消化不了，运动了你两三碗都消化得了。

所以最好的七分饱来养脾。不是越吃越少，而是通过运动后，你的容量大了，吃多点也是七分饱，也不觉得撑，身体能消受得了。

第四，金之气。我们这个工业化的时代，空气污染达到前所未有的厉害，在大城市里容易烦躁吵吵闹闹，一回到山清水秀的农村，怎么脾气变小了，心态变好了？可见环境对人的心态影响也是很大的。

而肺司的是天气，空气环境污染，吸进肺来，人就会不愉快。有个卖水果的阿姨，她一到城市里去住，就莫名其妙上火，怎么清淡饮食，还是解决不了，一回到乡下来住，没吃药就退火了，她很奇怪地问为何？

我们说，山清水秀的乡下就是在退火，空气里面没有毒浊，人不容易烦躁。城市空气差，所以要警惕空气中毒，这种中毒是慢性累加的，不是一下子致命，却是能让你长时间烦躁不安。

现在国外研究发现，绿化面积大的城市，住得不太拥挤的，犯罪率、精神抑郁病患率、自杀率、离婚率，都相对要低，为什么呢？

好环境，好心情啊！所以我们这时代，已经到了生命共同体，大家同呼吸共命运的时候了，能够为地球母亲减轻负担，就是我们健康的保障啊！

第五，水之气。水曰润下，中医讲这些滋润的东西，如阿胶、熟地、黄精，能够补养精血，以助肾水，但好多人吃了滋补的汤，却没有滋润到，为什么？因为它只润而不下，结果腻在胸膈中，反而碍胃阻气。

中医开滋补药的时候，会佐以陈皮、砂仁这些行气、下气、化腻之药，使滋润的力量能往腰肾骨髓深处灌溉。

可是药润下，人不谦下，气机何能往下？现在医学都开始研究心理营养、行为营养了，到了这行为医学、心理医学的时代了，这些谦虚、平静的人，吃同样的东西，跟暴躁焦虑的人比，谦虚平静的人转变出更多的能量跟力气来。

其实这种研究结果，我们中国老祖宗几千年前就得出来了，就叫“水曰润下”啊，智慧水是往低处流的，所以同样吃一碗饭，谦虚的人吃的营养，绝对要比傲慢的人吃的营养要足。谦虚的人他感恩这碗饭，粒粒都消化吸收；傲慢的人，噘嘴看不起这碗饭，挑剔，心理上去抗拒，抗拒了就不受用，饭不变能量气血而变血糖血脂，所以大家要明白水之德，就知道吃饭不仅吃营养，而且还吃一种德行。

《四书五经》上讲，“富润屋，德润身”啊，钱财可以将屋子搞得很滋润，而你的谦德却可以将身心搞得很滋润。大家看那些抱怨没营养、营养不够的人，大都有一个特点，就是不够低调，地位摆得不够低，容易瞧不起周围人，对人不够恭敬。

敬胜百邪啊，敬于饮食就有营养，敬于师长就有智慧，所以礼敬食物跟礼敬师长，是我们获得能量智慧的需要，不是说有钱了，就可以随便，你随便了，就会变得没钱了，吃再好营养也没营养。

所以孕妇对于家里的饮食怀感恩感念的，吃什么营养都比平常人要双倍吸收，淡饭白粥，也可以养出大胖孩子、强壮胎儿，因为她念念谦虚，虚下虚下，一谦虚，营养就下养胎元，一傲慢，气血就上顶大脑。

这是真实的内证体验，大家看这些好的性德言语，不需要多，抓住一两句去修去炼，就很快能得到智慧的修炼，能量的加油，你就不会对外界事物有太多的执着，太大的担忧，太多的疑惑。

所以在《德育故事》里头有一集是专讲养胎胎教的，里面不是开丰富的饮食单，而是教人用什么心态跟行为，把吃进来的东西最大化地吸收，送给胎儿，而且是正能量养胎，这一集德育故事大家仔细留意，非常重要。

其实几百集德育故事，哪一集不是在养德呢？

196 训练意识的重要性

问：老师好，请详细讲解一下如何才能根治尿频，天冷更明显，憋尿更严重，咳嗽重时还遗尿，10多年了，哪里都不能去，出门都要找厕所，痛苦！

答：恐则气下，长时处于惊恐的学习工作生活状态下，压力大、体质差，则尿频不断。我们曾讲过，尿频的女孩子大都是不爱运动，你看为什么天冷的时候尿频，就是阳气不够，为什么老喜欢呆坐，也是阳气不够。

那天在寒天冻日之中，师父一个人推着摩托车上坡，大家都在打哆嗦，问师父冷不冷啊？这南方的冬天下起霜来，霜带北风跟雨水，真叫寒霜刺骨，师父停下来笑了笑，拍拍胸脯说，你们看吧，等一下就没有冬天了。

大家听了这句话，听出了热火朝天之感，很有阳气跟自信，这些阳气跟自信从哪里来？从锤炼打造自己身体中来，你不练功运动，不要说一个尿频，就一个感冒，都折腾你够呛，现在只是尿频，将来年老了，腿沉腰酸，眼花耳鸣，那不更让人揪心？

大家都认为冬天难出汗，师父就有招，负重锻炼，甚至还可以穿着雨衣锻炼，外挡风雨，里面又容易发热，疏通经络。

以前我们在军体院看过两个练跆拳道的军官，他们穿着雨衣在跑步，天晴日朗，风和日丽，怎么穿着雨衣在跑步？我们一直很疑惑，现在一听师父解释就明白了，他们为了让身体发热发汗、疏通经脉快一点，手脚很容易就暖起来，而且还有良好的减肥效果。

所以冬天你想减肥，不需要在跑步机上跑个半死，把雨衣一穿，小跑一下，马上发热燃烧脂肪，很快水湿之气就被蒸腾气化，哪会有盆腔积液、尿潴留、尿频尿急呢？都是阳气气化力量不够。

大家看着师父推摩托车回来，师父说，我现在是热火朝天，在山里我是不吃姜的，我的热量能量也多了，你看我在这冬天里，就像夏天要中暑的天气那样，这是训练之功。

可见人没有训练的意识，小毛病都会让你头疼心烦，人要有训练的意识，什么坏习气、恶毛病通通都会给你让路。

197 吃了姜汤后上火是怎么回事？

问：吃了姜汤后上火是怎么回事？

答：按脚则火暖下焦身壮了，生气急躁，则火燎屋顶完蛋了。火气是一团能量，用不好会把家烧了，用得好能将饭煮熟。

把火放在房梁上，屋子就会化为灰烬，把火放在灶台下，你很快就有香喷喷的饭菜可以吃，身体能量气血没有对错，看要放在哪里。

这是早上明理孔子学堂张斌老师问的一个问题，张老师讲到为什么常有些人感冒体寒后吃些姜汤又上火？

这个问题问得非常好，解决的办法就是把火气引到丹田脚下去，怎么引呢？明理孔子学堂有个很好的晨起锻炼习惯，钱平老师也极为赞赏，晨起大家服用姜茶后，或糖醋姜，然后就练习徒步穿越，有半个小时迈开腿，这半个小时止语安静，心静则火降，加上把注意力放在脚下涌泉，心若浮躁，当安心向下。

这姜枣茶的力量就下去了，之所以姜枣茶服了会上火、下不去，是因为中焦郁住了，所以服姜枣茶不能久坐呆坐，呆坐久坐能够让中焦闭郁，吃什么都容易上火，所以动起来把火引下去，这样姜枣茶才能为我所用，如果只吃而不干，食品药物的能量就会犯上作乱。

所以在明理书院这些义工老师们，吃得不多，干得多，神清气爽。

198 姜枣茶能不能天天喝？

问：姜枣茶能不能天天喝？我是吃素了五六年，怕体寒，经常吃姜枣茶，行不行啊？

答：怕者，心白也，心都恐惧无血熬白，此时吃什么营养都难建立好效果。人总不能够长期靠借钱过日子吧，借是一时的，叫应急，创是一辈子，包括这些补药、补针、温阳之品，都是外借，外借迟早是要还的。当身体虚寒时，手冷气短，舌淡苔白，脉迟弱，或痛经或鼻塞或疲倦没精神，这时可以暂时借用姜枣茶来提高能量。

但是执着饮食不是道，偏离饮食更糟糕。如果没有姜枣茶，过不了日子，那问题就大了，负债累累，最终会身败名裂的！好多人他不欠别人的钱，却天天欠天地的钱，这也是一种负债，所以靠姜枣茶来补阳，不如自己运动来造阳。

人的阳气从五方面来，一个是饮食，一个是阳光，一个是运动，一个是心灵，最后还有一个药物，不得已我们才把药箱抽屉打开。

今天跟林太、谢老师、黎校长、吴医生，大家一起谈了有一个多小时，然后我们从屋里走出来，看到义工老师们，穿单件衣服还嫌热，我们却两件衣服都缩手缩脚。

谢老师笑笑说，人家是运动养阳啊，是啊，姜枣茶你在办公室里头怎么能喝出效果来呢？不到大自然里头挥洒，劳作，你的阳气没有根啊！

所以林太把传统文化教育落地在耕读上是很有远见的，那种面朝黄土背朝天的日子，那种热火朝天的场景，那种满面汗水、挥汗如雨的状态，那种从心里头流露出来的微笑，你多久没有得到了呢？

如果真的体验过运动快乐、劳动快乐的人，他不可能不爱上劳动运动，所以这次我们发现，好多义工老师们回明理是开心回归，觉得在这里劳动能充到电，这就是劳动运动养阳。

那怎么是心灵养阳呢？良言一句三冬暖，因为我们交流良言善语还不够多，才会凉飕飕，心若善良便是阳光。

昨天张斌学长在讲义工培训的时候，其中讲到一个义工绝不背后评价他人是非。这就是养心阳，好论他人是非很耗阳气的。

199 利他之光

问：各位学友，周末好。和大家分享一下最近一周的定课心得。

曾师多次提到运动若加入利他，如虎添翼。于是我早晨起床后便花一个小时帮大院的门卫扫地，一个小时下来，身体微汗，全身暖洋洋。回到家里，一照镜子，发现肤色红润！身心舒畅，这种感觉真的太棒了！感恩。

答：答疑弘法是家务，解惑利他为事业。我们已将答疑解惑当作家务一样去做了。练武不练功到老一场空。练武不练德，生生世世一场空，代代儿孙一场空，为什么呢？《易经》讲："积善之家，必有余庆啊！"

而扫地法门，也不是我们自创的，是从明理孔子学堂这个中山正能量中心学来的，学院有老师们会唱扫地歌，扫地扫地扫心地，心地不扫空扫地。

私欲就是我们心地的灰尘，修行就是一个不断去私的过程，私心越少，脸面越有光泽。张斌老师昨天讲到义工培训十大公约，第一条就是惜时，惜时从早期开始，早起三光，迟起三荒。有哪三光呢？

我们看到婉娟在扫地，奇怪，婉娟不是在厨房吗？

婉娟笑笑说，我是一块砖，哪里需要往哪里搬。

原来明理书院既有定岗定位，也没有定岗定位，有定岗定位，是每人都有自己要做好的事，没有定岗定位是做好自己事后，看到哪里有活往哪里跑，最后把自己烦恼跑没掉。

所以早上早起积极扫地，第一光，地面上尘埃光了，有股光彩；第二人的私心光彩面光洁，神清气爽；第三光，热腾腾的粥饭出来了，食物的神光很足，一个家或一个道场暖洋洋，这就是早起的家有兴旺相。

看到龙山书院编辑部的义工老师们，自动做定课，自动利他，自动分享修学报告，非常开心，分享是一种美德，是一种智慧，有智慧有能量的人，都会选择分享。

200 运动干活之心态

问：我一直有一个困惑想求教于各位：大家大多是朝九晚五的上班，而下班后买菜做饭吃完已是晚上，晚上运动时机不宜，请问大家是如何保证每天一小时的运动量呢？

答：流水不腐，户枢不蠹，民生在勤，健康亦在勤。书院编辑部平台上，有义工老师说，可以打扫卫生，站站桩，白天上下楼可以爬楼梯，如果用积极利他阳光的心态去助人，根本不论白天黑夜，没有二元对立，只剩下一气周流，天底下没有力量能跟利他的力量相比。

在《凤仪传》上记载，王凤仪为了去救杨柏，如赴军中约，如撑水上舟，不仅身离险地，化险为夷，而且心地光明磊落黑夜见白昼，这种帮人利他的能量根本不是天底下的参附、鹿茸所能及的。古籍讲："见义不为非勇也。"

而见义勇为呢？真勇也。张斌学长在义工培训课上，一个小时，我们听到这句话不下五次，这是一句什么话呢，这么重要？这就是明理义工老师们共同体证到的，人一有勇气，能量提高两百，如果再主动吃苦，能量再提五十。

所以人上人是怎么练出来的，是勇于利他，从苦中苦练出来的，你不能成才是因为苦吃得不够，欲成法门龙象，先做众生牛马啊！

运动干活不重要，运动干活得病的人还大把，关键是你运动干活时，有没有把姿态摆到最低，而且最积极，把姿态摆低就没有我慢，把心态摆积极，就没有懒散，人没有我慢跟懒散，想不成才都难。

故陆游曰："整书拂几当闲嬉，时取曾孙竹马骑。故作小劳君会否，户枢流水乃吾师。"

为什么陆游一辈子活到八十余岁，号称六十余年诗万首？如此呕心沥血的创作，还活到高寿，因为懂得习劳跟低调。

习劳把懒破掉，低调把傲破掉，一个老人家可以擦擦书桌，摆摆凳子，像玩游戏一样，跟着孙子辈的人，骑着竹马玩乐，目的就是小劳其身，学习"户枢不蠹，流水不腐"的精神。

我们学陆游那么多诗篇，如果没有学到这精神，那等于没有学好陆游啊！所以选择陆游的诗句，这首诗非常重要的，堪称大养生诗，大健康诗。

201 如何修正言行？

问： 我发现，焦虑容易胆不好，原来我爱生闷气，患得患失，结果胆囊息肉了。幸亏遇到老师，现在心胸在一点点展开，息肉位置也不易疼了。有心结一定要想开。我现在就想，最坏的结果也就那样，减少攀比心，多关注自己的修行。

答：功高每将潮作鉴，量小常以海为师。大家修行的觉悟都上去了，在古籍里记载，劫难日益严重，修行的人会日益增多，修正自己言行，可以化解劫难。

如何修正自己言行？无益之苦切莫受，一句话而已，养生就是要防范这些无益之事，有五“无益”。

第一，勿入无益身心之境。像斗闹场这些明知无益身心灵的地方要少去啊，比如网吧、歌舞厅、电子游戏机室，相反像传统文化中心、孔子学堂，这些有益身心之境，要常亲近，环境可以造就人啊！

第二，勿交无益身心之友。朋友分为损友跟益友，你的成就是多少，就看你身边三个最常亲近的朋友，如果他们都很堕落，你就很难长进了，所以要亲近善人，助德行于身心。

我们找到余老师时，余老师帮我们把医学之路理顺，结识骆师兄、蒙群、婉娟他们，使我们发现原来广东有一个传统文化真正落地的地方——中山明理孔子学堂。

听过张智信老师的幸福人生、李显峰老师的师道人生，打开了这扇学习传统国学的大门，以前是在看书，而在明理这里是落地，钱老师直接让传统文化在企业里落地，黄玉华老师直接让传统文化在家道中圆满，这都是成功解决家庭事业身心问题的人才，然后出来传播传统文化。所以与善友同行，如雾露中行，时时有润啊！

第三，勿读无益身心之书。常言道，开卷有益，但是非圣书，屏勿视，蔽聪明，坏心志，读到好书可以改变人生命运，有个王竑錡老师，他读了《老子传》《孔子传》《庄子传》，然后发心走弘扬传统文化这条路子，结果创造了一个又一个的传奇。

因为本身圣贤书籍，圣贤人物传记，就是智慧的传奇，你读了消化它，即知即行，就会变成你人生的传奇。

第四，勿讲无益身心之话，祸从口出啊！讲感恩赞叹的话，人脸面生光，讲是非恶语，脸色都发黑晦暗，所以我们立下一条原则，不是真善美慧的话不轻易讲。

俗话说：“若要佛法兴，除非僧赞僧”，任何行业道场都是这样，相互赞叹就是兴旺相，相互诽谤就是衰相，所以诽谤是没能量的人干的，赞叹是出自有信心、高能量的人口中。

有信心的人，才能讲好话，而且一生讲好话，明理有个三“好”，就是讲好话、写好字、做好事，这是真正的“三”好学生。如果你成绩好、业绩好，但却喜欢议论人是非，人生里头不会有好的幸福。

第五，勿做无益身心之事。就像走路快，慌慌张张，就伤心脏；吃饭快，狼吞虎咽，脾胃就病变；讲话快，像机关枪那样，大脑就容易缺氧，这些都是性急心粗做出来无益身心之事，所以在《小儿语》中讲：“性躁心粗，一生不济”，我们很多人命运为什么不好，因为在家里都是那样急躁，在《格言联璧》上面讲到，躁急则自处不暇，何暇治事？

一个躁急的人，自己身心都照顾不好，如何能将外面事做好。

202 糖尿病多汗

问：老师好，想请问一下：病人男，60岁，有糖尿病，平常特别爱出汗，最近出汗更明显，喝水，吃饭，稍动一下汗湿透衣服，请问这该从哪些方面来治疗呢？谢谢老师。

答：万病急怒疲，百药缓淡安。缓则气收，淡则神定，安则精固。自古神仙无别法，积精累气以全神。《黄帝内经》讲："汗为心之液"，出汗无非就两种常见情况，一种是心气虚，一种是心气急。心气虚的常用玉屏风散，配合生脉饮；心气急的，急则缓之，用些芍药、甘草，或甘麦大枣，或百合、知母，这不仅对老年人心急汗多有效，对于更年期妇女汗多、身心烘热也有效。

昨天我们在明理书院讲到，做一个健康的人，里面讲到健康是什么？有力曰健，心怡曰康，健就是健壮有力，康就是康庄大道，经脉血脉心胸非常通畅。

而身心又是一体的，想要身心健康，有两种办法。一种是身转心，就是通过强身健体，让心胸解郁。或者用药物疏通经脉，让心舒服，但身转心有局限，不究竟，如同推着车子，使轮子带动车子走，也能保持健康，但很费力，你一旦不运动或少吃药，便又容易发凉。

另外一种心转身，就是心态好，病魔跑。这心转身就像在车里，把车打开，方向盘轻轻拨转就动了，所以拥有一颗平静的心，身体就好，这叫心平气和，气和则不病。

那如何练出好心态，练出心平来？从三方面练，这都是有方法、有原理的，有诀窍、有良效的。

第一，心急的人，急则缓之，走路先放慢来，慢则安啊！

第二，气躁的人，讲话先放缓，人贵语迟啊！话慢则神安。

第三，气乱的人，吃饭放慢点，细嚼慢咽，气就慢慢沉下来。有句话叫急火攻心，心急火燎，所以狼吞虎咽，拼命冒汗。

大家想想，心胸像锅里滚水那样，你皮肤不就汗流成河了，所以糖尿病汗多、尿多、口干的人，性子如果不自动慢下来，还老踩油门，到时多少刹车都不够用，多少药物都止不住啊！

为何终身服药治不了糖尿病？因为药治不了性，性急无药医。

203 久病难愈调脾胃

问题1： 经期很长，淋漓不净，前后加起来完全干净要十几天，这样的情况有一年了。检查过一次说有盆腔积液。低血糖，易头晕，且长期觉得有痰堵着但就是咳不出来。手脚冰冷，之前一直以来都痛经。脾胃一直都不好，偶尔会胃灼热感疼痛。有点乳腺增生，长过一次纤维瘤。像我这么多毛病的要怎么治疗啊？请帮我解决下这些困扰！谢谢啦。

问题2： 老师您好！我妈七十二岁，胃切除有四年多，2015年夏天摔跤，腰疼起不来，没伤骨头，躺床上有三个月。现在严重了，没力气，没精神，四肢肿的不行，如何调理，如何治疗？拜谢！

问题3： 胃胀气吃什么好？

答： 见病不能治，皆因少读书。这几个问题啊其实都是一个问题，怎么说呢？我们大医家李东垣在《脾胃论》里头讲过，脾胃一伤，百病丛生啊，脾胃一好，万邪顿喜啊。

所以在病人看来啊是千般万种人的病症，但在医生看来啊，不过就是脾胃上火而已啊。中医认为脾胃属于土，它是五脏六腑的土壤。

土壤坏了，种什么庄稼都瞎折腾，所以没有养好脾胃，身体就不可能彻底好过来。在我们治病的时候啊，有一个技巧，古人叫做“久病入脾”。

就是说所有疾病久治难愈的时候，你必须行到脾胃中去调理，才有康复之日。那如何调脾胃？脾胃靠三方面养好起来。

第一：靠嘴巴。嘴巴有两个功能，一个把话讲出去，一个把饭吃进来。把话讲出去，要符合脾胃缓和的节律。古人讲：寡言语，可以养中气。凡大病、重病、疑难病的人都要少说话。《道德经》讲：“多言速穷，不如守中啊。”

第二：饭要吃进来，要细嚼慢咽，七分饱啊。古人讲：寡饮食，可以养脾胃。脾胃只要超载一次，三天都恢复不过来。

所以常言道：“一顿吃伤，十顿喝汤啊”我们再看还有手脚。中医认为手脚是脾胃的外延，我们手脚能劳动，运动，脾胃它才能健运啊，健康地运化，前提是你手脚能动。现在我们大家都吃了不运动的大亏啊。一天不运动，胃口就不好，三天不运动，病情就出来了。所以千万不要让自己死于懒惰、病于懒惰啊。

古人讲：百种弊病皆生于懒啊。懒则湿气盛；懒则气血滞；懒则脉不通；懒则食积重啊。所以常有一些胃胀、食不消化的人，我们叫他饭前习劳半小时，胃口大开吃嘛嘛香。所以不是胃不好，是你没练到啊。

那第三呢？第三是：想太多。思多气血伤，我们这个时代啊，思虑过度的人非常多，心意识停不下来。

《黄帝内经》叫“思伤脾，思则气结”，你看，人一旦思虑过度，上帝发笑，为什么？你气机板结了，何必自讨苦吃呢？所以哪种病最容易治呢？不管是什么疑难杂病，只要思虑少的，就容易治。

哪种病最难治？不是癌症心脏病啊，是放不开，思虑过度的病最难医，所以不怕病疾多就怕思虑过度。念念能专一，何愁病不破。

204 一生淡泊养心机

问题1： 老师好，谢谢老师诲人不倦，每天看微信受益良多。请教老师，我有个亲戚她总仇恨老公的家人，觉得所有人都对她不好，轻视她，没把她当家里人看待，对她所说的话所做的事都不安好心，关心她时她会说：“别说得那么好听，你的心肠怎样我清楚得很。”一如既往地仇视，怎么解释也没用。这是怎么回事，该怎么办呢？谢谢。

问题2： 老师，去年关注了中医普及学堂后，开始从注重清淡饮食和运动。现在平时上班尽量少接触交通工具，多步行，周末也会到广州的白云山徒步，从最初的十公里以内到现在可以徒步30公里，回家后还可以继续做别的事不觉得累。我4岁大腿内侧就开始长湿疹，治疗方法也试过无数，没想到在我35岁那年才通过清淡饮食和徒步给治好了。现在我已经是爱上了徒步，周末一早就会上白云山，徒步4～5个小时后回家。平时很多问题都在您回答别人提问时看到了答案，但有一个问题我还是不太明白，您说的淡味通百脉，做为广东人的我，非常认同，但是如果换到四川和湖南人身上，这个问题应该怎么去解释，他们似乎从小祖辈都是重口味，有时候想跟身边的朋友说说清淡饮食和运动的好处，但我发现用湖南四川人做例子的话就有点理据不足了。还有我的一个亲身体会，清淡饮食必须是在生活规律、有足够习劳的基础上的，我自己如果一熬夜，立马会胃口大开，想吃味浓鲜的食物。

答：好，这个问题问得非常好。授之以才，教之以德，方可为师解惑，学而不厌诲人不倦，乃堪作表答疑。有句话叫做：“看不惯别人啊，是因为自己修行不够”。人没能量了才会怨恨恼怒烦，人没自信了才会对别人生怨言，若要家庭兴，除非人赞人。若要教育兴，除非师赞师啊，就像我们中山明理孔子学堂齐聚了一大批义工老师们，大家见面点头哈哈笑，相互赞叹对方好。

大家都做蜜蜂，都看别人好处，有句话叫：赞叹光生啊。现在我们很多人为什么面色灰暗、印堂发黑啊。因为一句赞叹的话都舍不得讲出去。不讲赞叹真善美的话，我们吃大亏啊。

所谓“爱出者爱入，福往者福来。”所以有底气、有志气的人都懂得赞叹别人。为什么现在很多家庭成员怨气冲天、头晕头痛呢？

因为圣贤书读得少。老者不教，幼者不学，俗之不祥啊。我们老一辈没有将圣贤大道传下去，年少一辈又不积极好学啊。

那么俗事就会有一件又一件的不吉祥事。所以《礼记》讲：“建国君民，教学为先”。

我们再看，学长们提到，这个通过健康徒步和清淡饮食，治愈了十几个患者的湿疹。这是奇迹吗？这不是奇迹，是很平常的事。

清淡饮食，血液毒素就少。水至清则无鱼，血至净则无病啊。没有血毒何来皮肤病？而长期顽固的湿疹必定有血瘀，通过长期的徒步运动啊，所谓运动人生血脉流。

湿气就是一团瘀滞之气，通过发汗，汗出筋骨通，汗出百邪散。在古医籍中讲到："汗留百病留，汗流百病休"，你留住汗不运动啊，百病都会留在身边。

汗流出来的了，百病都休了，所以中医八法之中，汗法排第一。我们这位学长啊，通过以身作则、即知即行啊。把身体练好，他发现，好多问题其实还没问，我们答疑解惑上就已经有答案了。为什么？众生的问题都是自己的问题啊。所以会看答疑解惑的人，他都把这些疑惑往自己身上归。

所以我们答疑解惑每一个小问题，我都是当成大事来抓，小问题当成大事做的时候，那么将来你解决大事、大疑难问题那就像喷小仙那么简单。

还有一个，我们学长在白云山锻炼，他也没有入龙山。但是我们都说他已经在参加山林班，最厉害的山林班不是大家都到龙山来。

最厉害的龙象班，不是所有人都跟在老师身边，是你，即使身在千里之外，也按照山林班的精神去干，那么你跟老师就在咫尺之间啊。

还有一个，现在好多人啊都吃不了清淡，这是为什么？因为欲望大。非淡泊无以明志，非宁静无以致远。

为什么四川啊，还有其他地方啊，湖南的人啊他们吃的肥甘厚腻，也有长寿的人呢？他们也不清淡啊。我们说素食的目的是什么，是素心。

放生的目的是什么，是放过我们身边的每一个人。广结善缘，不跟他们结怨是最大的放生。所以，如果你都清淡饮食，还念念记着别人的怨恨，那么你不是在清淡饮食。

如果你吃得油腻，但是食无求饱，居无求安，不责于人啊，那么你就是在淡泊养生啊。所以老师常说养生最高境界在养心，一生淡泊养心机。淡的不是饮食，而是心态啊。可以通过清淡饮食让心态更容易清淡下来。

好，我们这节课分享到这里！感恩大家！！！

205 腰椎盘突出之因

问：腰椎盘突出怎么办？

答：神疲乏力骨弯曲，坐姿不正腰歪斜。这个腰椎间盘突出已经成为时代病了，越来越多人颈间腰腿不好，为什么呢？肾主骨啊，腰为肾之府，我们这时代为什么肾虚的人越来越多？

第一，疲劳，熬夜。劳则气耗，我们看那汽车轮胎，假如没气了，它是不是瘪下来了、跑不动了？所以人啊，长期劳累，熬夜，伤精后，气都瘪了。

上楼梯就喘，腿脚抬不起来，所以治腰椎间盘啊我们会常用到黄芪把经络管道的气充足像千斤顶一样顶起来。

还有第二个原因啊是血瘀，现在大家都喜欢坐着不动。人活动啊气血就流通，呆坐在那里气血就滞涩，特别久坐办公室或者开车的朋友们啊，那腰部周围很容易有湿气瘀血。所以古人讲："天天千步走，药铺不用找"啊。

对于腰间盘突出、腰痛、颈肩痛的人，还是要加强运动，只是运动不能太剧烈，所以治疗这些痛症，我们会常用活血化瘀的药，比如鸡血藤、赤芍，还有一些藤类药——青风藤，因为藤类药像人体的经络，善于疏通。

还有第三方面，现在人喜欢吃冷饮、凉果啊，寒伤于下，湿伤于下，寒湿重腰腿啊就像陷在水里一样，所以有些腰痛的病人一吃些生果冷饮痛则加重。该要怎么办呢？要用一些附子、干姜温化寒湿，寒湿去则腰痛减轻。

206 上火，口干怎么办？

问题1：体形偏瘦，睡眠质量不好，夜里喉咙发干，早起第一件事就是喝一大杯水。

问题2：每天的工作说话多，嗓子不舒服，干哑，疼痛。

答：瘦人多火，急人多炎。自静其心延寿命，无求于物长精神。这两个问题都是一个问题——水火不济。正常人火气能够往下达，就像太阳源源不断把光和热照到大地来，而水汽呢能够源源不断往上蒸腾，形成水火相济的格局。

而病人呢，现在好多人急躁烦，压力大身体差。平时话多，心急，平时有句话叫急火攻什么？急火攻心，大家看一个火字就上火了，两个火字呢叫发炎。

上火加发炎怎么办呢？加个三点水是什么字？就是一个淡字。古人讲："若要身安，淡食胜灵丹。"水火不济，上火容易发脾气的人，第一条就要通过减少饮食，清淡饮食了。

中医讲，淡味入腑通经骨。我们经常碰到心烦尿赤，口干苦的病人啊，晚上睡不着觉，翻来覆去，就给他开导赤散，里面有竹叶、通草、甘草这些很清淡的药物，吃后心火降，排尿通畅，火气就下去了。

可有人说我没时间熬药，怎么办？有办法，在下午的时候赤脚在黄土地上或者在操场上徒步走一两个小时，很快心火就降下来了，这叫导引又叫导热下行。古人讲“心静则火自降，寡欲则水自生。”

现在很多人火降不下来，肾水肾精生不起来，怎么办呢？因为心不静了，欲望太多了，我们现在想要的太多，需要的不多啊。所以古人讲能减少欲望就有一个好的身体，这叫“寡欲精神爽”，而增加欲望就是在破坏身体，这叫“思多气血伤。”同时，多按脚，睡前按足底，入眠更深度。

207 皮炎如何通过饮食与运动改善？

问：老师看了您的内容，您觉得我这个得皮炎的孩子该怎么从饮食和运动去改善呢？我觉得您讲得太好了！我们这些初学者都能看懂，还有案例。能让我们记住知识点，还能结合案例运用到实际当中去。

答：贫无达士将金赠，病有高人说妙方。生病时，心放虚，自然就有人乐于帮助你。分享让世界变得更美好，好东西就是要分享出去，所以但转发无妨。见人行道，睹之欢喜，德福无量啊。欢喜赞叹别人的善行福德都无量，何况是转发别人的善行善举呢。

至于圆运动养生功法的全套视频及我们在中山明理孔子学堂录制全套的视频，现在已经发在微信平台上，而圆运动功法的文字说明啊记载于《告诉你疾病真相》这本书中，在当当网上都可以买到。

关于孩子的皮肤病问题，我们发现有好多孩子啊得了顽固的皮肤病，比如癣疾，怎么办？原来他们小时候发烧感冒时滥用过退烧药下火药，本来发烧是身体自救的一种反应。

我们看以前孩子没有滥用退烧药的，他发一次烧，感一次冒后啊，病好了，胃口变得非常好，才几个星期就像春笋那样突然长高，人也变更聪明了，这在中医里头叫做变蒸。

就是说七八岁前的孩子，每隔一段时间啊会自动发烧，这是身心在蜕变。好像蒸包子一样，我们火力不断地加强，那包子由一个小面团硬硬的，慢慢的吸饱阳气后，逐渐长高，所以孩子每发烧一次，只要不超过四十度啊他都在成长。

如果把这种成长当做疾病去打压，那么身体的很多毒素就发不出来，燃烧不了。就像你把将要蒸好的包子，突然泼上一盆冷水，结果包子不熟，又丧失了火力啊。这样身体的那些毒素杂质燃烧不彻底。压在身体里不是皮肤病就是皮炎啊，所以很多孩子你不让他发烧，将来得各种疑难杂病的风险就增高，像红斑狼疮、淋巴癌，以及各类皮肤癣疾，很多都是孩子在成长过程中滥用退烧药所致。

这是告诉我们平时饮食跟运动太重要了。孩子生病的时候要自动减少饮食，清淡饮食，平时要加强运动锻炼，每天多出汗运动了那么你就少生病了。

208 肺量足，气喘消

问：老师你好，我朋友的妈妈52岁了，气管不好，喘气接不上来，嗓子发干发痒是怎么回事？

他母亲因为感冒的时候没治好所以就有了这个病，得这个病已有3年了，但是平常没有事，感冒咳嗽了才会喘气不舒服。

答：大家好，关于这个气喘的问题啊，是一个大问题，气血足，百症除，气血虚，万邪欺。当一个人气不够的时候，他的身体就出现危机了，好像我们骑自行车，当自行车轮胎气不够的时候，那你骑起来就很费劲，所以第一件事就是要把轮胎的气充满。治喘要在平时补中益气，健脾和胃。我们发现好多中老年人气不够，为什么气不够？《黄帝内经》讲，人过四十阴气自半，这个人上了年纪后气就接续不上，这时除了用一定补肾、健脾、纳气的药物保健外，还要靠锻炼。补肾纳气健脾的药有哪些呢？比如食疗比较好的，核桃仁、大枣、枸杞子。而运动锻炼呢，最好提升我们肺活量、肌肉力量的那就是圆运动功法里的泰山压顶，一个标准泰山压顶下来抵得上一公里的徒步穿越，所以我们不是等到年老气喘的时候再来补气，是轮胎还没到缺气的时候就把它充满，天天做几个泰山压顶把肺活量打开，气自然灌下来。

209 中风病人的手脚如何康复？

问：二位老师好！请问能否有时间讲讲中风病人的手脚如何康复？

答：好，这个问题问得很好，脾主四肢手脚，欲康复手脚，先要保胃气，护脾土。对很多中风的老人，家里的孩子都很想尽尽孝心，与其病后才服药，不如病前先预防。有人说中医是治小病，是治慢病的。没错，小病不治，大病之母。在一个公司单位啊不是看谁最会解决问题，而是看谁最能够将问题减少发生，我们现在好多人没把重要的事情做好，结果统统去解决紧急的事情，就像没把防火工作做好，天天去救火一样，好像忙得不可开交，其实损失惨重啊。那么防病重要的是什么？就是我们平时讲的“养胃五点，保脾十条”。人的脾胃平时保护好后，脾主四肢，四肢皆禀气于胃，肢体怎会瘫痪呢？所以不要让好多重要的事情没做，等到紧急的事情才担忧得焦头烂额，当事情已经紧急了，中风偏瘫了，手脚该如何康复呢？有两方面：第一，饮食保健上，中医常用补气活血的办法，古人中风叫偏瘫，身体剩下一半的气了，叫半身不遂啊，这时会用到黄芪这些补气之品，把这些气阳托起来。但仅仅补气还不够，还要配合第二方面，推拿、按摩、针灸、导引，帮病人理顺经络，让气机对流，正如王清任所言：“周身之气，通而不滞，血活而不留瘀，何患疾不除也。”我们手中多例中风偏瘫卧床一两年，通过患者家属学习按摩康复，病人自行站立行走，这靠的是长期悉心的用功。功夫到滞塞通，岂畏经脉多堵壅，要贵功夫足打通。

210 读书之法

问题1：老师，如何让已经焦躁不安的心恢复发现美、感受美、创造美的能力呢？

问题2：请问老师，昨天看成绩，我发现我的中医专业课成绩比其他成绩都低，该怎么办？怎样才算正确的学习方法？

答：降得浮躁之气定，乃修学第一功夫。这两个问题其实都是一个问题，这也是很多学子面临的问题，且是大问题，我们读书是有方法、有原理、有诀窍的，不是说拿起一本书就能读得进去的，如果你没有掌握好方法原理啊，你读书不是越读越昏沉就是越读越散乱。

在我们书院啊有三大不读书，就是说这三种状态下你不可轻易读书学习，因为这三种状态你没调好，你去读书只会增加身心灵的压力。哪"三不"读书呢？

第一，没力不读书，在《弟子规》《论语》上讲："行有余力，则于学文。"

我们看古代读书读得很好的都是怎样的人呢，如负薪，如挂角，他们一边放牛放羊，习劳耕田，把身体练壮实，然后有体力有精神再去读书，就不会焦躁，而且他们晚上大都是早睡，人晚上不早睡啊白天就容易焦躁，特别长期没有得到好睡眠的人，他很容易焦虑失控。

第二，志不大不可轻易读书。我们看周恩来为中华之崛起而读书。当你的志小的时候啊，古人讲气小而意淫，心就会很计较，当你志向高远的时候啊，你的浮躁焦虑都会减少，所以书读不进去是因为你的志小了。故孔夫子在《论语》上讲到，吾十有五而志于学，修学读书重要的看那志向。技术学问输只是输一时而已，如果输人就输一辈子。

那第三点呢，不喜乐不读书。现在好多人读书都读得赌气噘嘴，面目狰狞，为什么？心扭曲了，读书都会读出副作用来，那么喜乐的利他，助人中来，所以我们读书不是为了服务社会利他的话，你的喜乐感啊是不会起来的，喜乐感不起来，焦虑下不去啊。所以古人教我们要志在圣贤，要发大心，立大愿，这样读起书来就像推门入臼，自无难以矣啊！感恩大家……！

211 如何学好用药?

问：老师您好，我现在正在看《小郎中学医记》，刚看完第一本，受益匪浅，自己也做了不少笔记，想问一下《小郎中学医记》6本书所记药材是以什么逻辑编写，是否有相关书籍辅助学习？例如归经，四气五味，发表还是清热等等，希望老师给予指点，便于更好学习。

答：这个问题问得很好，《小郎中学医记》药物的讲解是按照中医学院的教材来编写的，学药的学生们还有中医爱好者们能够通过《小郎中学医记》把那些药物精妙之处学到手。我当初学中医时颇觉枯燥，教材死板，独喜名老中医丰富的经验与论点，于是心生一愿，若有通俗易懂的小说去串丰富的经验让人轻松学医多好。

因为里面凝聚的都是名老中医用药的宝贵经验，用这种小说故事的笔法让大家读起来有兴趣，意犹未尽啊。而如何学好一味药呢，有五个步骤：

第一要先认识这味药。这味药叫什么名字，四性五味，主治功效是什么？所以要注重教材。

大家看普通的中药学药材，偏方、秘方、用药心得都在里面，老师曾跟我们讲，中药学药材就是秘籍，但现在好多人没用恭敬心去读，所以学不到里面的利益。

第二要勤动笔。好记性不如烂笔头，有一位年轻的中医啊他在诊室里头刚开始很少有病人，他天天读书做笔记，碰到好的经验都抄录下来，写在小卡片上，这样日积月累他的卡片越来越多，后来有些病人找他看病的时候，随手他从抽屉里抽出卡片就开出方，效果竟然不错。后来他的病人越来越多，在当地成为小有名气的医生。所以不要以为自己记性好就不动笔，动笔就是在加强我们的印象。

像老师都有一本集验，就是说好经验、好心得要及时收录到本子上啊。

第三要背诵。你光认识还不行，还要背诵，好像打拳一样，你光知道招式还不够，还得练啊。光说不练假把戏，就你读书的时候，你只知道这味药柴胡，但你没有反复地去学习、去练习柴胡的功效，疏肝解郁发汗，升清阳，这些你得练习啊。

第四要讲解。一个人如果不以普及传播中医为己任，那他学不到中医的精髓，为什么呢？当你为师长教学为己任的时候，你学知识你就很容易上心，这在经典上叫“教学相长”啊，只学而不教这个轮子转不起来。

所以当我们想着如何把这知识讲解传播出去让更多人受益的时候啊，我们知识长得特快。我们发了一个愿，只要是我们花十分功夫得到的东西，我希望大家花一二分功夫就得到。这就是中医普及之愿。

第五要在临床中去练。理论指导实践，实践检验真理。碰到自己身边亲朋好友还有自己有一些小问题的时候，及时用这些典籍的智慧来调理。

调理好了就是你的经验，调理不好是什么呢？见病不能治皆因少读书啊，继续读书继续回炉再练，你就会有更多经验跟好的方法。

212 妊娠糖尿病，体质差如何调理？

问题1：老师好！我朋友今年四十二岁，怀孕七个月了，查出来妊娠糖尿病，需要怎样调理？

问题2：老师您好，我从小体质就不是很好，小时候经常生病，现在21岁了，脸色一直都有些发黄，经常冒痘痘，月经也一直推迟，胸部几乎就和没有发育一样。想问问怎样使胸部发育到正常大小，谢谢老师。

答：功夫每自勤苦出，境界还须利他修。这个问题都是时代问题，我们现代好多人都是“草莓族”和“豆芽族”，草莓族外强中干，豆芽族一拗就断，为什么手不能提、肩不能挑？

没有一定的劳苦训练啊，身子骨不硬，一个孩子要顺产都难。所以古人讲真正学要从难中去练，真实功夫需从苦处练来，现在我们大家都严重缺乏吃苦耐劳的精神。

人只要一天不吃些苦，不耐些劳，一天就不能吃苦不能耐劳。所以我们健康啊要靠自己，怎么靠自己？大家看健康的“健”字，就是健壮有力，有力曰健，你没有力量了就没有健康了。

故每天早上啊我们都要运动，生命在于运动，全身筋骨通，天天不间断，一生少病痛。那么晨练有什么口诀心法呢？就一句话——管住嘴，迈开腿，挺起胸，心如水。

第一管住嘴，是让自己不漏气。现在好多人身体虚啊，就是话太多，言多伤中气啊，少说两句啊就多一分中气。

第二要迈开腿，人两条腿一迈开浊气就下来。你看好多口腔溃疡，脸上冒痘的女孩子啊，在传统文化中心里头，健康步行后啊，脸上那些热气马上转移到脚下去了。所以不是火热多而是迈腿少啊，大胆的健步如飞迈开腿，你的气火就下来了。

第三挺起胸很重要。一个人老是低头叫什么？叫垂头丧气，垂头，结果就丧气啊，所以有个成语叫垂头丧气啊。现在我们有了手机跟电脑后，低头一族的人越来越多，头越垂下去看电脑手机越趴下去，这个胸廓就越短气，胸廓短气，乳房怎么可能健康发育？所以要昂起胸、昂首阔步，这在中医养生叫做“坐卧不当风，走路要挺胸”。

至于心如水，那就更是秘诀啊，我们以后跟大家慢慢分享心如水的智慧。

213 血管瘤、中耳炎如何保养？

问题1：老师您好，我家亲戚有一7岁的小孩，下肢血管瘤每年都要进行手术，一直没有彻底解决问题，求教老师能有中医治疗血管瘤的方法吗？

问题2：老师您好！我孩子得过中耳炎，已经好了。可孩子一上火或哭得多了，就抠耳朵，他说痒。他中耳炎的时候也是痒，不像别人的中耳炎疼。请问平时该怎么保养？家长注意点什么？怎么给他按摩按摩？

答：答疑文章劝百世，解惑书籍传千古。气滞血瘀百病丛生，气通血活万病顿息，是故百病皆生于气郁。在好多病人看来，自己得病，脚痛，眼痛，脚痒，耳痒或者腰酸，在一个中医看来只不过是一气周流郁住或者在一处打结的表象而已。

所以病象千变万化，实质是那团气不化。故张仲景讲：“大气一化，病邪乃散。”现在我们孩子天生就气机条达，哪该有什么病，为什么孩子多病呢？欲望多，抱怨多，堵气多！

因为没有顺其性啊。大家看各类零食和垃圾食品堵塞了孩子的胃肠，学习的压力啊又堵塞了孩子的心灵，再加上便利的交通工具又荒废了孩子的手脚，所以当今危机不在外面的原子弹，那在于什么？在于里面的健康心灵危机啊 。

有个弟子问师父，什么最苦？师父笑笑说地狱不苦、监狱不苦、贫穷不苦、灾难不苦。那弟子问，什么最苦？师父笑笑说，人啊不觉悟是最苦啊。

所以觉悟了，他立马懂得“起居有常，不妄作劳”，大家看其实现在好多孩子白天上火发炎啊，都是晚上吃撑没有睡好觉，好多孩子脾气差、身体差都是运动少了，气憋在那里躁啊，古人讲：“说的平常话便是好文章”“真情流露即文章”！

又讲啊这些平常的运动锻炼就是疗伤圣药，但是我们现在很多时候知而不行啊，你看现在孩子的血管瘤、中耳炎、厌食挑食啊都是一气周流郁住了。

我们这时代，之所以多病是因为我们离大自然越来越远了，所以大家不要刻意地去关注疾病，要关注什么是健康的生活方式，换一种生活方式就换一种身体，改变一种理念即成就了一种健康。

自古神仙无别法，积精累气以成真。寿康之秘岂有他，只生欢喜不生愁。

后 记

当你在追剧，在看小说，在熬夜玩游戏，在欲乐中失去自我，不能自拔时，说明你的心在流浪。

我们大部分人的心都在流浪，在欲海中沉浮，在名利中挣扎，只有那些真正看破放下的人，才能找到心中的家园。

余师的心安止在“为推进中医一百年”而奋斗上。

曾师的心安止在“让中医像阳光一样普照大地”而努力上。

他们都已经放下心中的欲望，活在初心与愿力之中。

穷则独善其身，达则兼济天下。

修身，齐家，治国，平天下。

读书志在圣贤，为官心存天下。

计利当计天下利，求名当求万世名。

为生民立命，为往圣继绝学，为万世开太平。

天下兴亡，匹夫有责。

……

……

这才是我们中国人的心灵家园。

为何我们的心在流浪，我们在戕伐自己的身体，在无数个日夜当中痛苦煎熬?

因为我们失去了精神上的传承，失去了民族的自信心，把根忘掉了。

我们的根在哪里？在经典，在浩瀚的历史文献之中，这需要我们每一个人去学习、挖掘、传承，只有把根扎在传统文化的土壤上，才能焕发出蓬勃的生命力。

现代人，连小小的手机，小小的游戏，一点点的财色都无法自制，怎么能肩挑中国梦、复兴梦呢？

所以精神上一定要回归安定下来，继承我们祖国优秀的传统文化，多读经典，效法古人立志报效家国、努力奋斗的精神，这样才能不被欲望所控制，不会伤身败体，不会虚度光阴。